ZONGHE YIXUE JICHU

供高职护理专业第一学年用

综合医学基础

（各论三）

主　编　吴国忠

副主编　包辉英　施曼娟　杨智昉　徐　静

编　者（按姓氏汉语拼音排序）

包辉英　陈毅俊　黄伟革　顾春娟

简蓉蓉　孔卫兵　施曼娟　王从荣

吴国忠　徐　静　袁海洪　杨智昉

钟梅芳

复旦大学出版社

序

高等护理教育的改革和发展已成为护理教育关注的热点。护理教育各学科交叉、渗透、融合和综合化是目前护理教育发展的总趋势。瞄准先进的护理教育模式，是我校目前及今后相当一段时间的奋斗目标。

一直以来，我国护理教育基本沿用临床医学专业教育模式，医学基础课程设置也多是临床专业的翻版，未能体现护理专业的特点。随着医学科学的进步和人们对医学教育实践的不断探索,以“人体系统”为基础的教学模式在护理专业教育中的应用,已日渐显示出她的优势。

医学基础部老师们经过了多年的教学探索与实践，在基础医学教学中率先进行了医学基础课程的整合，贯穿着从宏观到微观，从形态到功能，从疾病发生到药物治疗的教学理念，将教材进行重组设计，制订出了较为完整的教学计划和课程标准，编写了试用教材并付诸实施。经过了这几年的教学实践和不断修改，本套教材今天正式出版。这是我校护理教育改革一次可喜的尝试，在全国的护理职业教育中也具有示范作用。

愿《综合医学基础》教材的出版能为学生和教师带来观念的提升和使用的方便，相信该新教材能为学生在后期学习中起到“助推器”的作用。

上海医药高等专科学校校长

2012年6月

前　言

为了贯彻国家高等职业教育的总体目标，培养尊重科学、作风严谨、专业技术过硬的高素质卫生技术应用型人才，我们本着重视教学过程的实践性、开放性和职业性，以理论够用、结合实际为原则，将传统医学教学中的人体解剖学、生理学、组织胚胎学、病理学和药理学课程进行整合，结合护理专业的特点，制订了综合医学基础教学大纲。在此基础上，我们组织了各相关专业的老师，编写了本教材。

全书共分4册，分别为总论部分、各论(一)、各论(二)及各论(三)，每册编写顺序为正常人体形态、正常人体功能、疾病过程、药物作用及护理。

总论部分为综合医学基础的导论，共分5篇18章，依次介绍人体基本结构、细胞基本结构与功能、基本组织和胚胎发生、疾病概论、药物治疗基础。

各论(一)、各论(二)及各论(三)均以人体各系统为主线，依次从形态、功能、疾病过程和药物作用及护理4个方面进行阐述。总论部分与各论(一)在第一学期使用，各论(二)、各论(三)在第二学期使用。

在编写形式上，设立了学习目标、拓展视野、说一说和想一想等模块。在各论部分，还增加案例讨论等。目的在于激发学生的学习兴趣，满足岗位所需的知识技能，培养分析问题、解决问题的能力，了解本专业的新理论、新技术。在编写过程中，我们力求叙述清晰，语言流畅，图文并茂，利于教学；同时参考护士执业资格考试的要求，使本教材更加符合未来临床护理工作的需要。

本书所用的医学术语均引自全国自然科学名词审定委员会公布的科学名词。选入的药物主要遴选自国家食品药品监督管理局编写的国家基本药物及《中华人民共和国药典》(2010版)，部分也来自于临床疗效确切而又常用的新药。

本书按256学时编写，供高职高专护理专业第一学年使用。在实际使用中，根据需要和实验课条件作适当调整。实验部分可穿插在各章节间进行。

在本书编写过程中，得到了上海交通大学医学院教务处的大力支持，上海医药高等专科学校领导也给予鼓励和指导，基础部陈莹桦老师在全书的统稿中做了大量的文字编辑工作，在此一并表示感谢。限于编者的水平以及本教材整合尚在摸索之中，难免存在不足和疏漏，恳切希望广大读者予以批评指正。

《综合医学基础》编写组

2012年5月

目　录

第一篇　感觉器官

第二篇　神经系统

第三篇 内分泌系统

第四篇 能量代谢与发热

第五篇 抗感染药物与消毒防腐药

第一篇

感觉器官

感觉器官（sensory organs）是感受器（receptor）及其附属结构的总称，是机体感受刺激的装置。

感受器广泛分布于人体全身各部，由感觉神经末梢组成。其结构和功能各不相同，如皮肤、骨、关节、肌、内脏、心血管等器官内的触觉、压觉、痛觉、温度觉、本体觉等感受器。

第一章

感觉器官结构

学习目标

◆ **学习目的：** 通过学习感觉器官的位置和结构特点，为学习生理学的视觉和听觉功能以及五官科护理打下基础。

◆ **知识要求：** 掌握眼球壁和眼球内容物的组成；视神经盘、黄斑、中央凹的位置、特点。熟悉感受器的分类和视器的组成；前庭蜗器的组成和功能；外耳、中耳和内耳的组成；咽鼓管的位置、功能和特点；膜迷路的功能。了解眼副器的结构特点和眼的血管；眼睑的5层结构；前庭蜗器的组织结构特点；皮肤的分层、功能、类型。

◆ **能力要求：** 能在标本或模型上指出各感觉器官的位置和形态、结构特点。能在显微镜下观察皮肤的微细结构特点。

第一节 视 器

视器(visual organ)即**眼**(eye),由眼球和眼副器两个部分组成。眼球的功能是接受光刺激，将感受的光波刺激转变为神经冲动，经视觉传导通路至大脑视觉中枢，产生视觉。眼副器位于眼球的周围或附近，包括眼睑、结膜、泪器、眼球外肌等，对眼球起支持、保护和运动作用（图1–1–1)。

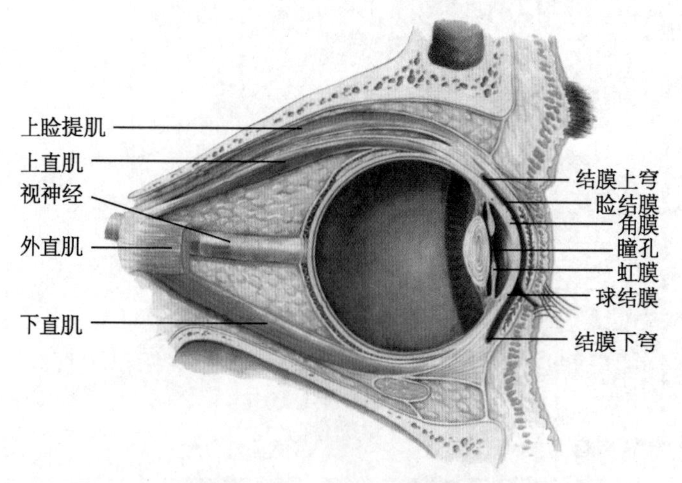

图1-1-1　视器（矢状面）

一、眼球

眼球（eyeball）近似球形，为视器的主要部分，位于眼眶的前部。眼球前面角膜正中点称前极，后面巩膜正中点称后极。前、后极连线称**眼轴**（axis oculi）。经瞳孔中央至视网膜黄斑中央凹的连线称**视轴**（optic axis）。

眼球由眼球壁及其内容物组成（图1-1-2、1-1-3），如下所示。

（一）眼球壁

眼球壁包括3层，从外向内依次为纤维膜、血管膜和视网膜。

1. **纤维膜**　又称**外膜**。由坚韧的纤维结缔组织构成，具有支持和保护作用。分为角膜和巩膜。

（1）**角膜**（cornea）：占眼球外膜的前1/6，无色透明，无血管，有屈光作用，富有感觉神经末梢，对触觉和痛觉极敏锐。角膜曲度较大，外凸内凹，富有弹性，有屈光作用。

（2）**巩膜**（sclera）：占纤维膜的后5/6，呈乳白色，质地厚而坚韧。在靠近角膜缘处的巩膜实质内，有环形的巩膜静脉窦（sinus venous sclerae），是房水流出的通道。

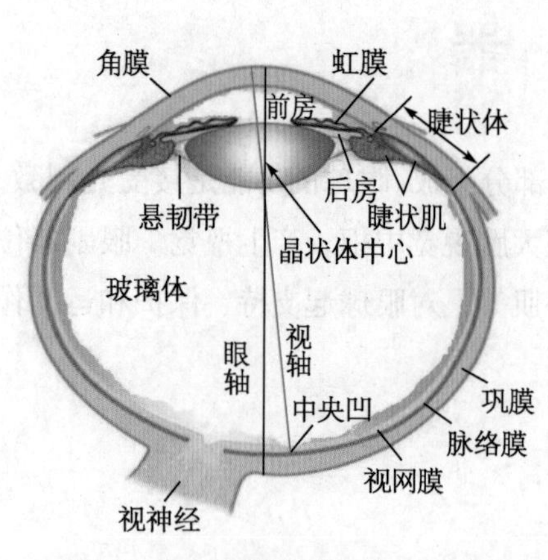

图1-1-2　右眼的水平切面（右侧）

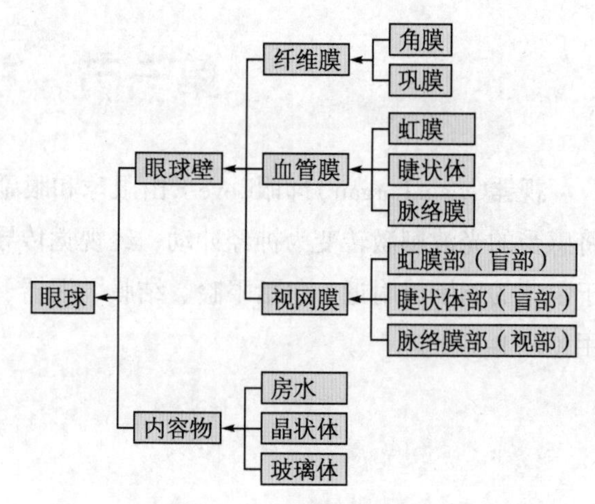

图1-1-3　眼球的组成

2. **血管膜** 又称**中膜**。血管膜为眼球壁的中层，含有丰富的血管和色素细胞，呈棕黑色。血管膜由前向后分为虹膜、睫状体和脉络膜3部分。

（1）**虹膜**（iris）：位于中膜的最前部，角膜后方，呈冠状位的圆盘形薄膜（图1-1-4）。中央有圆形的瞳孔（pupil）。虹膜的颜色因种族而异，黄种人为棕色。在前房周边，虹膜与角膜交界处构成的环形区域，称**虹膜角膜角**（iridocorneal angle）（又称**前房角**）。此角前外侧壁有小梁网连于巩膜与虹膜之间。虹膜内有**瞳孔括约肌**（sphincter pupillae）和**瞳孔开大肌**（dilator pupillae），分别使瞳孔缩小和扩大。

（2）**睫状体**（ciliary body）：是中膜的肥厚部分，位于巩膜的内面（图1-1-4）。前部有向内突出呈辐射状排列的皱襞，称**睫状突**（ciliary processes）。由睫状突发出的睫状小带与晶状体相连。睫状体内的平滑肌称**睫状肌**（ciliary muscle），收缩时使睫状体向前内移位，睫状小带松弛，晶状体变厚。

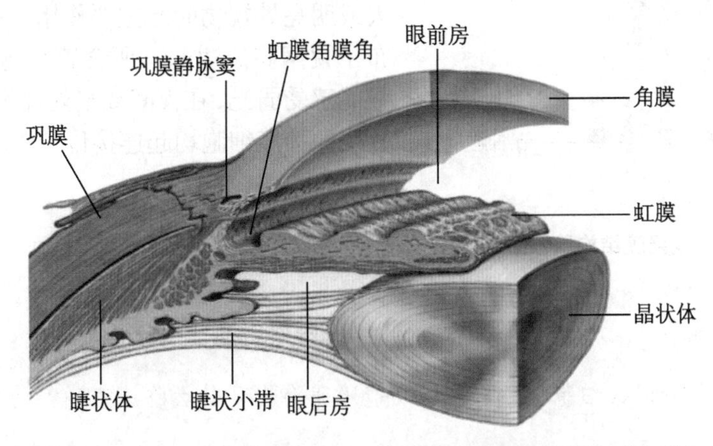

图1-1-4 眼球水平切面局部放大（眼球前半部后面观及虹膜角膜角）

（3）**脉络膜**（choroid）：占中膜的后2/3，是一层柔软光滑，含血管、色素而具有一定弹性的棕色薄膜，在眼内压调节上起重要作用。具有营养视网膜，吸收眼内分散光线避免扰乱视觉的功能。

3. **视网膜** 又称**内膜**。在视网膜（retina）的内面，视神经起始处有圆形白色隆起，称**视神经盘**（optic disc），又称视神经乳头。此处无感光细胞，称生理性盲点。在视神经盘的颞侧约3.5 mm稍偏下方有一黄色小区，称**黄斑**（macula lutea），其中央凹陷称**中央凹**（fovea centralis），是感光最敏锐处，由密集的视锥细胞构成。这些结构在活体上可用检眼镜检查（图1-1-5）。

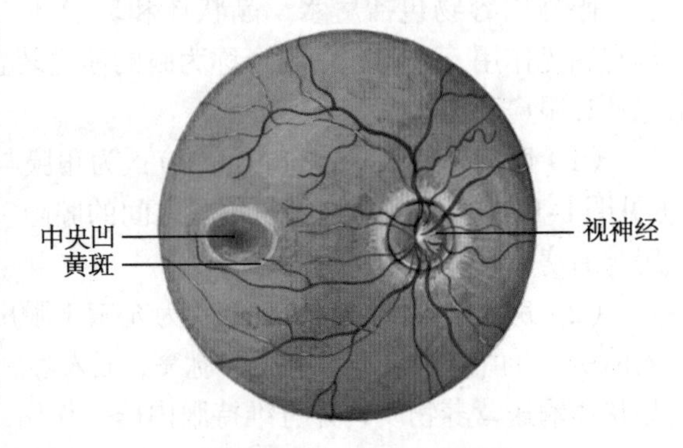

图1-1-5 眼底（右侧）

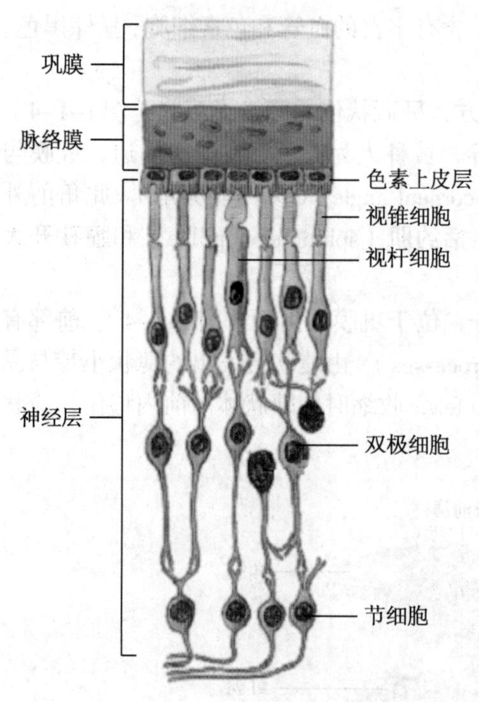

图1-1-6　视网膜结构示意图

视网膜由色素上皮层和神经层构成。色素上皮层位于视网膜最外层，可防止强光对视细胞的损害。神经层主要由3层细胞组成（图1-1-6），外向内依次为视细胞层、双极细胞层和节细胞层。

视细胞层包括视锥和视杆细胞两种，它们是感光细胞，紧邻色素上皮层；中层为双极细胞，将感光细胞的神经冲动传导至最内层的神经节细胞；内层为神经节细胞，节细胞的轴突向眼球后极视神经盘汇集，穿过脉络膜和巩膜，构成视神经。视锥细胞主要分布在视网膜中央部，所含感光物质称**视色素**，能感受强光和分辨颜色，在白天或明亮处视物时起主要作用。视杆细胞主要分布于视网膜周边部，所含感光物质为**视紫红质**，只能感受弱光，在夜间或暗处视物时起主要作用。其余的神经细胞均起连接传导作用。

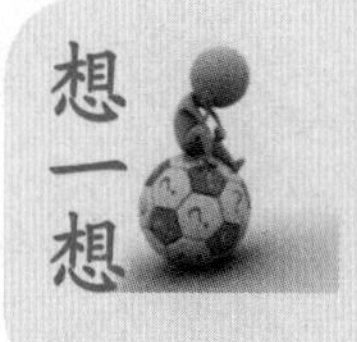

视锥细胞和视杆细胞功能障碍会出现什么临床表现？为什么？

（二）眼球内容物

眼球内容物包括房水、晶状体和玻璃体（见图1-1-2）。这些结构无色透明而无血管，具有屈光作用，它们和角膜合称为眼的屈光装置或屈光系统，使物象投射在视网膜上。

1. 眼房和房水

（1）**眼房**（chambers of eyeball）：为角膜与晶状体之间的腔隙，被虹膜分成前房和后房（见图1-1-4）。前房为虹膜与角膜之间的腔隙。后房为虹膜与晶状体之间较狭小的间隙。前房与后房借瞳孔相通。

（2）**房水**（aqueous humor）：为充满于眼房内的液体，由睫状体产生，从后房经瞳孔流入前房，再由前房角进入巩膜静脉窦，汇入静脉。房水除有屈光作用外，房水循环可为角膜、晶状体输送营养物质，并有维持眼内压的作用。

2. **晶状体**（lens）　无色透明，富有弹性，不含血管和神经。位于虹膜与玻璃体之间，呈双凸透镜状，前面曲度较小，后面曲度较大。晶状体若因疾病或创伤而变混浊，称为白内障。晶状体借**睫状小带**（晶状体悬韧带）系于睫状体。晶状体的曲度随所视物体的远近不同而改变。

3. **玻璃体**（vitreous body）为充满于晶状体与视网膜之间无色透明的胶状物，周围包有玻璃体膜。玻璃体除有屈光作用外，还有支撑视网膜的作用。若玻璃体混浊，可影响视力。

二、眼副器

眼副器（accessory organs of eye）包括眼睑、结膜、泪器、眼球外肌等结构（图1–1–7），有保护、运动和支持眼球的作用。

（一）眼睑

眼睑（eyelids）分上睑和下睑，位于眼球的前方，是保护眼球的屏障。上、下睑之间的裂隙称睑裂。睑裂两端成锐角，分别称内眦和外眦。睑的游离缘称睑缘。睑缘的前缘有睫毛。眼睑由浅至深可分为5层：**皮肤、皮下组织、肌层、睑板和睑结膜**。睑的皮肤薄，皮下组织疏松，缺乏脂肪组织。睑板内有许多睑板腺，其导管开口于睑缘后部，分泌油脂样液体。若睑板腺导管阻塞，形成睑板腺囊肿，又称霰粒肿。当睑板腺化脓性感染时，临床上称为内麦粒肿；如感染位于睫毛毛囊或其附属腺体，称为外麦粒肿。

（二）结膜

结膜（conjunctiva）（图1–1–7）是一层薄而光滑透明的黏膜，覆盖在眼球的前面和眼睑的后面，富含血管。按所在部位，可分为部：**睑结膜**（palpebral conjunctiva）和**球结膜**（bulbar conjunctiva）。**结膜穹隆**（conjunctival fornix）位于睑结膜与球结膜互相移行处，其返折处分别构成结膜上穹和结膜下穹。当上、下睑闭合时，整个结膜形成囊状腔隙，称结膜囊（conjunctival sac）。此囊通过睑裂与外界相通。

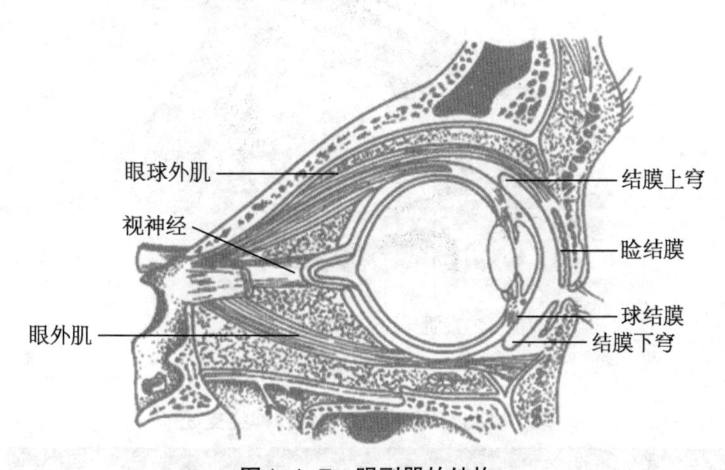

图1–1–7 眼副器的结构

（三）泪器

泪器（lacrimal apparatus）由泪腺和泪道组成（图1–1–8）。

1. **泪腺**（lacrimal gland） 位于眶上壁前外侧部的泪腺窝内，分泌泪液。泪液借眨眼活动抹于眼球表面，以便湿润和清洁角膜，冲洗结膜囊内异物，对眼球起保护作用。多余的泪液经泪道到鼻腔。

2. **泪道** 泪道包括泪点、泪小管、泪囊和鼻泪管。

（1）**泪点**（lacrimal punctum）：为上、下睑缘近内侧端各有一小突起，突起上的小孔称泪点，是泪小管的开口。

（2）**泪小管**（lacrimal ductile）：上、下各一，位于上、下眼睑内侧部皮下，起始于泪点，

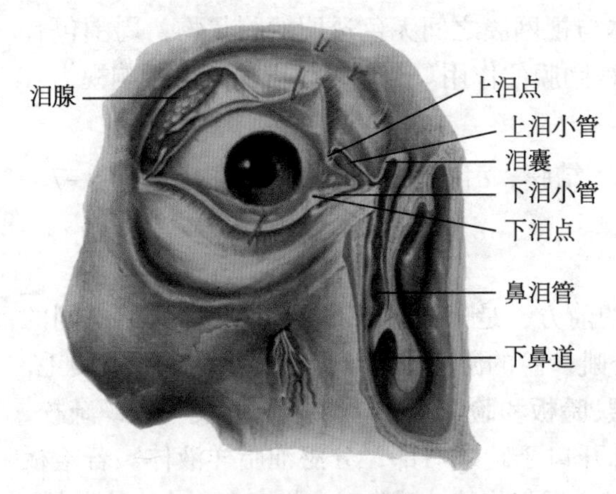

图1-1-8　泪器

先分别垂直向上、下行，继而转向内侧汇合一起，开口于泪囊上部。

（3）**泪囊**（lacrimal sac）：位于眶内侧壁前部的泪囊窝中，为一膜性的盲囊。向下移行为鼻泪管。

（4）**鼻泪管**（nasolacrimal duct）：为膜性管道。鼻泪管的上部包埋在骨性鼻泪管中，下部在鼻腔外侧壁黏膜的深面，下部开口于下鼻道外侧壁的前部。

（四）眼球外肌

眼球外肌（extraocular muscles）包括运动眼球的4块直肌、2块斜肌和上提上眼睑的上睑提肌，都是骨骼肌（图1-1-9）。各直肌共同起自视神经管周围的总腱环，在眼球中纬线的前方，分别止于巩膜上、下、内侧面和外侧面。

眼外肌的作用和神经支配如表1-1-1所示。

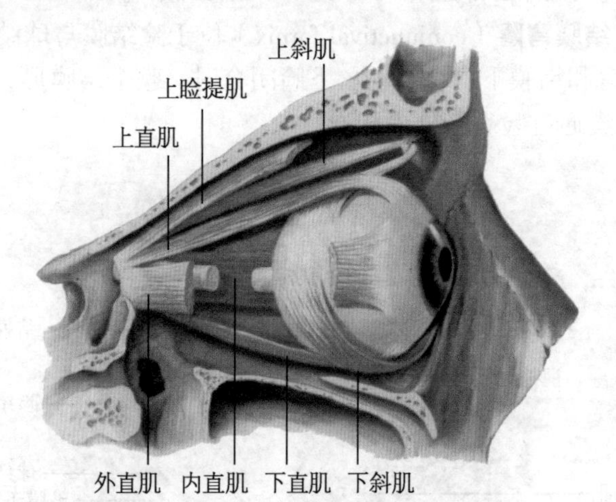

图1-1-9　眼外肌（右侧）

表1-1-1　眼外肌的作用和神经支配

眼外肌	作　用	神经支配
上睑提肌	提上睑	Ⅲ
上直肌	瞳孔转向上内	Ⅲ
下直肌	瞳孔转向下内	Ⅲ
内直肌	瞳孔转向内	Ⅲ
外直肌	瞳孔转向外	Ⅵ
上斜肌	瞳孔转向下外方	Ⅳ
下斜肌	瞳孔转向上外方	Ⅲ

三、眼的血管

（一）眼的动脉

眼球和眶内结构血液供应主要来自**眼动脉**（ophthalmic artery）。眼动脉在颅内起始于颈内动脉，经视神经管入眶，先居视神经外侧，再经其上方而达眶内侧，前行于上斜肌和上直肌之间，终支出眶达鼻背。在行程中发出分支供应眼球、眼球外肌、泪腺和眼睑。其主要分支是**视网膜中央动脉**（central artery of retina）。

（二）眼的静脉

眼的静脉主要有**眼上静脉**和**眼下静脉**，其属支的收集范围与眼动脉分支的分布范围一致，其中包括视网膜中央动脉及其分支伴行的同名静脉。眼的静脉无静脉瓣，与内眦静脉相吻合，故面部感染可通过眼静脉侵入颅内。

第二节 前庭蜗器

前庭蜗器（vestibulocochlear organ）又称耳（ear），分为外耳、中耳和内耳3个部分（图1-1-10）。外耳和中耳是声波的收集和传导装置，是前庭蜗器的附属器。听感受器（听器）和位觉感受器（平衡器）位于内耳。听器是感受声波刺激的感受器；平衡器是感受头部位置变动、重力变化和运动速度刺激的感受器。两者的功能虽不同，但在结构上关系密切。

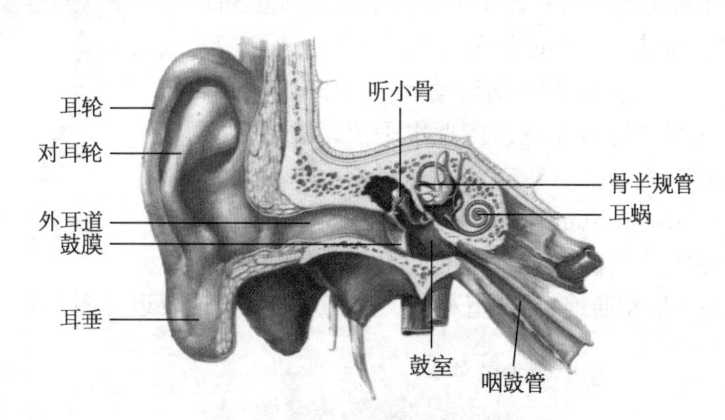

图1-1-10 前庭蜗器模式图

一、外耳

外耳（external ear）包括耳郭、外耳道和鼓膜3个部分。

1. **耳郭**（auricle） 位于头部的两侧（图1-1-10）。弹性软骨和结缔组织构成耳郭上部的支架，表面覆盖着皮肤，皮下组织少，但神经、血管丰富；耳郭下1/3为耳垂（auricular lobule），耳垂内无软骨，仅含结缔组织和脂肪，有丰富的神经、血管，是临床常用采血的部位。

2. **外耳道**（external acoustic meatus） 是从外耳门至鼓膜的管道（图1-1-10），成人长2.0~2.5 cm。外耳道外侧1/3为软骨部，与耳郭的软骨相延续；内侧2/3为骨性部，是由颞骨鳞部和鼓部围成的椭圆形短管。检查鼓膜时，将耳郭向后上方牵拉，即可使外耳道变直。

外耳道的皮下组织较少，皮肤与软骨膜、骨膜结合紧密，不易移动。当发生外耳道皮肤疖肿时（如毛囊感染生疖），疼痛明显。耵聍腺分泌一种黄褐色黏稠的液体，称为耵聍。

3. **鼓膜**（tympanic membrane） 位于外耳道与鼓室之间，呈椭圆形半透明的薄膜（图1-1-11）。鼓膜的位置倾斜，外面朝向前、下、外方，其中心向内凹陷，称鼓膜脐。鼓膜的上1/4为**松弛部**，在活体呈淡红色。鼓膜下3/4为**紧张部**，在活体呈灰白色。紧张部的

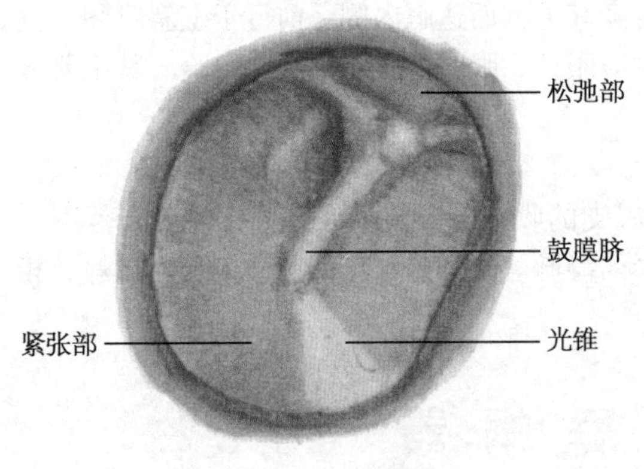

图1-1-11 鼓膜

前下部有一个三角形的反光区，称**光锥**。中耳的一些疾患可引起光锥改变或消失。

二、中耳

中耳（middle ear）由鼓室、咽鼓管、乳突窦和乳突小房组成。

1. **鼓室**（tympanic cavity） 是位于颞骨岩部内的含气的不规则小腔（见图1-1-10），位于鼓膜和内耳之间。鼓室有上、下、前、后、内侧、外侧6个壁。鼓室内有听小骨3块，即**锤骨**、**砧骨**和**镫骨**（见图1-1-10，图1-1-12），三者相互连接构成听骨链。镫骨底借韧带连于前庭窗边缘，封闭前庭窗。

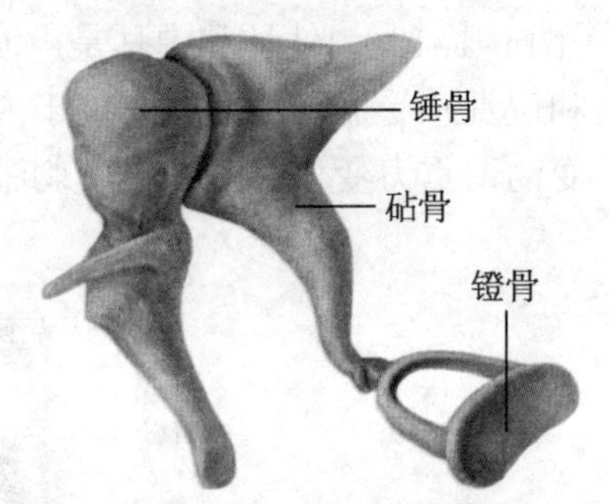

图1-1-12 听小骨

2. **咽鼓管**（pharyngotympanic tube） 连通鼻咽部与鼓室，长3.5~4.0 cm，其作用是使鼓室的气压与外界的大气压相等，以保持鼓膜内、外两面的压力平衡（见图1-1-10）。咽鼓管向后外开口于鼓室前壁，为咽鼓管鼓室口。咽鼓管咽口和软骨部平时处于关闭状态，仅在吞咽运动或尽力张口时，咽口暂时开放。小儿咽鼓管短而宽，接近水平位，故咽部感染可经咽鼓管侵入鼓室。

3. **乳突窦**（mastoid antrum）和**乳突小房**（mastoid cells）

乳突窦位于鼓室上隐窝的后方，向前开口于鼓室后壁上部，向后下与乳突小房相通连，为鼓室和乳突小房之间的交通要道（图1-1-13）。

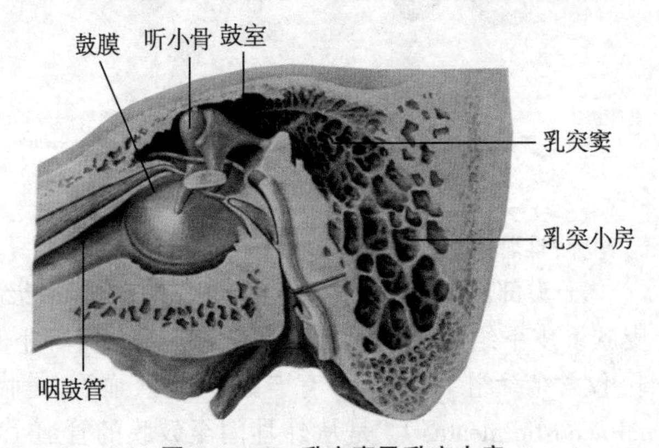

图1-1-13 乳突窦及乳突小房

三、内耳

内耳（internal ear）又称**迷路**，是前庭蜗器的主要部分。内耳全部位于颞骨岩部的骨质内，在鼓室内侧壁和内耳道底之间（见图1-1-10），其形状不规则，构造复杂，由骨迷路和膜迷路两部分组成。骨迷路是颞骨岩部骨密质所围成的不规则腔隙，膜迷路套于骨迷路内，是密闭的膜性管腔或囊。膜迷路内充满内淋巴，膜迷路与骨迷路之间充满外淋巴。内、外淋巴互不相通。

（一）骨迷路

骨迷路（bony labyrinth）从前内向后外沿颞骨岩部的长轴排列，依次可分为耳蜗、前庭和骨半规管,它们互相通连（图1–1–14）。

1. **骨半规管**（bony semicircular canals） 为骨迷路后部，是3个相互垂直排列的半环形骨小管，分别称为前、后、外**骨半规管**。每个骨半规管皆有两个骨脚连于前庭,其中一个骨脚膨大称壶腹骨脚,膨大部称骨壶腹；另一骨脚细小称单骨脚。因前、后半规管单骨脚合成一个总骨脚，故3个骨半规管共有5个口开放于前庭的后上壁。

2. **前庭**（vestibule） 是骨迷路的中间部分,为一不规则的近似椭圆形腔隙,内藏膜迷路的椭圆囊和球囊。前庭的外侧壁即鼓室的内侧壁部分,有前庭窗和蜗窗。

3. **耳蜗**（cochlea） 位于前庭的前方,形如蜗牛壳（图1–1–15)。尖向前外侧,称为蜗顶；底朝向后内侧,称为蜗底,向着内耳道底。耳蜗由蜗轴和蜗螺旋管构成。

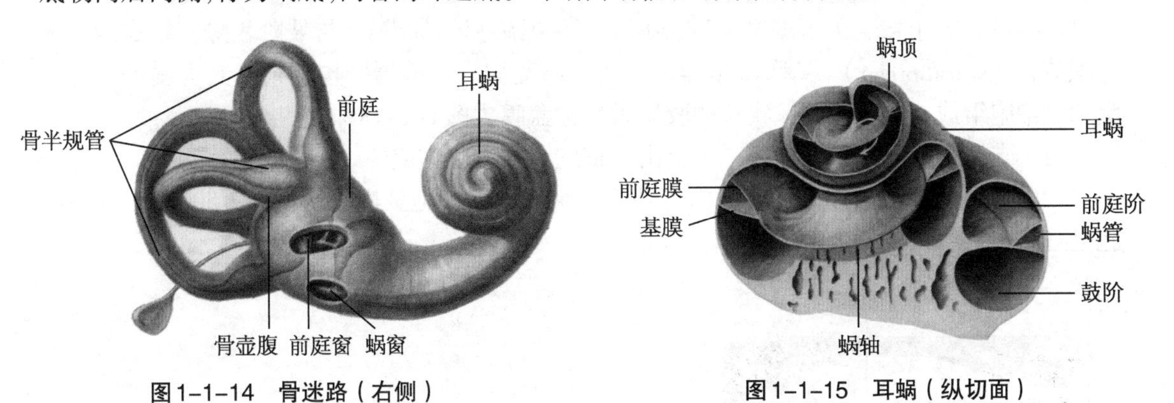

图1–1–14 骨迷路（右侧）　　图1–1–15 耳蜗（纵切面）

蜗轴是由蜗顶至蜗底的圆锥形骨性中轴。

蜗螺旋管是由骨密质围成的骨管,围绕蜗轴盘曲约两圈半,管腔底通向前庭,向蜗顶管腔逐渐细小,以盲端终于蜗顶。横切面上，蜗螺旋管可为3个部分:上方的管腔为前庭阶（scala vestibuli）,起自前庭；中间是膜性的蜗管；下方为鼓阶（scala tympani）。

（二）膜迷路

膜迷路（membranous labyrinth）是套在骨迷路内封闭的膜性管或囊（图1–1–16）,由膜半规管、椭圆囊、球囊和蜗管3个部分组成。它们之间相连通,其内充满着内淋巴。

1. **膜半规管**（semicircular ducts） 其形态与骨半规管相似,位于同名骨半规管内。各膜半规管亦有相应呈球形膨大的膜壶腹，其壁上有隆起的壶腹嵴（crista ampullaris）。它们是位觉感受器,能感受头部旋转变速运动的刺激。

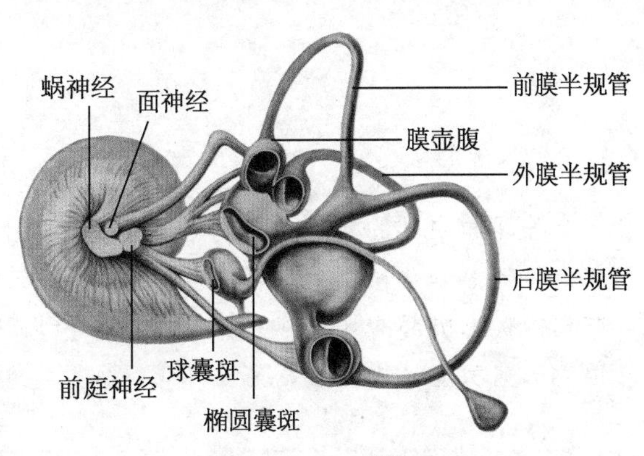

图1–1–16 膜迷路

壶腹嵴上皮由支持细胞和毛细胞组成。支持细胞呈高柱状，顶部胞质内含分泌颗粒，游离面有微绒毛，核位于基部。毛细胞分为Ⅰ型和Ⅱ型两种，嵌在支持细胞上半部的细胞之间。Ⅰ型毛细胞呈烧瓶状，颈部细，基部膨大呈球形，位基部；Ⅱ型毛细胞呈长圆柱形,核呈圆形或椭圆形。毛细胞游离面有一根动纤毛和数十至上百根静纤毛，其为分化特殊的微绒毛，长度从动纤毛侧向相反侧依次变短。毛细胞基部与前庭神经末梢形成突触。

2. 椭圆囊（utricle）**和球囊**（saccule） 椭圆囊位于后上方,呈椭圆形；球囊位于前下方。两囊之间以椭圆囊球囊管相连。

在椭圆囊上端的底部有椭圆囊斑（macula utriculi）,在球囊内的前上壁有球囊斑（macula sacculi），两者都是位觉感受器，感受头部静止的位置及直线变速运动引起的刺激。其形态结构与壶腹嵴相似，所不同的是位觉感受器的黏膜较平坦。上皮由支持细胞和毛细胞构成，毛细胞的纤毛较短。

3. 蜗管（cochlear duct） 位于蜗螺旋管内。蜗管盘绕蜗轴两圈半，其前庭端借连合管与球囊相连通,顶端细小，终于蜗顶，为盲端（见图1-1-15,图1-1-17 ）。在蜗管的水平断面上呈三角形，有上壁、外侧壁和下壁。其下壁称螺旋膜（基膜），与鼓阶相隔。在螺旋膜上有螺旋器（spiral organ），又称Corti器，是听觉感受器。螺旋器结构复杂，其上皮由支持细胞和毛细胞组成，顶部覆盖一狭长的胶质膜，称盖膜（图1-1-18）。

（1）支持细胞：其形态多样，主要由柱细胞和指细胞构成。

（2）毛细胞：根据部位可分为内、外毛细胞。内毛细胞呈烧瓶状，约3 500个；外毛细胞呈柱状，共约20 000个。

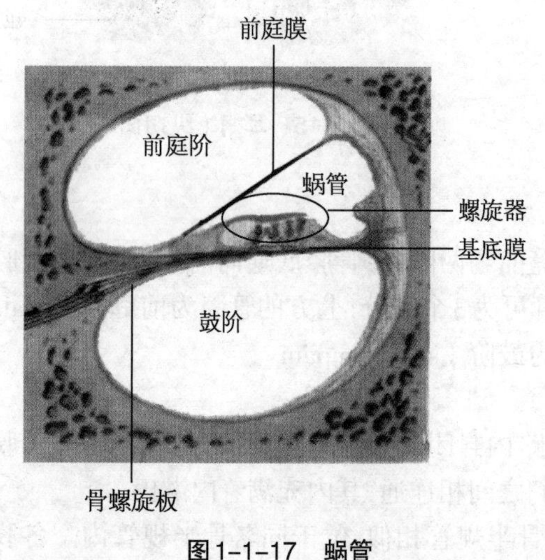

图1-1-17　蜗管

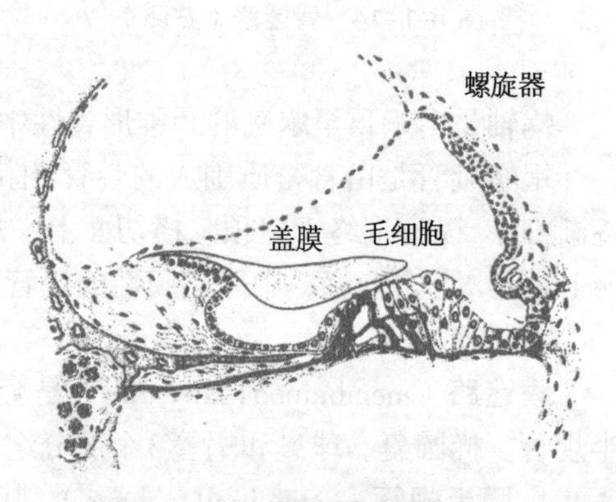

图1-1-18　螺旋器（模式图）

拓展视野

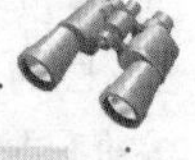

耳　聋

外耳和中耳的疾患引起的耳聋称为传导性耳聋。此时空气传导被阻断，但骨传导尚可部分地代偿，故不会发生完全性耳聋。内耳、蜗神经、听觉传导通路及听觉中枢的疾患引起的耳聋称为神经性耳聋。此时，空气传导和骨传导的途径虽属正常，但无听觉功能，故称为完全性耳聋。

第三节 皮 肤

皮肤是人体最大的器官，由表皮和真皮组成，借皮下组织与深部的组织相连（图1-1-19）。皮肤内有表皮衍生的毛、指（趾）甲、汗腺、皮脂腺等皮肤附属器，还有丰富的神经和血管。皮肤具有重要的屏障作用，并能调节体温、感受外界的多种刺激。

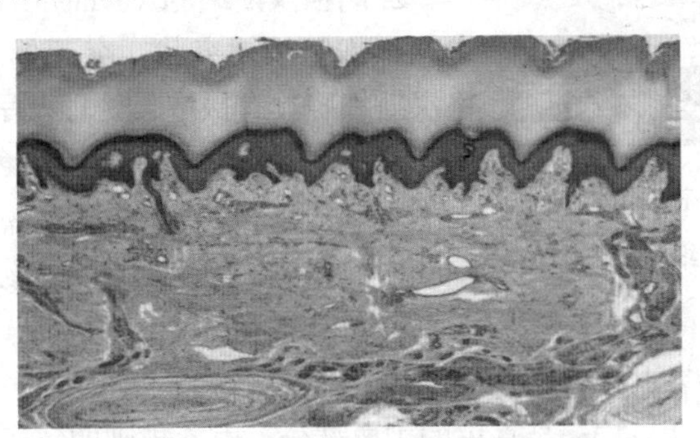

图1-1-19 皮肤（手掌皮）光镜图

一、表皮

表皮（epidermis）为角化的复层扁平上皮。机体各部的表皮厚度不一，手掌、足底的表皮最厚。表皮由两类细胞组成：一类是**角质形成细胞**（keratinocyte），为表皮的主要成分；另一类是**非角质形成细胞**（non-keratinocyte），数量少。

（一）表皮的分层和角化

由基底部到游离面可依次分5层（图1-1-20）。

1. **基底层**（stratum basale） 一层矮柱状或立方形细胞，附着于基膜。

2. **棘层**（stratum spinosum） 由5~10层多边形细胞组成。

3. **颗粒层**（stratum granulosum） 由3~5层较扁的梭形细胞组成，胞质内含许多强嗜碱性透明角质颗粒。

4. **透明层**（stratum lucidum） 由数层更扁平的梭形细胞组成，细胞呈透明均质状，嗜酸性，折光性强。

5. **角质层**（stratum corneum） 由数层至数十层扁平的角质细胞组成，细胞已完全角化、干硬，轮廓不清，呈均质状嗜酸性结构。

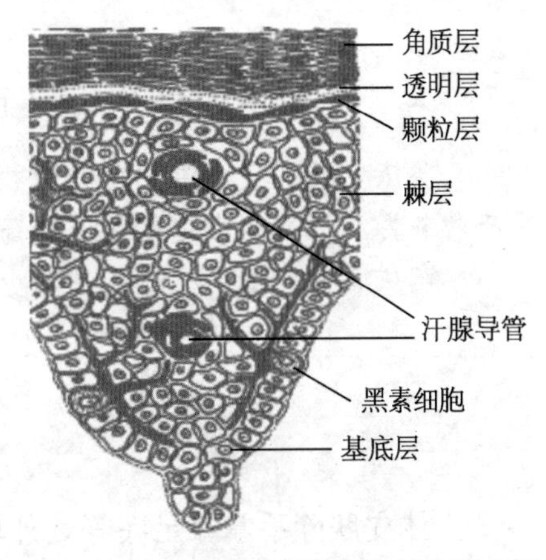

图1-1-20 表皮分层和细胞结构模式图

基底层细胞有活跃的分裂能力，新生的细胞向浅层推移，分化成表皮其他各层细胞。从表皮的基底层到角化层，是角质形成细胞从增殖分化到最后死亡脱落的自我更新的动态变化过程；也是表皮逐渐形成角蛋白的角化过程。

（二）非角质形成细胞

表皮内的非角质形成细胞包括黑素细胞和朗格汉斯细胞（图1-1-21），散在分布于角质形成细胞之间。

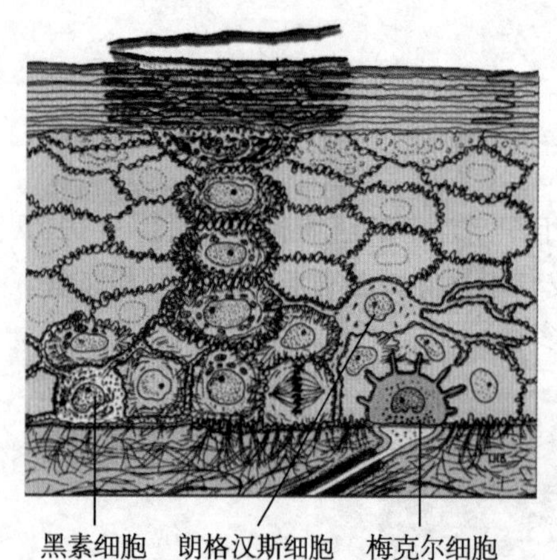

图1-1-21 非角质形成细胞模式图

1. **黑素细胞**（melanocyte） 为树突状，分布于表皮基底层及毛囊内。黑素细胞顶部的突起较长，伸入棘层细胞之间。胞质内有很多含酪氨酸酶的黑素体，酪氨酸在黑素体内生成黑色素，充满黑色素的黑素体称为黑素颗粒。白化病患者的黑素细胞缺乏酪氨酸酶，不能合成黑色素。

2. **朗格汉斯细胞**（Langerhans cell） 分散在棘细胞之间，细胞呈树突状，突起伸入到相邻细胞之间。朗格汉斯细胞具有摄取、处理及呈递抗原的功能。

二、真皮

真皮（dermis）为致密结缔组织，可分为乳头层和网状层，两层之间无明显分界线。

1. **乳头层**（papillary layer） 是位于真皮浅层的疏松结缔组织，借基膜与表皮相连。含丰富的毛细血管襻。

2. **网状层**（reticular layer） 是真皮的主要部分，由不规则的致密结缔组织构成，含胶原纤维束和弹性纤维，使皮肤有较强的韧性和弹性。

三、皮下组织

皮下组织（hypodermis）由疏松结缔组织和脂肪组织组成，有汗腺、毛根、血管、淋巴管和神经分布。

拓展视野

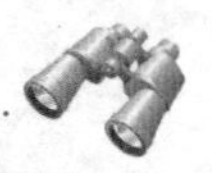

皮下注射和皮内注射

临床常用的皮内注射就是把极少量药物注入表皮与真皮乳头层之间，使药物的吸收较慢。如青霉素皮试、麻醉药皮试和破伤风皮试等。

临床常用的皮下注射就是把少量药物注入皮下组织内。通常用于预防接种。

四、毛发

人体皮肤除手掌、足底等处外均有毛发（hair）（图1-1-22）。毛由伸出皮肤外的毛干和埋在皮肤内的**毛根**组成。毛根由**毛囊**（hair follicle）包裹。毛根和毛囊的下端合为一体，膨大形成**毛球**，是毛和毛囊的生长点。毛有一定的生长周期，定期脱落和更新。生长期的毛牢固生长在皮肤中，不易脱落。静止期的毛囊和毛球萎缩，毛易脱落。毛的生长周期不一，有的仅数月，头发生长周期较长，可达4~6年。

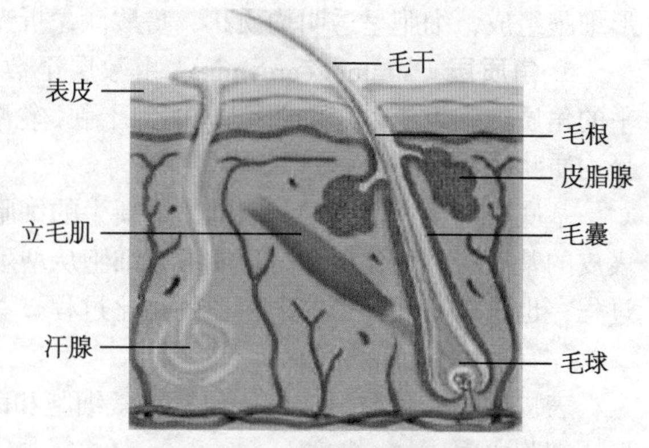

图1-1-22 皮肤附属器模式图

立毛肌为一束平滑肌，位于毛根与表皮之间的钝角侧。立毛肌受交感神经支配，在寒冷、惊恐和愤怒时收缩，使毛竖立。立毛肌收缩有助于皮脂腺排出分泌物。

五、皮脂腺

皮脂腺（sebaceous gland）为分支泡状腺，分布于除手掌、足蹠和足背外的皮肤中。一般由2~5个腺泡和一个短而粗的导管组成，导管开口于毛囊上1/3，其分泌物是皮脂。

皮脂有润滑皮肤和保护毛发的作用，并在皮肤表面形成脂质膜，具有抑菌作用。皮脂腺的分泌受雄激素和肾上腺皮质激素的控制，青春期分泌最为活跃；老年时皮脂腺萎缩，皮肤和毛发变得干燥，失去光泽。

六、汗腺

汗腺（sweat gland）为单曲管状腺，遍布于身体大部分的皮肤中。分泌部由单层锥体形细胞构成，腺细胞与基膜之间有肌上皮细胞，它的收缩有助于腺细胞排出汗液。导管部较细，开口于表皮汗孔。管壁常由两层小的立方形细胞组成（图1–1–23）。

分布在腋窝、乳晕、阴部等处的大汗腺产生特殊的分泌物，为较黏稠的乳状液，排出后受表面细菌的作用，产生特别气味，过浓时称狐臭。

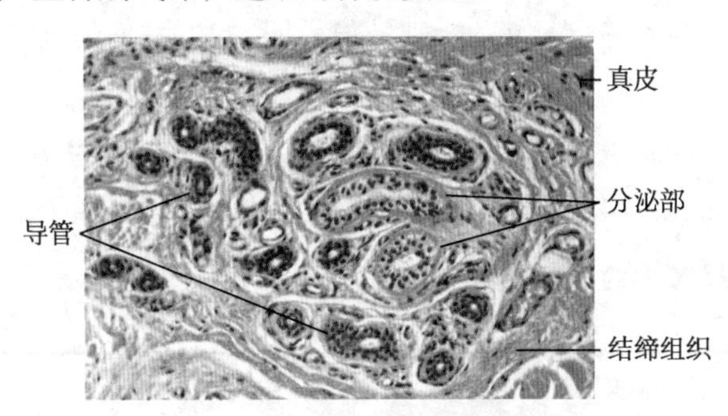

图1–1–23　汗腺光镜图

七、指（趾）甲

指（趾）甲由多层紧密排列的角质细胞构成，呈扁平板状。露在外面者为甲体，包埋于皮肤内的为甲根，甲体深面的皮肤为甲床。甲体周缘的皮肤称甲襞，甲体与甲襞之间称甲沟。在指甲受到损伤时，细菌可能侵入甲沟和甲襞内，引起甲周组织肿胀、疼痛，甚至化脓，称为甲沟炎。

第二章 感觉器官生理

学习目标

- **学习目的：** 通过学习感觉器官的生理功能，为今后有关感觉器官疾病的病理生理、用药护理等学习奠定基础。
- **知识要求：** 掌握眼视近物时的调节过程和声波的正常传导途径。熟悉与视觉有关的几种生理现象。了解眼的感光换能机制和内耳的感音功能。
- **能力要求：** 掌握常见的眼折光异常以及矫正方法。

第一节 概 述

一、感受器、感觉器官的定义和分类

感受器是指分布在体表或组织内部的一些专门感受机体内、外环境改变的结构或装置。如视网膜中的视杆细胞和视锥细胞是光感受细胞；耳蜗中的毛细胞是声波感受细胞等。这些感受细胞连同它们的非神经性附属结构，构成了各种复杂的**感觉器官**，如眼、耳等。高等动物最重要的感觉器官，如眼、耳、鼻等器官都分布在头部，称为特殊感觉器官。

对于感受器可用不同的方法来进行分类，如根据感受器的分布部位，可分为内感受器和外感受器；根据感受器所接受刺激的性质，可分为光感受器、机械感受器、温度感受器和化学感受器等；还可根据刺激物的不同和它们所引起的感觉或效应的性质来分类，据此区分出人体的主要感觉类型和相应的感受器（表1-2-1）。

表1-2-1 人体常见感觉类型和相应的感受器

感觉类型	感受器名称	感觉类型	感受器名称
视觉	视杆和视锥细胞	直线加速度	椭圆囊和球囊毛细胞
听觉	螺旋器内毛细胞	触-压觉	神经末梢
嗅觉	嗅神经元	热觉	神经末梢
味觉	味觉感受细胞	冷觉	神经末梢
旋转加速度	壶腹嵴毛细胞	痛觉	游离神经末梢

二、感受器的一般生理特性

1. 感受器的适宜刺激　各种感受器的一个共同特点是它们各有自己最敏感、最容易接受的刺激形式。这就是说，用某种能量形式的刺激作用于某种感受器时，只需要极小的强度（即感觉阈值）就能引起相应的感觉。这一刺激形式或种类就称为该感受器的适宜刺激，如一定波长的电磁波是视网膜光感受细胞的适宜刺激；一定频率的声波是耳蜗中毛细胞的适宜刺激等。正因为如此，机体内、外环境中所发生的各种形式的变化，总是先作用于和它们相对应的那种感受器。这一现象的存在，是因为生物在长期的进化过程中逐步形成了具有各种特殊结构和功能的感受器以及相应的附属结构的结果，使它们有可能对内、外环境中某些有意义的变化进行灵敏的感受和精确的分析。

2. 感受器的换能作用　感受器的功能是把作用于它们的各种形式的刺激最终转换为传入神经末梢的动作电位，这一过程称为感受器的换能作用（transduction）。在换能过程中，感受器一般不能直接把刺激的能量转变为感觉神经上的动作电位，而是首先在感受器细胞或感觉神经末梢引起具有局部电位性质的膜电位变化，称感受器电位（receptor potential）或发生器电位（generator potential）。感受器之所以能对适宜刺激发生反应，是由于感受器细胞上存在着具有换能作用的蛋白分子，如视网膜感光细胞中的视紫红质、伤害性感受神经元末梢上的辣椒素受体等。

3. 感受器的编码作用　感受器在把外界刺激转换成神经动作电位时，不仅仅发生了能量形式的转换，更重要的是把刺激所包含的环境变化的信息也转移到了新的电信号系统，即动作电位的序列之中，这种作用称为编码作用。中枢就是根据这些电信号序列才获得对外在世界的认识的。

4. 感受器的适应现象　当刺激作用于感受器时，经常看到的情况是虽然刺激仍在继续作用，但传入神经纤维的冲动频率已开始下降，这一现象称为感受器的适应（adaptation）。适应是所有感受器的一个功能特点。

第二节　视觉器官

引起视觉的外周感觉器官是眼，它由含有感光细胞的视网膜和作为附属结构的折光系统等部分组成。人眼的适宜刺激是波长为370~740 nm的电磁波（可见光）。视觉功能是通过视觉器官、视神经和视觉中枢的共同活动来完成的，它使人对外界事物产生形态与色彩等方面的感觉。在人脑从外界获得的所有信息中，视觉信息占绝大部分，因而眼无疑是人体最重要的感觉器官。

眼的结构很复杂，与视觉功能有直接关系的结构可分为两个部分，即折光系统和感光系统（见图1-1-2）。折光系统的功能是将外界射入眼内的光线折射到视网膜上形成清晰的物像；感光系统的功能是将物像的光刺激转变成生物电变化，然后产生神经冲动，由视神经传到视觉中枢。

一、眼的折光系统及其调节

（一）眼的折光系统

眼的折光系统由角膜、房水、晶状体和玻璃体等折光体组成，各部分折光体的曲率半径和折光率都不相同，光线经过该系统时最主要的折射发生在角膜。正常人眼视6 m以外的物体时，自物体折射到眼的光线可视为平行光线，眼的折光系统不需要调节，其后主焦点的位置正好是视网膜的位置，可在视网膜上形成清晰的像。就正常人眼的光学特性而言，任何远处的物体都应成像在视网膜上，但它们有时却不能被感知，其原因可能是由于到达视网膜的光线过弱或视网膜像过小。光线射入眼后，在视网膜上形成物像的过程，与凸透镜成像的过程相似，但眼对光线的折射情况要比单片凸透镜复杂的多，因为它的折光体不止一个，而是由4种具有不同曲率半径和折光系数的折光体共同构成的一个折光系统。因此，通常用简化眼模型来解释折光系统的功能。

（二）眼的调节

在日常生活中，眼睛所观察的物体有各种不同情况，如物体的远近不同等。为了能看清楚所观察的物体，眼睛就要根据所视物体的距离和明暗进行调节。眼的调节包括晶状体的调节、瞳孔的调节和眼球的会聚，这3种调节方式是同时进行的，其中以晶状体的调节最为重要。正常眼看近物（6 m以内的物体）时发生的调节过程如下。

1. 晶状体调节　晶状体是一种富有弹性的折光体，成双凸透镜形，其周边部位由睫状小带（悬韧带）与睫状体相连。睫状体内有平滑肌，称为睫状肌，受动眼神经的副交感神经纤维支配。晶状体的调节是指根据所看物体的远近，通过反射活动改变晶状体的凸度，从而改变它的折光能力，使射入眼内的光线经折射后总能聚焦在视网膜上。人眼看远物时，晶状体处于扁平状态，这时光线经折射后所形成的物像正好落在视网膜上。一般认为，6 m以外的物体所发出的光线到达人眼时已接近平行光线。所以观看远处（6 m以外）物体时，不需要进行调节便可看清物体。当看近物时，其光线呈辐射状，如果人眼不进行调节，物像将落在视网膜的后方，造成视物不清现象，此时必须经过调节才能看清物体。其调节过程是：当看近物时，在视网膜上形成模糊的物像，此种信息传送到视觉中枢后，反射性地引起动眼神经中的副交感神经纤维兴奋，使睫状肌收缩，睫状体向前内移动，于是睫状小带松弛，晶状体因其自身的弹性使凸度加大，尤其是向前突起更为明显（图1-2-1），因而折光能力增加，使物像前移，正好落在视网膜上。由于看近物时睫状肌处于收缩状态，所以，长时间地看近物，眼睛会感到疲劳。

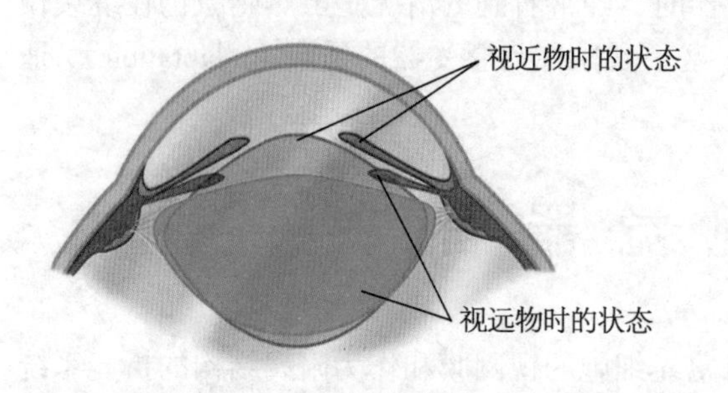

图1-2-1　视近物和远物时晶状体与瞳孔的调节状态

晶状体的调节能力有一定的限度，这主要取决于晶状体的弹性。弹性越好，晶状体凸起的能力就越强，所能看清物体的距离就越近。晶状体的调节能力可用近点（near point）来表示。所谓近点，是指眼睛在尽最大能力调节时所能看清物体的最近距离。

近点越近，表示晶状体的弹性越好，也就是调节能力越强。晶状体的弹性与年龄有关（图1-2-2），年龄越大，弹性越差，因而调节能力越弱。如8岁的儿童近点平均为8.6 cm，20岁时平均为10.4 cm。一般在45岁以后调节能力

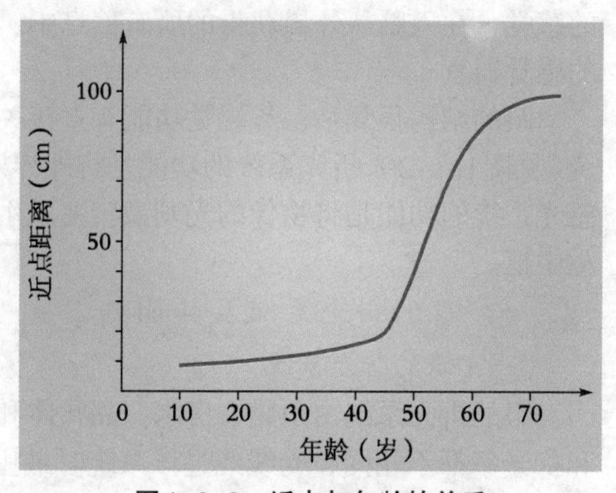

图1-2-2　近点与年龄的关系

显著减退，表现为近点变远，60岁时近点可延伸至83.3 cm。由于年龄的原因造成晶状体的调节能力显著减退，表现为看近物时不清楚，这种现象称为**老视**，即通常所说的老花眼。矫正的办法是，看近物时戴凸透镜，以弥补晶状体凸起能力不足。

2. 瞳孔调节　是指通过改变瞳孔的大小而进行的一种调节方式。在生理状态下，引起瞳孔调节的情况有两种：一种是由所视物体的远近引起的调节；另一种是由进入眼内光线的强弱引起的调节。看近物时，瞳孔反射性地缩小，这种现象称为**瞳孔的近反射**（near reflex），其调节的意义在于视近物时，可减少由折光系统造成的球面像差和色像差。

当用不同强度的光线照射眼时，瞳孔的大小可随光线的强弱而改变。当光线强时，瞳孔会缩小；当光线弱时，瞳孔会变大。瞳孔这种随着光线强弱而改变大小的现象称为**瞳孔对光反射**（light reflex），又称光反射。瞳孔对光反射的效应是双侧性的，即一侧眼被照射时，不仅被照射眼的瞳孔缩小，另一侧眼的瞳孔也缩小，这种现象称为互感性对光反射或互感反应。瞳孔对光反射的生理意义在于随着所视物体的明亮程度，改变瞳孔的大小，调节进入眼内的光线，使视网膜上的物像保持适宜的亮度，以便既可以在光线弱时能看清物体，又可以在光线强时使眼睛不至受到损伤。

瞳孔对光反射的中枢在中脑，其反应灵敏，便于检查，临床上常把它作为判断中枢神经系统病变的部位、全身麻醉的深度和病情危重程度的重要指标。

3. 眼球会聚调节　当双眼看近物时，会出现两眼视轴同时向鼻侧聚拢，这种现象称为**眼球会聚**（convergence）。眼球会聚是由两眼球的内直肌收缩来完成的，是一种反射活动，又称辐辏反射，受动眼神经中的躯体运动纤维支配。这种反射的意义在于，当看近物时，使物体的成像落在两眼视网膜的对称点上，从而产生清晰的视觉，避免复视。

（三）眼的折光能力和调节异常

正常的眼睛无需作任何调节，来自远处的平行光线正好聚焦在视网膜上，因此可以看清远处的物体。看近物时，只要物距不小于近点的距离，经过调节也可以看清楚。有些人因折光系统异常或眼球的形态异常，在安静状态下平行光线不能聚焦在视网膜上，这种现象称为折光异常，或称屈光不正，包括近视、远视和散光。

1. **近视**（myopia）　多数是由于眼球的前后径过长引起的，也有一部分人是由于折光系统的折光力过强引起的，如角膜或晶状体的球面弯曲度过大等。近视眼看远物时，由远物发来的平行光线不能聚焦在视网膜上，而是聚焦在视网膜之前，故视物模糊不清。当看近物时，由于近物发出的光线呈辐射状，成像位置比较靠后，物像便可以落在视网膜上，所以能看清近处物体。近视眼的形成，部分是由于先天遗传引起的，部分是由于后天用眼不当造成的。矫正近视眼通常使用的办法是佩戴合适的凹透镜，使光线适度辐散后再进入眼内。

2. **远视**（hyperopia）　多数是由于眼球前后径过短引起的，常见于眼球发育不良，多系遗传因素；也可由于折光系统的折光力过弱引起，如角膜扁平等。远视眼在安静状态下看远物时，所形成的物像落在视网膜之后，若是轻度远视，经过适当调节可以看清物体；远视眼看近物时，物像更加靠后，晶状体的调节即使达到最大限度也不能看清。由于远视眼不论看近物还是看远物均需要进行调节，故容易发生调节疲劳。远视眼矫正的办法是佩戴合适的凸透镜。

3. **散光**（astigmatism）　是由于眼球在不同方位上的折光力不一致引起的。在正常情况下，折光系统的各个折光面都是正球面，即折光面每个方位的曲率半径都是相等的。由于某种原因，某个折光面有可能失去正球面形，这种情况常发生在角膜，即角膜的表面在不同方位上的曲率半径不相等。这样，通过角膜射入眼内的光线就不能在视网膜上形成焦点，导致视物不清。散光眼的矫正办法是佩戴合适的圆柱形透镜，使角膜某一方位的曲率异常情况得到纠正。

拓展视野

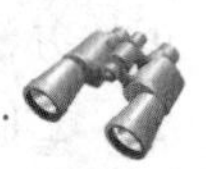

近视与遗传

各种调查表明，近视眼在发生和发展过程中，遗传因素起重要作用。有人做过大量的家庭人员统计，凡是家中父母双方有近视者，其子女有近视的比例明显高于其他家系。父母一方有近视者，子女近视率居中。父母没有近视者，子女发病率最低。另外世界上黄种人近视眼发病率最高，东南亚，包括我国在内近视发病率40%以上；白种人中等；而黑种人、爱斯基摩人近视眼很少，这说明种属遗传作用。我国专家曾进行双胞胎调查，发现双胞胎同时患近视或同时不患近视，即一致率。结果表明双胞胎一致率（近视）高于非双胞胎。而双胞胎中，同卵双胞胎近视一致率又高于异卵双胞胎，说明近视眼是遗传性疾病。专家们还通过公式计算出遗传因素在近视眼形成原因中占65%。

反过来，近视眼也并非完全由遗传决定的，父母有近视并非子女全部有近视。有近视遗传因子者，因子不表现叫不外显，这时近视不发病。有一些是先天性近视，而且往往度数较高，所幸只占极少数。

二、视网膜的感光功能

眼的感光系统由视网膜构成。来自外界物体的光线通过折光系统进入眼内并在视网膜上形成物像，这只是一种物理学现象。只有物像被感光细胞所感受，并转变成生物电信号传入中枢，经中枢分析处理后才能形成主观意识上的感觉。这里主要讨论视网膜的感光和换能作用。

（一）视网膜的结构特点

（1）视网膜由多层细胞组成。视网膜的结构很复杂，细胞种类很多。按主要的细胞层次，可把视网膜分为4层，由外向内依次为色素细胞层、感光细胞层、双极细胞层和神经节细胞层。

（2）感光细胞层有两种感光细胞。在视网膜中，能感受光线刺激的是视锥细胞和视杆细胞，它们的细胞内都含有大量的感光色素。这两种感光细胞在视网膜上的分布并不均匀，在中央凹处的感光细胞几乎全部是视锥细胞。两种感光细胞都与双极细胞发生突触联系，双极细胞再和神经节细胞联系，神经节细胞的轴突构成视神经。在视神经穿过视网膜的地方形成视神经乳头，此处没有感光细胞，故没有感光功能，是生理上的盲点，位于眼底中央凹的鼻侧3 mm处。如果一个物体的成像正好落在此处，人将看不到该物体。正常时由于用两眼视物，一侧盲点可被另一侧视觉补偿，所以，平时人们并不觉得有盲点的存在。

（二）视网膜的感光换能系统

1. 视杆系统　是指由视杆细胞和与它有关的传递细胞（如双极细胞和神经节细胞等）共同组成的感光换能系统。其特点是对光线的敏感度较高，能在昏暗环境中感受弱光刺激而引起视觉。但该系统视物时不能分辨颜色，只能辨别明暗，分辨率较低，视物时的精细程度较差，即在光线很暗的情况下，人眼只能看到物体的粗略形象，而看不清其精细结构和色彩。

视杆系统的主要功能是在暗光下视物，故又称晚光觉系统（或暗视觉系统）。由于视杆细胞主要分布在视网膜的周边部，所以，在黑暗中看物体时，正盯着物体观看（成像在中央凹）反倒不如稍旁边些看得清楚，如夜间看夜光表即如此。在自然界，以夜间活动为主的动物，如鼠、猫头鹰等，它们的感光细胞以视杆细胞为主。

2. 视锥系统　是指由视锥细胞和与它有关的传递细胞（如双极细胞和神经节细胞等）共同组成的感光换能系统。其特点是对光线的敏感性较差，只有在较强的光线刺激下才能发生反应，主要功能是白昼视物，又称昼光觉系统（或明视觉系统）。该系统视物时能分辨颜色，具有很高的分辨率，对物体的轮廓及细节都能看清。以白昼活动为主的动物，如鸡、鸽等，其视网膜的感光细胞几乎全是视锥细胞。

（三）视杆系统的感光换能机制

视杆细胞内的感光物质是视紫红质。视紫红质由视蛋白与视黄醛共同组成，在生理情况下，视紫红质既有分解过程，又有合成过程，两者处于动态平衡状态。受光线照射时，视紫红质分解为视蛋白和视黄醛，在弱光下又会慢慢地合成视紫红质。

维生素A与视黄醛的化学结构相似，经代谢可转变成视黄醛。在视紫红质分解与合成的过程中，其中一部分视黄醛被消耗，要靠体内贮存的维生素A来补充（相当部分贮存于肝内）。体内贮存的维生素A最终要从食物中获得，如果长期维生素A摄入不足，就会影响人在暗光下的视力，引起夜盲症。

（四）视锥系统的感光换能机制和色觉

视锥细胞内含有特殊的感光色素。大多数脊椎动物都具有3种不同的感光色素，分别存在于3种不同的视锥细胞中，即分别对红、绿、蓝3种颜色的光线最敏感（图1–2–3）。辨别颜色是视锥细胞的重要功能。色觉是由于不同波长的光线作用于视网膜后在人脑引起的主观感觉，这是一种复杂的物理和心理现象。人眼可区分波长在370~740 nm之间的约150种颜色，但主要是光谱上的红、橙、黄、绿、青、蓝、紫7种颜色。

人类产生颜色视觉的确切原因尚未完全清楚，一般用三原色学说来解释。三原色学说认为，当不同波长的光线照射视网膜时，会使3种视锥细胞以一定的比例兴奋，这样的信息传到中枢，就会产生不同颜色的感觉。用三原色学说可以较好地解释色盲和色弱的发生机制。色盲是一种色觉障碍，对全部颜色或部分颜色缺乏分辨能力，可能是由于缺乏某种视锥细胞或其功能异常所造成的。

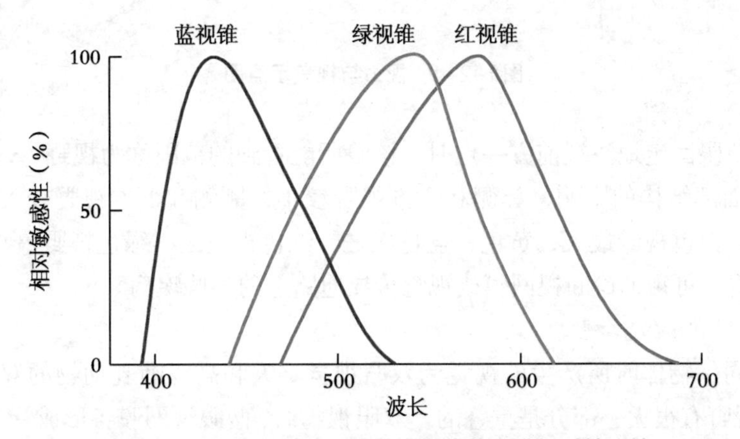

图1–2–3　人视网膜中3种视锥细胞的光谱相对敏感性

三、与视觉有关的其他现象

（一）暗适应和明适应

1. 暗适应（dark adaptation） 从明亮的地方突然进入暗处，起初对任何物体都看不清楚，经过一定时间后，视觉敏感度逐渐升高，在暗处的视觉逐渐恢复。这种突然进入暗环境后视觉逐渐恢复的过程称为**暗适应**。

暗适应的过程主要决定于视杆细胞的视紫红质。视紫红质的合成和分解过程与光照的强度有直接关系，光线越强，分解的速度越大于合成的速度。在亮处时，由于受到强光的照射，视杆细胞中的视紫红质大量分解，使视紫红质的贮存量很小，因此进入暗环境的开始阶段什么也看不清。待一定时间后，由于视紫红质的合成，使视紫红质的含量得到补充，于是视觉敏感度逐渐升高，视力逐渐恢复，整个暗适应过程约需30 min。实验证明，光敏感度的高低与视紫红质的含量有密切关系，视紫红质的浓度与光敏感度的对数成正比。

2. 明适应（light adaptation） 从暗处突然来到亮处，最初只感到耀眼的光亮，看不清物体，稍待片刻才能恢复正常视觉。这种突然进入明亮环境后视觉逐渐恢复正常的过程称为**明适应**，明适应较快，约1分钟即可完成。其产生机制是，在暗处视杆细胞内蓄积的大量视紫红质，到亮处时遇强光迅速分解，因而产生耀眼的光感。待视紫红质大量分解后，视锥细胞便承担起在亮光下的感光任务，明适应过程完成。

（二）视力和视野

1. 视力 又称视敏度（visual acuity）。**视力**是指眼对物体细微结构的分辨能力，也就是分辨物体上两点间最小距离的能力。视力的好坏通常以视角的大小作为衡量标准。所谓视角，是指物体上的两个点发出的光线射入眼球后，在节点上相交时形成的夹角。眼睛能辨别物体上两点所构成的视角越小，表示视力越好（图1-2-4）。

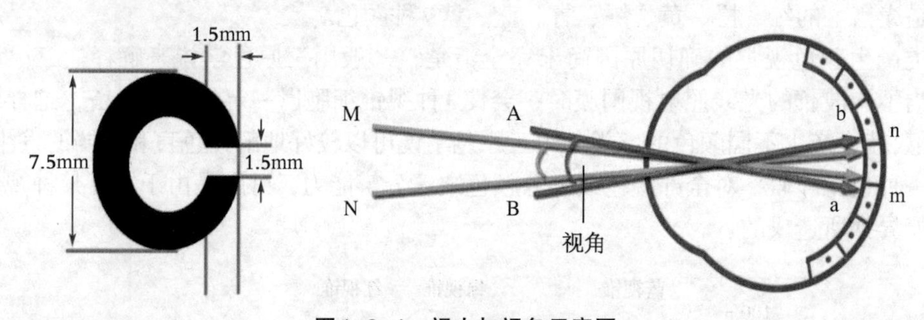

图1-2-4 视力与视角示意图

2. 视野 单眼固定地注视前方一点时，该眼所能看到的范围称为**视野**（visual field）。正常人的视野受面部结构的影响，鼻侧和上方视野较小，颞侧和下方视野较大。各种颜色的视野也不一致，白色视野最大，黄色、蓝色次之，红色再次之，绿色视野最小（图1-2-5）。临床上检查视野，可帮助诊断视网膜或视觉传导通路上的某些疾病。

（三）双眼视觉和立体视觉

双眼观看同一物体时所产生的视觉为**双眼视觉**。人和高等哺乳动物的双眼都在头面部的前方，双眼视野有很大一部分是重叠的。双眼视物时，两眼视网膜各形成一个完整的物像，两眼视网膜的物像又各自按照自己的神经通路传向中枢。但正常时，人在感觉上只产生一个物体的感觉，而不产生两个物体的感觉。这是由于从物体同一部分发出的光线，成像于两眼视网膜的对称点上。

双眼视觉可以扩大视野，互相弥补单眼视野中的生理性盲点，并可产生立体感。一般来说，在用单眼视物时，只能看到物体的平面，即只能感受到物体的大小。在用双眼视物时，不但能感觉到物体的大小，而且还能感觉到距离物体的远近和物体表面的凹凸情况，即形成所谓的**立体视觉**。

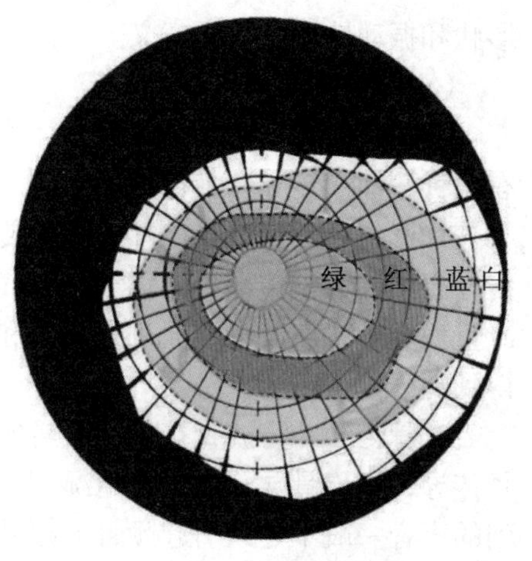

图1-2-5 右眼的颜色视野

第三节 听觉器官

听觉的感受器官是耳，耳的适宜刺激是一定频率范围内的声波振动。耳由外耳、中耳和内耳迷路中的耳蜗部分组成（见图1-1-10）。声波通过外耳道、鼓膜和听骨链的传递，引起耳蜗中淋巴液和基膜的振动，使耳蜗柯蒂器中的毛细胞产生兴奋。柯蒂器和其中所含的毛细胞是真正的声音感受装置，外耳和中耳等结构只是辅助振动波到达耳蜗的传音装置。听神经纤维分布在毛细胞下方的基膜中；振动波的机械能在这里转变为听神经纤维上的神经冲动，并以神经冲动的不同频率和组合形式对声音信息进入编码，传送到大脑皮质听觉中枢，产生听觉。听觉对动物适应环境和人类认识自然有重要的意义。在人类，有声语言是互通信息交流思想的重要工具。

一、外耳和中耳的传音作用

（一）耳郭和外耳道的集音作用和共鸣作用

外耳由耳郭和外耳道组成。耳郭的形状有利于声波能量的聚集，在一定程度上还可帮助判断声音发出的方向。人耳耳郭的运动能力已经退化，必要时可通过头部运动来帮助判断声源的位置。外耳道是声波传导的通路，对声音具有共鸣作用。

（二）鼓膜和中耳听骨链增压效应

中耳包括鼓膜、鼓室、听骨链和咽鼓管等主要结构，它们构成了声音由外耳传向耳蜗的最有效通路。

鼓膜为椭圆形半透明薄膜，面积为50~90 mm^2。鼓膜的形态和结构特点，使它具有较好的频率响应和较小的失真度，其振动可与声波振动同始同终，很少有残余振动，这将有利于把声波振动如实地传递给听骨链。

听骨链由锤骨、砧骨及镫骨依次连接而成。锤骨柄附着于鼓膜，镫骨脚板和前庭窗膜相接，砧骨居中，将锤骨和镫骨连接起来，使3块听小骨形成一个杠杆系统。它可使声波的振动度减小，压强增大。这样，既可提高传音效率，又可避免对内耳和前庭窗膜造成损伤。

（三）咽鼓管的功能

咽鼓管又称耳咽管，它连通鼓室和鼻咽部，这就使鼓室内空气和大气相通，因而通过咽鼓管，可以平衡鼓室内空气和大气之间可能出现的压力差，这对于维持鼓膜的正常位置、形状和振动性能有重要意义。

（四）声波传入内耳的途径

声波必须传入内耳的耳蜗，才能刺激听觉感受器，进而引起听觉。声波传入内耳的途径有两种，即气传导和骨传导。

1. 气传导　声波经外耳道空气传导引起鼓膜振动，再经听骨链和前庭窗进入耳蜗，这种传导方式称为气传导，又称气导。气传导是引起正常听觉的主要途径。当鼓膜穿孔、听骨链严重病变等，声波也可通过外耳道和鼓室内的空气传至蜗窗，经蜗窗传至耳蜗，使听觉功能得到部分代偿。

2. 骨传导　声波直接引起颅骨的振动，从而引起耳蜗内淋巴的振动，这种传导方式称为骨传导，又称骨导。在正常情况下，骨传导的效率比气传导的效率低得多。平时，我们接触到的声音一般不足以引起颅骨的振动，只有较强的声波，或者是自己的说话声，才能引起颅骨较明显的振动。

二、耳蜗的感音换能作用

耳蜗的作用是把传到耳蜗的机械振动转变成听神经纤维的神经冲动。在这一转变过程中，耳蜗基膜的振动是一个关键因素。它的振动使位于其上面的毛细胞受到刺激，引起耳蜗内发生各种过渡性的电变化，最后引起位于毛细胞底部的传入神经纤维产生动作电位。

1. 耳蜗的结构　耳蜗内有一条长约30 mm的基膜，沿耳蜗的管道盘曲成螺旋状，声音感受器就附着在基膜上，称为**螺旋器**或柯蒂器（organ of Corti）（图1-2-6）。其横截面上可见数行纵向排列的毛细胞，每个毛细胞的顶部都有数百条排列整齐的听毛，有些较长的听毛其顶端埋植在盖膜的胶冻状物质中，这些装置共同构成感受声波的结构基础。

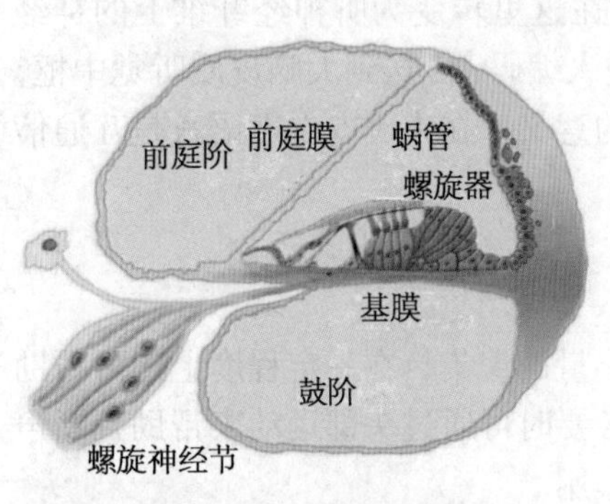

图1-2-6　耳蜗模式图

2. 基膜的振动和行波理论　内耳的感音作用是把传到耳蜗的机械振动转变为蜗神经的神经冲动，即将机械能转换为生物电能。在这一转变过程中，耳蜗基膜的振动起着关键作用。

基膜的振动是以所谓行波的方式进行的，即振动最先发生在靠近前庭窗处的基膜，随后以波浪的方式沿基膜向耳蜗顶部传播，就像有人在规律地抖动一条绸带，形成的波浪向远端有规律地传播一样。当声波频率不同时，行波传播的远近和最大振幅出现的部位也有所不同。声波振动频率越高，行波传播越近，引起最大振幅出现的部位越靠近前庭窗处；反之，声波频率越低，则行波传播越远，最大振幅出现的部位越靠近蜗顶部，这是行波学说的主要论点，也被认为是耳蜗能区分不同声音频率的基础，即耳蜗的底部感受高频声波，耳蜗的顶部感受低频声波。

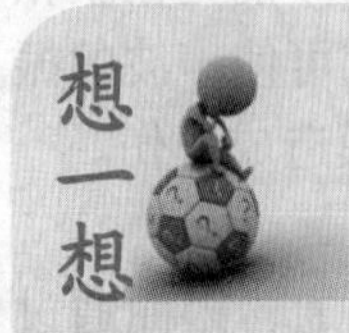

耳蜗中部如果被破坏，什么样的声音就听不到了？

3. 耳蜗内的生物电现象　基膜的振动引起螺旋器上毛细胞顶部听毛的变形，进而引起耳蜗及与之相连的神经纤维产生一系列的电变化。耳蜗及蜗神经的电变化主要有3种：①未受声波刺激时的耳蜗静息电位；②受到声波刺激时耳蜗产生的微音器电位；③由耳蜗微音器电位引发的蜗神经的动作电位。

4. 耳蜗神经动作电位　这是耳蜗对声音刺激的一系列反应中最后出现的电变化。它是由耳蜗毛细胞的微音器电位触发产生的。蜗神经动作电位是耳蜗对声波刺激进行换能和编码作用的总结果，它的作用是传递声音信息。

第四节　前 庭 器 官

内耳迷路中除耳蜗外，还有半规管、椭圆囊和球囊，后三者合称为前庭器官，是人体对自身运动状态和头在空间位置的感受器。

一、椭圆囊、球囊的功能

椭圆囊和球囊是膜质的小囊，内部充满内淋巴液，囊内各有一个特殊的结构，分别称为椭圆囊斑和球囊斑。两种囊斑的结构相似，囊斑中存在感受性毛细胞。

椭圆囊和球囊的功能是感受头部的空间位置和躯体的直线变速运动，同时引起姿势反射，以维持身体平衡。

二、半规管的适宜刺激

半规管共有3个，它们各自所处的平面都互相垂直。每个半规管的一端有一个膨大的部分,称为壶腹。壶腹内有一块隆起的结构,称为壶腹嵴。壶腹嵴中含有一排毛细胞,面对管腔。

半规管的功能是感受躯体的旋转变速运动，并可引起眼震颤和躯体、四肢骨骼肌紧张性改变，以调整姿势和保持平衡；同时冲动上传至大脑皮质，引起旋转的感觉。

三、前庭反应

当前庭器官受刺激而兴奋时，其传入冲动到达有关的神经中枢后，除引起一定的位置觉、运动觉以外，还能引起各种不同的骨骼肌和内脏功能的改变，这种现象称为前庭反应。

1. 前庭器官的姿势反射　当进行直线变速运动时，可刺激椭圆囊和球囊，反射性地改变颈部和四肢肌紧张的强度。例如，猫由高处跳下时，常常头部后仰而四肢伸直，做准备着地的姿势；而它一着地，则头前仰，四肢屈曲。又如，当动物被突然上抬时，常头前倾，四肢屈曲；而上抬停止时，则头后仰，四肢伸直。人们在乘电梯升降的过程中，也可见到相似的反射活动。在乘车时，如果汽车突然加速或突然停止，也会引起骨骼肌的反射活动。这些都是直线变速运动引起的前庭器官的姿势反射。

同样，在做旋转变速运动时，也可刺激半规管，反射性地改变颈部和四肢肌紧张的强度，以维持姿势的平衡。例如，当人体向左侧旋转时，可反射性地引起左侧上、下肢伸肌和右侧屈肌的肌紧张加强，使躯干向右侧偏移，以防歪倒；而旋转停止时，可使肌紧张发生反方向的变化，使躯干向左侧偏移。

从上述例子可以看到，当发生直线变速运动或旋转变速运动时，产生的姿势反射的结果常同发动这些反射的刺激相对抗，其意义在于使机体尽可能地保持在原有空间位置上，以维持一定的姿势和平衡。

2. 前庭自主神经反射　人类前庭器官若受到过强或过久的刺激常可引起自主神经系统功能的改变，表现出一系列相应的内脏反应，如恶心、呕吐、眩晕、皮肤苍白、心率加快、血压下降等现象。有些人的这种现象特别明显，出现晕车、晕船等症状，可能由于其前庭器官的功能过于敏感造成。

3. 眼震颤　躯体作旋转运动时，眼球可出现一种特殊的往返运动，这种现象称为眼震颤。眼震颤主要是由于半规管受刺激引起的，它可反射性地引起眼外肌肉的规律性活动，从而造成眼球的规律性往返运动。在生理情况下，两侧水平半规管受刺激时，引起水平方向的眼震颤，上、后半规管受刺激时，引起垂直方向的眼震颤。人类在水平面上的活动较多，如转身、回头等，所以，水平方向的眼震颤最为常见。临床上，常用检查眼震颤的方法来判断前庭器官的功能是否正常。

（黄伟革）

第二篇

神经系统

神经系统是人体结构和功能最复杂的系统。人类的神经系统（nervous system）包括位于颅腔和椎管内的**脑**和**脊髓**及与之相连的**周围神经**。神经系统由数以亿万计且相互联系异常密切的神经细胞网络构成。借助于感受器可接受体内和体外的刺激，神经系统调节和控制全身各器官系统的活动，使人体成为一个完整的有机体。

第一章 神经系统结构

学习目标

- **学习目的：**通过学习本章内容，了解人体神经系统的组成、形态和位置。详述脊髓、脑的位置与分部；主要神经的位置，走行，分支和支配器官；以及在临床上的实际应用，为以后临床医学的学习打下良好的基础。
- **知识要求：**熟悉全身神经、脑、脊髓的形态、位置、功能等方面的内容；了解这些知识在临床上的实际意义。
- **能力要求：**能初步学会在标本和模型上辨认出全身神经结构、位置；脑、脊髓的构造以及浅层神经分支和配布。

第一节 概　　述

一、神经系统的分类

神经系统按其所在位置，可分为**中枢神经系统**（central nervous system）和**周围神经系统**（peripheral nervous system）两部分。中枢神经系统包括**脑**和**脊髓**，分别位于颅腔和椎管内；周围神经系统包括分别与脑和脊髓相连的**脑神经**和**脊神经**（图2–1–1）。根据周围神经系统在各器官、系统中分布对象的不同，把周围神经分为**躯体神经**和**内脏神经**。躯体神经分布于体表、骨、关节和骨骼肌；内脏神经则分布于内脏、心血管、平滑肌和腺体。

二、神经系统的常用术语

1. **灰质**（gray matter）　在中枢部，由神经元胞体和树突集聚而成，在新鲜标本上呈灰色。

2. **皮质**（cortex）　是大、小脑表面形成的灰质层。

3. **神经核**（nucleus）　中枢部除皮质外，形态与功能相似的神经元胞体集聚成团或柱，称为神经核。

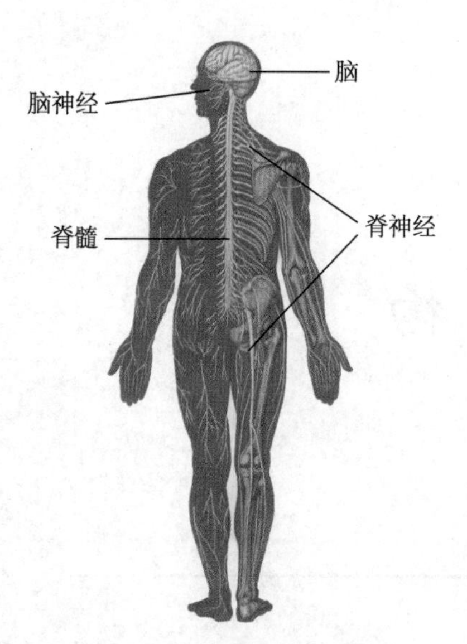

图2-1-1 神经系统的分类

4. **白质**（white matter） 中枢部神经纤维集聚处，因神经纤维外面包有髓鞘，色泽白亮，称为白质。

5. **髓质**（medulla） 为大、小脑深部的白质。

6. **纤维束**（fascicu1us） 在中枢部，起止、行程与功能相同的神经纤维集聚在一起称为纤维束。

7. **神经节**（ganglion） 在周围部，神经元胞体和树突集聚形成的结构，称为神经节。

8. **神经**（nerve） 周围神经中，神经纤维集聚成粗细不等的纤维束，称为神经。

9. **网状结构**（reticular formation） 在中枢神经内，神经纤维交织成网状，内含分散的神经元或较小的核团，这些区域称为网状结构。

第二节 中枢神经系统

一、脊髓

（一）脊髓的位置和形态

脊髓（spinal cord）位于椎管内，上端于枕骨大孔处与延髓相连，成年人脊髓下端约平第1腰椎下缘。成年人脊髓长42~45 cm脊髓，呈前后略扁、粗细不等的圆柱状，脊髓全长有两处膨大部，即颈膨大和腰骶膨大。脊髓下端逐渐变细，称**脊髓圆锥**。自脊髓圆锥向下延伸出一条无神经组织的细丝，称为**终丝**（图2-1-2、2-1-3）。因为脊髓较椎管短，腰、骶、尾部的脊神经前后根在椎管内下行一段距离才能到达各自相应的椎间孔，神经根近似垂直下行于椎管内，在脊髓圆锥下方，这些神经根称为**马尾**（图2-1-4）。

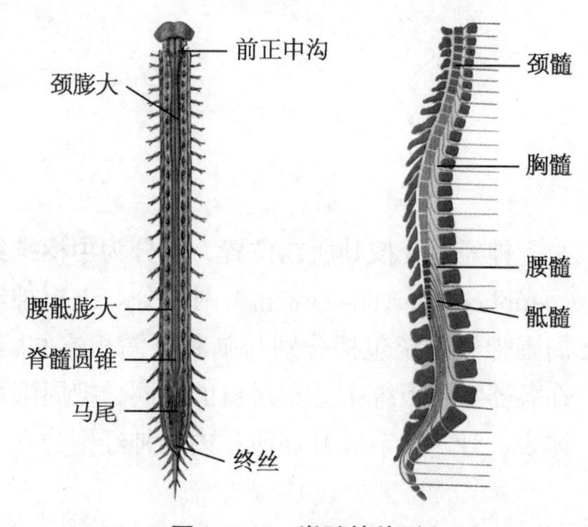

图2-1-2 脊髓的外形

由于成人的脊髓位于枕骨大孔至第1腰椎下缘之间的椎管内，第1腰椎以下已无脊髓而只有马尾。因此，临床上常选择第3、4或第4、5腰椎之间进行穿刺，可避免损伤脊髓。

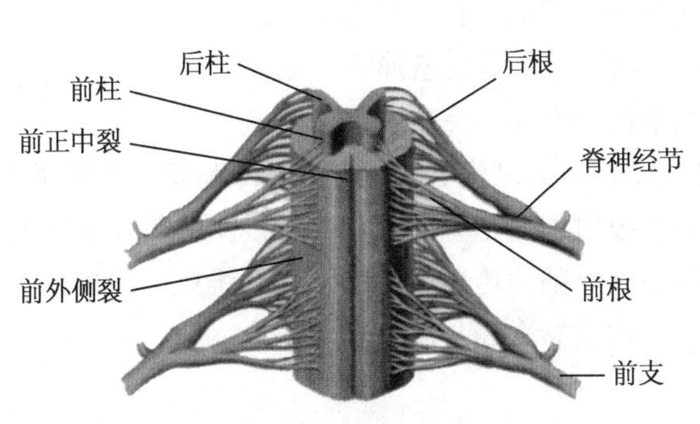

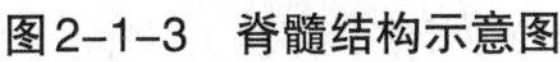
图2-1-3 脊髓结构示意图

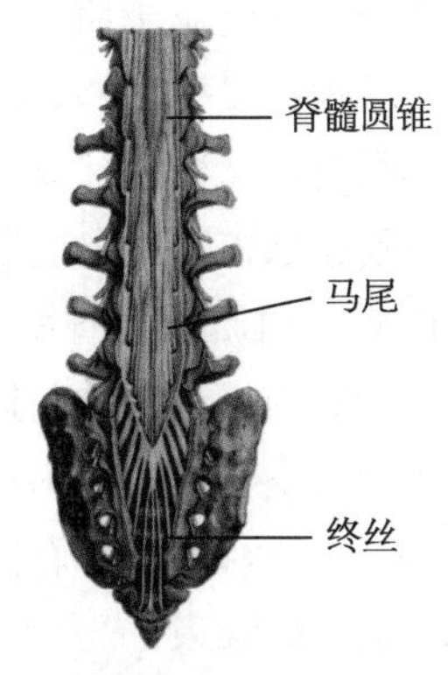

图2-1-4 马尾

（二）脊髓节段与椎骨的对应关系

脊髓在外形上没有明显的节段性，每一对脊神经前、后根的根丝附着的范围就是一个脊髓节段。脊神经有31对，脊髓也分为31个节段：颈节（C）8个、胸节（T）12个、腰节（L）5个、骶节（S）5个和尾节（Co）1个。

由于从胚胎4个月起，人体脊柱的生长速度比脊髓快，因此成人脊髓与脊柱的长度不相等。导致脊髓的节段与相应的椎骨并不完全对应。了解脊髓节段与椎骨的对应关系，对某些神经疾病的定位诊断和外科手术有重要的临床意义。如在创伤中，可凭借受伤的椎骨的位置来推测脊髓可能受损伤的节段。

（三）脊髓的内部结构

脊髓由**灰质**和**白质**两部分组成，各节段的内部结构大致相似。脊髓在横切面的中央有一细小的**中央管**，它贯穿脊髓全长（图2-1-5）。

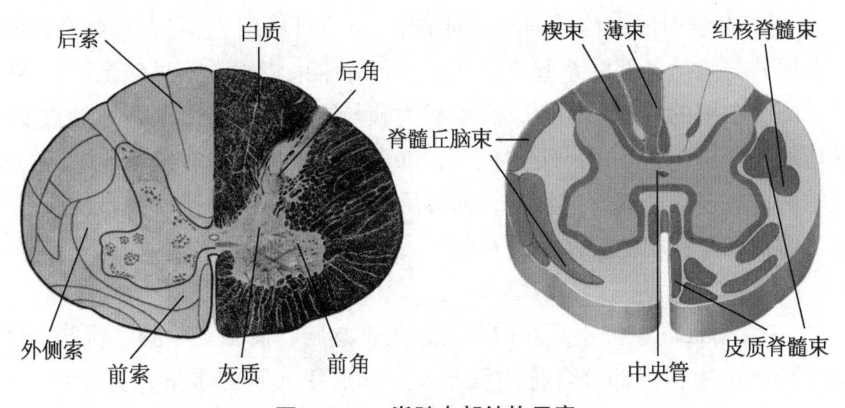

图2-1-5 脊髓内部结构示意

1. **灰质** 灰质围绕在中央管的周围呈“H”形。每一侧灰质前部扩大成前角，后部狭细为后角，在胸髓和上部腰髓的前后角之间还有向外侧突出的侧角。前、后角之间的区域为**中间带，**内有中央管，中央管前后的灰质为**灰质连合**。

（1）**前角**：又称前柱，主要由运动神经元组成。前角运动神经元可分为内外两侧群：内侧群的神经元支配躯干肌；外侧群的神经元支配四肢肌。

（2）**后角**：又称后柱，主要由中间神经元组成，接受后根传入纤维。

（3）**侧角**：又称侧柱，仅见于T1~L3脊髓节段，是**交感神经**的低级中枢。在脊髓$S_{2\sim4}$节段，外侧为**骶副交感核**，是盆腔脏器副交感节前神经元胞体所在的部位。

2. **白质** 白质位于脊髓灰质周围，以脊髓的纵沟分为3个索，即**前索**、**外侧索**和**后索**，在灰质连合的前方有白质前连合。白质中投射到丘脑、小脑和脑干核团的传导束称为上行纤维束。从大脑皮质或脑干内有关核团投射到脊髓的传导束称为下行纤维束。另外，联系脊髓各节段的上、下行纤维称脊髓固有束，它们紧靠脊髓灰质分布。

（1）**上行纤维束**：

1）**薄束**和**楔束**：位于白质后索。由脊神经节细胞的中枢突组成，经脊神经后根入脊髓后索直接上升。T_5以下的纤维组成薄束，占据整个后索；T_4以上的纤维组成楔束，位于薄束的外侧。此两束的功能是向脑传导意识性本体感觉和精细触觉。

2）**脊髓丘脑束**：纤维主要由后角边缘核和后角固有核发出，其发出的纤维上升1~2个节段后，经白质前连合交叉至对侧半，在外侧索和前索内上行，行经脑干，终止于背侧丘脑。在外侧索前半部的上行纤维束为脊髓丘脑侧束，主要传导痛觉和温度觉；在前索内上行的纤维束称为脊髓丘脑前束，传导粗触觉和压觉。

（2）**下行纤维束**：

1）**皮质脊髓束**：纤维起源于大脑皮质中央前回及其他皮质区域，下行至延髓的锥体交叉处，形成皮质脊髓侧束，止于同侧脊髓前角运动细胞。皮质脊髓束控制骨骼肌的随意运动，当脊髓一侧的皮质脊髓束损伤后，会出现同侧肢体瘫痪。

2）**红核脊髓束**：纤维起自中脑红核，交叉到对侧，下行于脊髓外侧索内，止于脊髓前角运动细胞，其主要功能是调控同侧屈肌的肌张力。

（四）脊髓的功能

1. **传导功能** 脊髓白质由传导神经信息的上、下行纤维组成，联系脑和脊髓的不同部位。它使身体周围部分与脑的各部联系起来，通过上行纤维束将感觉信息传至脑，同时又通过下行纤维束接受高级中枢的调控。因此，脊髓成为脑与躯干、四肢之间联系的重要通道。

2. **反射功能** 脊髓作为一个低级中枢，有许多反射中枢位于脊髓灰质。通过灰质、固有束和脊神经的前、后根等完成反射活动，如腱反射、屈肌反射、排尿和排便反射等。在正常情况下，其反射活动是在脑的控制下进行的。

二、脑

脑（brain，encephalon）位于颅腔内，可分为：**端脑**、**间脑**、**中脑**、**桥脑**、**延髓**及**小脑**。通常把延髓、桥脑、中脑三部分合称为**脑干**。中国成年人脑的重量，男性约为1 375 g，女性约为1 305 g（图2-1-6、2-1-7）。

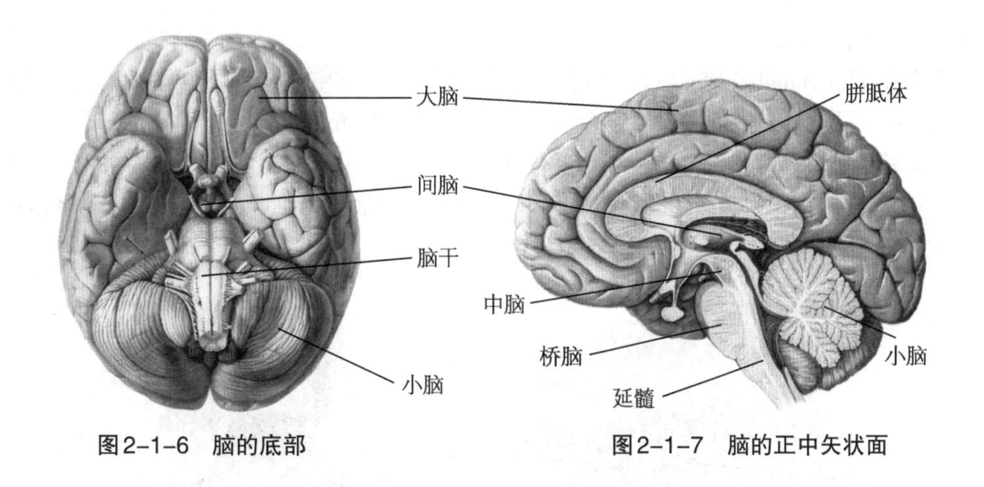

图2-1-6 脑的底部　　图2-1-7 脑的正中矢状面

（一）脑干

脑干（brain stem）位于颅后窝，自上而下由中脑、桥脑和延髓组成。延髓在枕骨大孔处与脊髓相连，中脑向上与间脑相接，脑干的背面与小脑相连。

1. **脑干的外形**

（1）**延髓**（medulla oblongata）：位于脑干下部，呈倒置的锥体形。上端与桥脑在腹侧面以延髓桥脑沟分界，下连脊髓。延髓的腹侧面，前正中裂的两侧各有一纵行隆起的**锥体**，内含皮质脊髓束。在延髓下端，皮质脊髓束的大部分纤维交叉，形成**锥体交叉**。锥体与橄榄之间的前外侧沟内有舌下神经根丝。在橄榄的后方，自上而下依次排列着舌咽神经、迷走神经和副神经的根丝（图2-1-8）。在延髓背面，上半部形成**菱形窝**的下半。下半部正中沟外侧，由薄束和楔束向上延伸形成各自的膨大，称**薄束结节**和**楔束结节**，其深面有薄束核和楔束核（图2-1-9）。

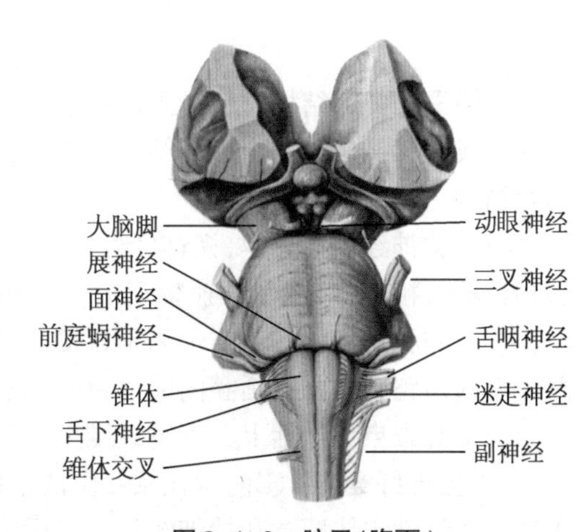

图2-1-8 脑干(腹面)

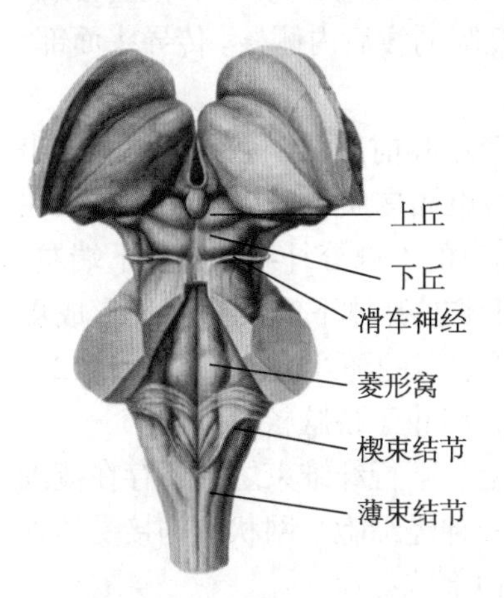

图2-1-9 脑干(背面)

（2）**桥脑**（pons）：位于脑干的中部，其腹侧面膨隆宽阔，为桥脑基底部。基底部正中有纵行的浅沟，称**基底沟**，容纳基底动脉。基底部向后外延伸逐渐变窄，在移行处有粗大的三叉神经根。在延髓和桥脑分界的延髓桥脑沟中，由内向外依次有展神经、面神经和前庭蜗神经的根（图2-1-8）。桥脑背面形成菱形窝的上半部。

（3）**中脑**（midbrain）：位于脑干上部。上接间脑，下连桥脑。腹面有粗大的纵行隆起，为**大脑脚**。两脚之间为凹陷的**脚间窝**。大脑脚的内侧有动眼神经根出脑（图2-1-8）。中脑背面有两对圆形隆起，上方的一对为**上丘**，下方的一对为**下丘**，分别是视觉反射和听觉反射中枢。下丘的下部有滑车神经根出脑（见图2-1-9）。

（4）**菱形窝**（rhomboid fossa）：形似菱形，又称第四脑室底（见图2-1-9），由桥脑和延髓上半部背面所构成，中部有横行的髓纹为桥脑和延髓背面的分界。

（5）**第四脑室**（fourth ventricle）：是位于延髓、桥脑和小脑之间的腔隙，形如帐篷。第四脑室借第四脑室正中孔和第四脑室外侧孔与蛛网膜下隙相通，第四脑室向上经中脑水管通第三脑室，向下通延髓中央管（图2-1-10）。

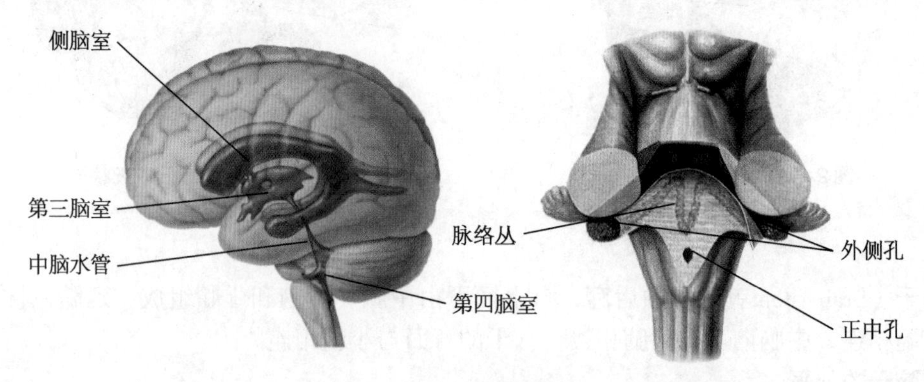

图2-1-10　脑室投影图

2. **脑干的内部结构**　脑干内部除了与脊髓一样含有灰质和白质外，灰、白质交错混杂在一起构成网状结构。脑干内部结构主要包括：脑神经核，非脑神经核，上行、下行纤维束和网状结构。

（1）**脑神经核**：除嗅、视神经外，第Ⅲ～Ⅻ对脑神经均出入脑干，与脑干的脑神经核相连。脑神经核可粗略分为4种：躯体运动核、内脏运动核、内脏感觉核和躯体感觉核（图2-1-11）。

（2）**非脑神经核**：是脑干内不直接与脑神经相连的神经核团，参与组成各种神经传导通路或反射通路，主要有延髓内的薄束核和楔束核及中脑内的红核和黑质。

（3）**纤维束**：包括上、下行纤维束。

1）**上行纤维束**：①内侧丘系：由薄束核和楔束核发出的纤维组成。传导对侧躯干及上、下肢的意识性本体感觉和精细触觉。最后终于背侧丘脑的腹后外侧核。②脊髓丘脑束：脊髓丘脑前束和侧束进入延髓后合在一起，组成脊髓丘系。传导对侧躯干及上、下肢的温觉、痛觉、粗略触觉，终于背侧丘脑的腹后外侧核。③三叉丘系：又称三叉丘脑束，由三叉神经桥脑核和三叉神经脊束核发出的纤维交叉至对侧而组成。终于背侧丘脑的腹后内侧核。传导头面部、牙、口和鼻腔的痛觉、温觉和触觉。

2）**下行纤维束**：① **锥体束**由大脑皮质中央前回及中央旁小叶前部的巨型锥体细胞发出的纤维组成，途经内囊，下行入延髓锥体。锥体束分为皮质核束和皮质脊髓束。皮质核束在下行中止于各脑神经运动核，支配头面部的骨骼肌。皮质脊髓束的大部分纤维在锥体下端左、右交叉，形成皮质脊髓侧束，在脊髓外侧索内下行。部分纤维在锥体下端没有交叉形成皮质脊髓前束。前束、侧束分别支配双侧躯干和对侧上、下肢骨骼肌的随意运动（图2-1-12）。②皮质脑桥束由大脑皮质的神经元发出纤维，下行进入桥脑，终止于桥脑核。

3. **脑干网状结构**　在脑干中，脑神经核、非脑神经核及上、下行纤维束之间还存在范围广泛的脑干网状结构。其间纤维纵横交错，散在着大小不等的神经细胞。网状结构接受各种感觉信息，其传出纤维则直接或间接地到达中枢神经系统其他部位。

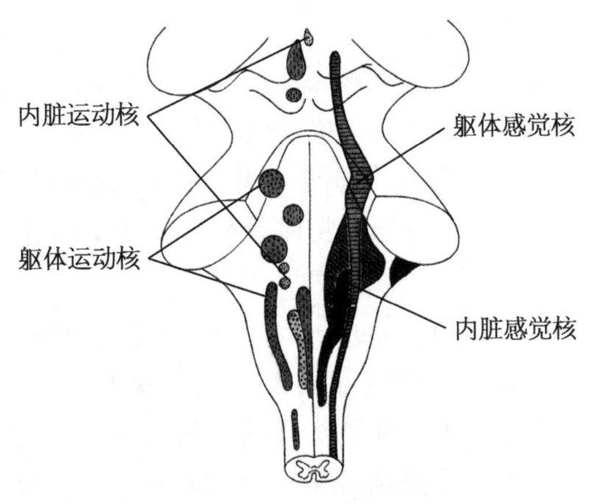

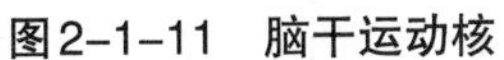

图2-1-11　脑干运动核

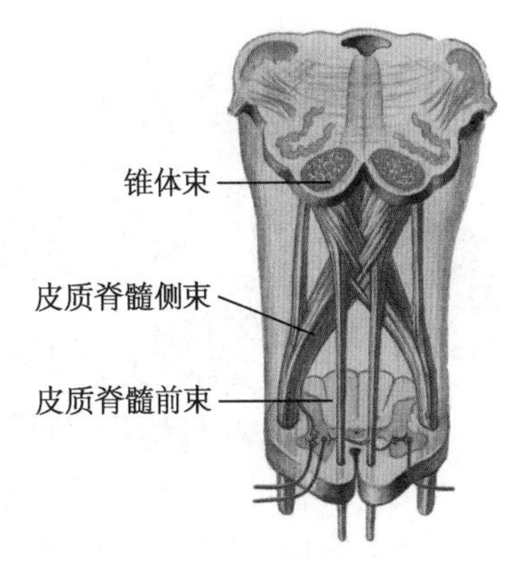

图2-1-12　脑干纤维束

4. **脑干的功能**

（1）**传导功能**：联系大脑、间脑、小脑与脊髓之间的上、下行纤维束，都必将通过脑干。

（2）**反射功能**：脑干中有许多重要的反射中枢，如中脑内的瞳孔对光反射中枢；桥脑内的角膜反射中枢以及延髓中的呼吸中枢、心血管活动中枢。

（3）**网状结构的功能**：调节骨骼肌张力和内脏活动，还具有使大脑皮质觉醒的上行网状激动系统。

（二）小脑

小脑（cerebellum）位于颅后窝，后上方与端脑枕叶底面相对，前下方与脑干借3对小脑脚相连。

1. 小脑的外形　小脑上面平坦，下面中间部凹陷，容纳延髓。小脑中间缩窄的部分为**小脑蚓**,两侧膨大的部分称**小脑半球**（cerebellar hemisphere）。半球上面前1/3与后2/3交界处有一深沟，称原裂。近枕骨大孔上方，小脑蚓垂两侧的半球膨出部分称**小脑扁桃体**。当颅内压增高时，小脑扁桃体可嵌入枕骨大孔，形成**小脑扁桃体疝**，压迫延髓导致呼吸循环障碍，危及生命（图2-1-13、2-1-14）。

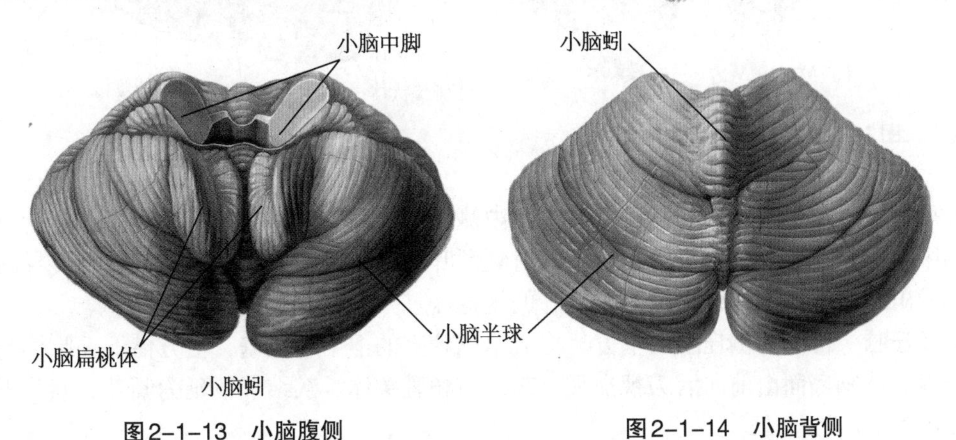

图2-1-13　小脑腹侧　　**图2-1-14　小脑背侧**

2. 小脑的内部结构（图2-1-15）　小脑的表面是皮质，深面为髓质，髓质中有小脑核。

（1）**小脑皮质**:小脑表面有许多大致平行的横沟，将小脑皮质分成许多横行的薄片，称

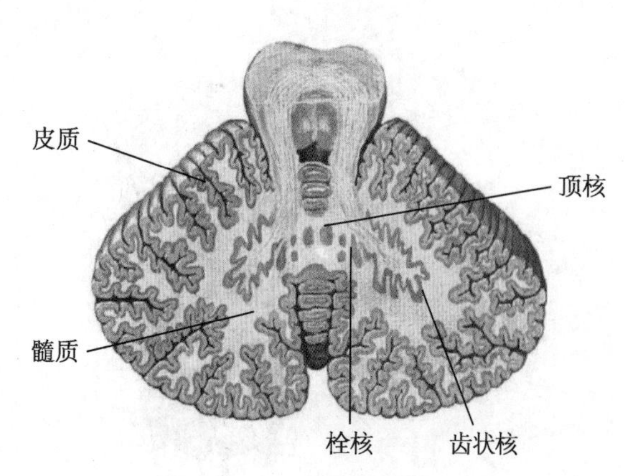

图2-1-15 小脑的内部结构

小脑叶片。

（2）**小脑核**：共有4对，从内向外依次为顶核、球状核、栓状核和齿状核。

3. 小脑的功能 调节肌张力和协调随意肌运动，对维持身体平衡具有重要作用。

（三）间脑

间脑（diencephalons）位于中脑和端脑之间，仅腹侧部的视交叉、视束、灰结节、漏斗、垂体和乳头体露于脑底外，其余部分被大脑半球所掩盖。间脑可分为5部分，即背侧丘脑、上丘脑、下丘脑、后丘脑和底丘脑。间脑中间呈矢状位的窄隙，称第三脑室（图2-1-16）。

1. **背侧丘脑**（图2-1-17） 又称丘脑，由两个卵圆形的灰质团块借丘脑间黏合连接而成。背侧丘脑内部被"Y"形的内髓板分隔成3个核群，即**前核群**、**内侧核群**和**外侧核群**。**前核群**与内脏活动有关；**内侧核群**可能是联合躯体和内脏感觉冲动的整合中枢；**外侧核群**可分为背侧群和腹侧群。**腹侧群**由前向后可分为腹前核、腹中间核（又称腹外侧核）和腹后核。腹后核又分为腹后内侧核和腹后外侧核。背侧丘脑的主要功能是感觉传导通路的中继站，也是复杂的综合中枢。背侧丘脑受损害时，可出现感觉丧失、过敏和失常，并可伴有自发疼痛。

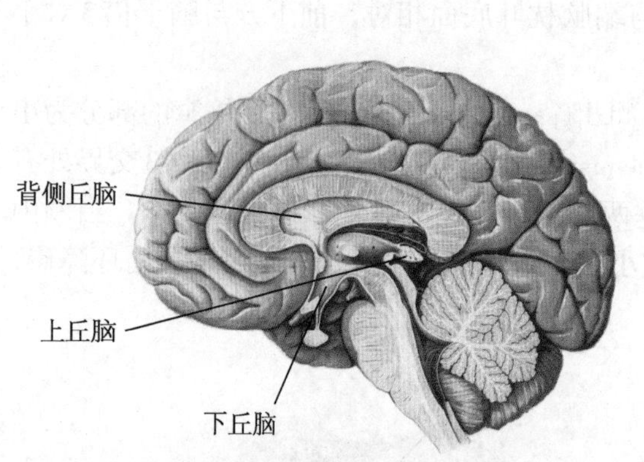

图2-1-16 间脑分部（内侧面）

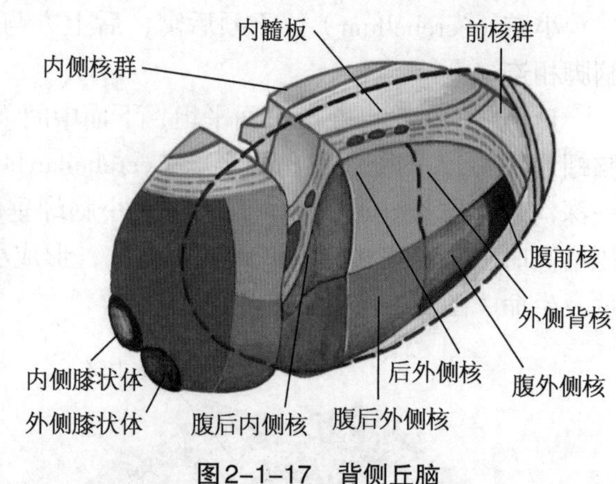

图2-1-17 背侧丘脑

2. **后丘脑** 位于丘脑枕的下外方，包括**内侧膝状体**和**外侧膝状体**。内侧膝状体为听觉传导路的中继站，发出纤维组成听辐射，投射到颞叶的听觉区。外侧膝状体为视觉传导路的中继站，发出纤维组成视辐射，投射到枕叶的视觉区。

3. **下丘脑** 位于背侧丘脑的下方，构成第三脑室的下半和底壁，上方借下丘脑沟与背侧丘脑为界。从脑底面由前向后为**视交叉**、**灰结节**和**乳头体**。灰结节下延为**漏斗**，漏斗下端连**垂体**（图2-1-18）。

（1）下丘脑的主要核团：①**视上核**在视交叉外端的背外侧；②**室旁核**在第三脑室上部的两侧。

（2）下丘脑的纤维联系：大脑通过下丘脑和脑干之间的纤维联系调节内脏活动。

4. **第三脑室** 是位于两侧背侧丘脑和下丘脑之间的狭窄腔隙。前方借左、右室间孔与两侧大脑半球内的侧脑室相通，后下方与中脑水管相通，顶部为第三脑室脉络组织，底由乳头体、灰结节和视交叉组成。

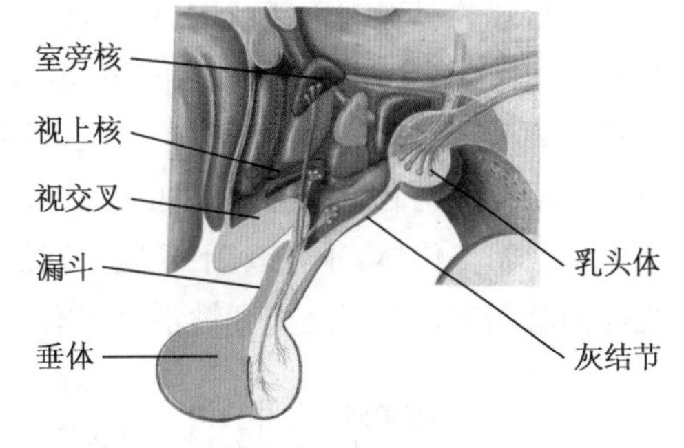

图2-1-18 下丘脑与垂体的关系

（四）端脑

端脑（telencephalon）由左、右大脑半球借胼胝体连接而成，是脑的最高级部分。大脑半球表面的灰质层称**大脑皮质**（cerebral cortex），皮质的深面为**髓质**。髓质中的一些核团，称**基底核**。大脑半球内部的空腔为**侧脑室**。

1. 端脑的外形和分叶（图2-1-19、2-1-20） 左、右大脑半球之间为纵行的**大脑纵裂**。大脑纵裂的底部为连接两半球的横行纤维，称胼胝体。大脑半球表面凹凸不平，布满沟裂，称**大脑沟**。沟之间隆起的为**大脑回**。每个半球有3个面，即上外侧面、内侧面和下面。

（1）大脑半球分叶：大脑半球以3条恒定的沟将大脑半球分为5叶。**外侧沟**起自半球下面，行向后上方；**中央沟**起自半球上缘中点稍后方，向前下斜行于半球上外侧面；**顶枕沟**位于半球内侧面的后部，自下而上行。中央沟前方、外侧沟上方的部分是**额叶**；中央沟后方、外侧沟上方的部分为**顶叶**；外侧沟下方的部分为**颞叶**；顶枕沟以后较小的部分为**枕叶**；**岛叶**藏在外侧沟的深部。

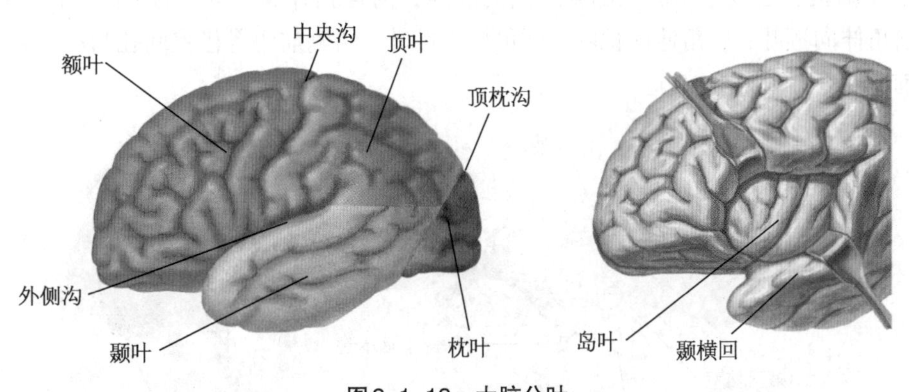

图2-1-19 大脑分叶

（2）大脑半球的重要沟、回：在额叶上有与中央沟平行的中央前沟，两者间的部分称**中央前回**。自中央前沟向前走行的两条沟分别称额上沟和额下沟，是额上回、额中回和额下回的分界沟。顶叶上有与中央沟平行的中央后沟，两者之间的部分称**中央后回**。顶下小叶又分为：围绕外侧沟末端的部分，为**缘上回**；围绕颞上沟末端的部分，称**角回**。在颞叶，颞上沟与外侧沟大致平行，两者间的部分称颞上回。颞上回转入外侧沟下壁，有两个短而横的脑回，称**颞横回**。颞下沟与颞上沟平行，两者之间的部分称颞中回，颞下沟以下的部分称颞下回。岛叶位于外侧沟的深面，被额、顶、颞叶所掩盖，周围有环状的沟围绕，其表面有长短不等的回。额、顶、枕、颞4叶在大脑半球的内侧面均可见到。中央前、后回延伸至内侧面的部分称**中央旁小叶**。中部为由前向后上呈弓形的**胼胝体**。胼胝体上方为**扣带回**。自顶枕沟前下向枕叶后端的弓形沟称**距状沟**，顶枕沟与距状沟之间的三角区称**楔叶**，距状沟以下为**舌回**（图2-1-21）。大脑半球的下面由额、枕、颞叶组成。额叶下面有纵行的嗅束，其前端膨大为**嗅球**，后端扩大为嗅三角。**边缘叶**位于胼胝体周围和侧脑室下角底壁的一圈弧形结构，包括扣带回、海马旁回、海马和齿状回等，加上岛叶前部、颞极共同组成。边缘叶及与其联系密切的皮质下结构，如杏仁体、隔核、下丘脑、背侧丘脑的前核等一些结构共同组成**边缘系统**。边缘系统与内脏调节、情绪反应和性活动等有关（图2-1-21）。

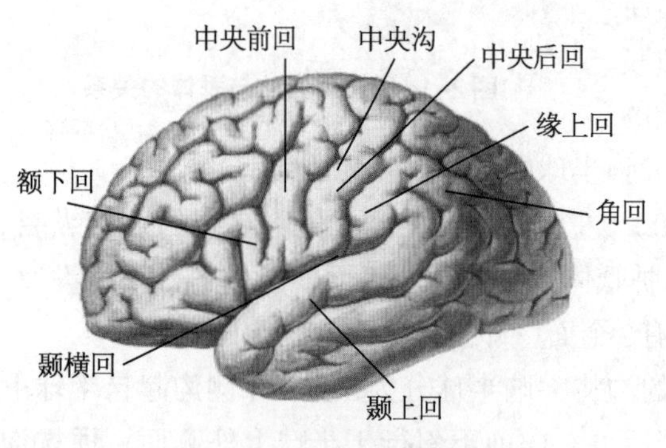

图2-1-20　大脑半球外侧面

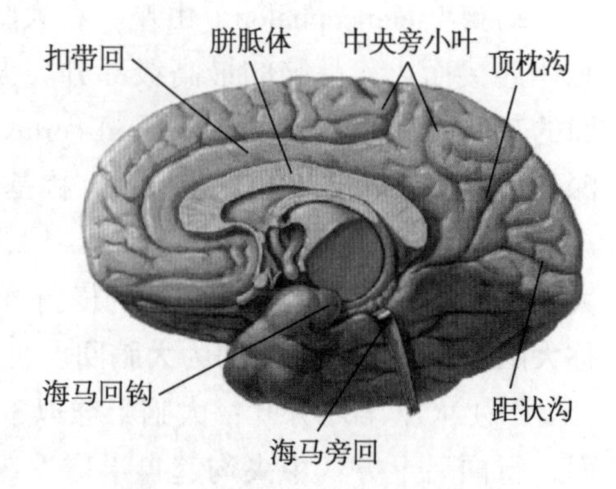

图2-1-21　大脑半球内侧面

2. 端脑的内部结构

（1）**侧脑室**：是位于两侧大脑半球内的腔隙，内含脑脊液，可分为4部：中央部位于顶叶内；前角伸向额叶；后角伸向枕叶；下角伸向颞叶。两侧前角各借室间孔与第三脑室相通，室腔内有脉络丛（图2-1-22）。

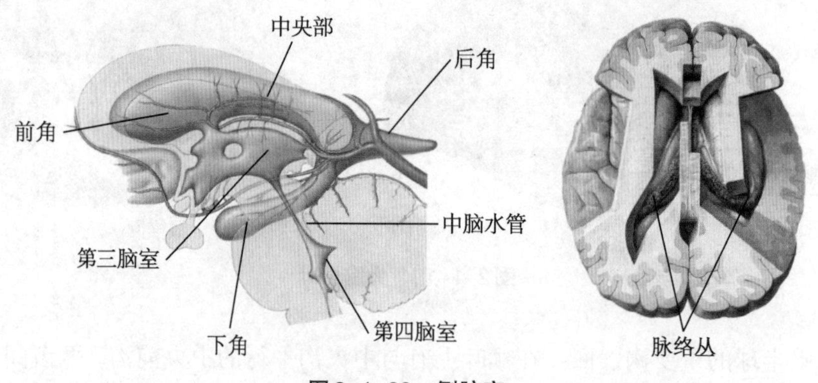

图2-1-22　侧脑室

（2）基底核：位于白质内，靠近脑底，包括**纹状体**和**杏仁体**（图2-1-23）。

1）**纹状体**：由尾状核和豆状核组成，两者的前端相连。尾状核呈“C”形由前向后弯曲，分头、体、尾3部分。豆状核位于尾状核和背侧丘脑的外侧、岛叶的深部，水平切面上呈三角形。其外侧部最大，称壳，内侧部称苍白球。纹状体是锥体外系的重要组成部分，在调节躯体运动方面起重要作用。

2）**杏仁体**：在侧脑室下角前端的上方，海马旁回钩的深面，与尾状核末端相连，属于边缘系统的一部分，与内脏活动和情绪的调节有关。

（3）**大脑半球的髓质**：是由连接皮质各部和皮质下结构的神经纤维组成的，它包括以下3种纤维。

1）**连合纤维**：为连接左右两大脑半球皮质的纤维。如**胼胝体**，位于大脑纵裂的底部，为粗大的白质板，连接两侧半球的额、顶、枕和颞叶，呈弓状（图2-1-24）。

2）**联络纤维**：是联系同侧半球各部分之间的纤维（图2-1-25、2-1-26）。

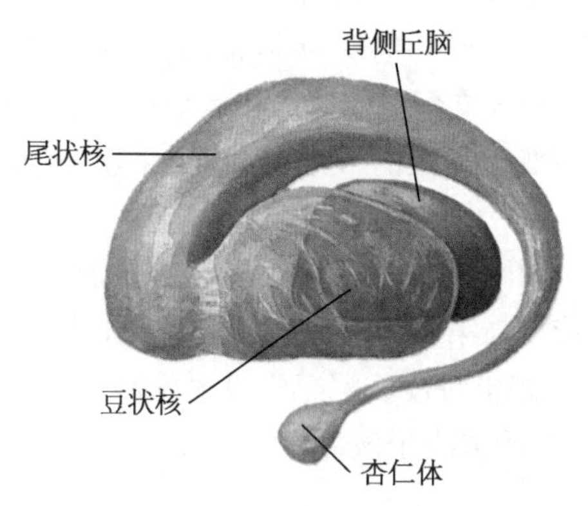

图2-1-23 纹状体及背侧丘脑示意图

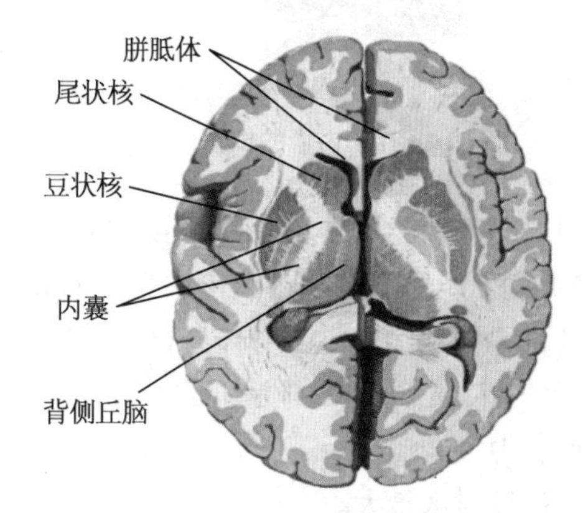

图2-1-24 大脑水平切面

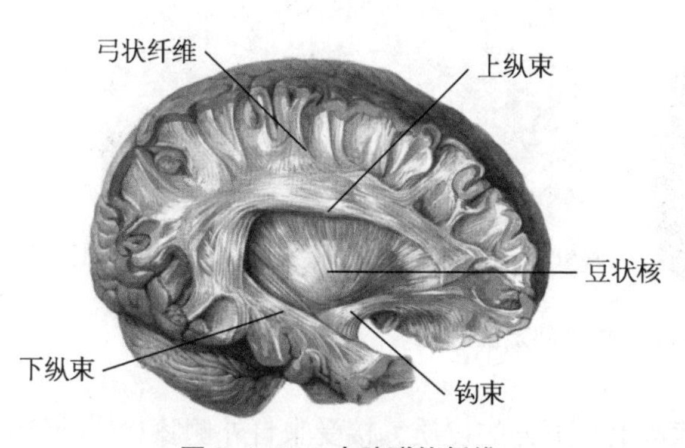

图2-1-25 大脑联络纤维

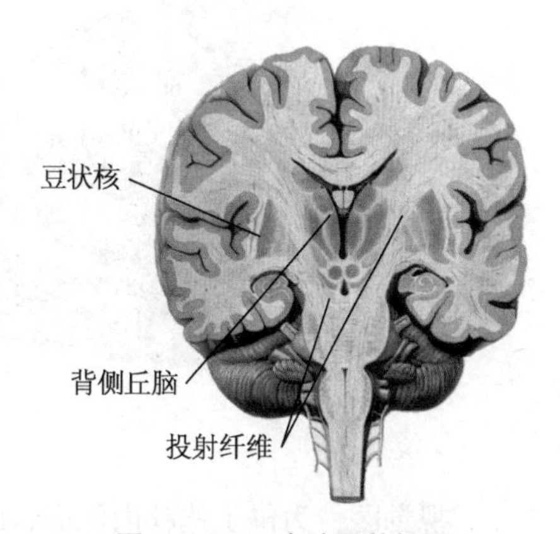

图2-1-26 大脑冠状切面

3）**投射纤维**：是由联系大脑皮质和皮质下结构的上、下行纤维构成。这些纤维绝大部分经过尾状核、背侧丘脑与豆状核之间，形成宽厚的白质纤维板，称**内囊**。内囊在大脑水平切面上，左右略呈“> <”状。内囊分为**前肢**、**膝**和**后肢**3部分：**前肢**位于豆状核与尾状核之间，主要有上行的丘脑前辐射和下行的额桥束通过；**后肢**位于豆状核和背侧丘脑之间，主要有下行的皮质脊髓束、皮质红核束、顶枕颞桥束及上行的丘脑中央辐射、视辐射和听辐射通过；前、后肢相交处称为**膝**，皮质核束经此下行。内囊是投射纤维高度集中的区域，若内囊损伤会导致严重的后果，如对侧偏身感觉障碍（丘脑中央辐射受损）、对侧偏瘫（皮质脊髓束、皮质核束损伤）、双眼对侧半视野偏盲（视辐射损伤），即“**三偏**”症状（图2-1-27）。

（4）**大脑皮质**（cerebral cortex）：是覆盖大脑半球表面的灰质，其总面积约2 200 cm^2，

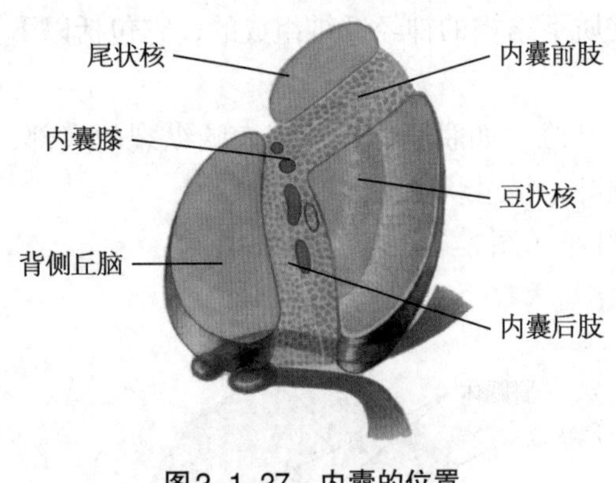

图2-1-27　内囊的位置

含有200亿个神经元。大脑皮质的神经细胞依照一定的规律分层排列并组成一个整体。目前较常用的是Brodmann的分区法，将皮质分为52个区（图2-1-28）。

1）**第Ⅰ躯体运动区**：位于中央前回和中央旁小叶前部，管理骨骼肌的运动，并存在一定的局部定位关系，其特点为：①上下颠倒，为倒置“人”形，但头部是正的；②左右交叉，一侧运动区支配对侧肢体的运动；③在皮质上，身体各部代表区的大小与其支配的形体大小无关，而取决于功能的重要性和复杂程度。

2）**第Ⅰ躯体感觉区**：位于中央后回和中央旁小叶后部，接受对侧半身痛、温、触、压觉以及位置觉和运动觉。身体各部在此区的投射特点与第Ⅰ躯体运动区相似：①上下颠倒，为倒置“人”形，但头部是正的；②左右交叉，一侧半身浅、深感觉投射到对侧半球的中央后回和中央旁小叶后部；③身体各部在该区投射范围取决于该部感觉的敏感程度，如手指、唇和舌的投射区最大。

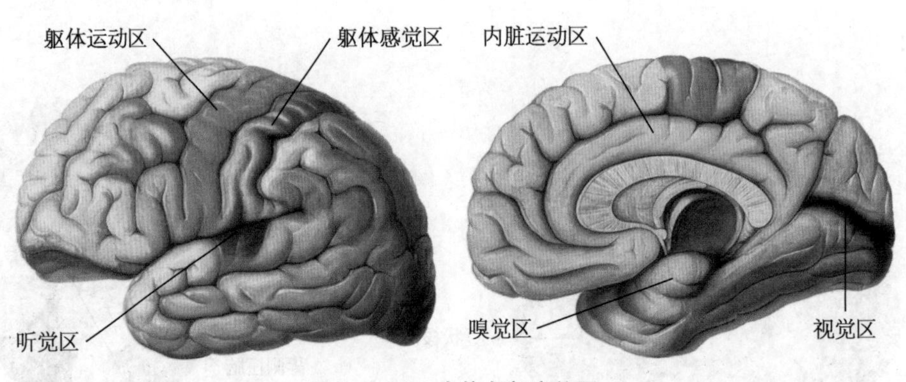

图2-1-28　人体各部定位区

3）**视觉区**：为位于枕叶内侧面，距状沟上、下方的皮质，接受来自外侧膝状体的纤维。一侧视觉区接受同侧视网膜颞侧半和对侧视网膜鼻侧半的纤维。因此，一侧视觉区损伤，可引起双眼对侧视野同向性偏盲（图2-1-28）。

4）**听觉区**：位于颞横回，接受来自内侧膝状体的纤维。每侧听觉区接受双耳的听觉冲动。因此，一侧听觉区受损，不致引起全聋（图2-1-28）。

5）**嗅觉区**：位于海马旁回钩的内侧及附近（图2-1-28）。

6）**语言区**：是人类大脑皮质与动物的本质区别。语言中枢一般在左半球，故左半球被认为是语言区的“优势半球”。临床证明，语言区包括说话、听话、书写和阅读4个区：①运动性语言中枢：位于额下回后部。此区受损，患者虽能发音，但不能说出具有意义的语言，称运动性失语症。②书写中枢：位于额中回后部。此区受损，虽然手的运动正常，但不能写出正确的文字，称失写症。③听觉性语言中枢：位于颞上回后部。此区受损，患者虽听觉正常，但听不懂别人讲话的意思，自己讲的话也不能理解。称感觉性失语症。④视觉性语言中枢：位于角回。此区受损时，虽视觉正常，但不能理解文字符号的意义，称失读症（图2-1-29）。

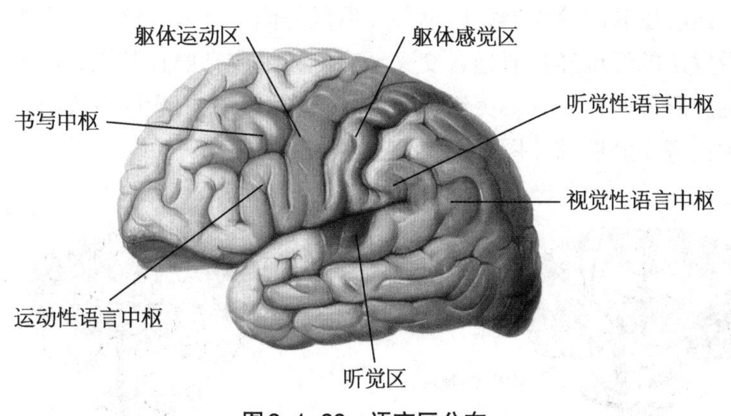

图2-1-29　语言区分布

拓展视野

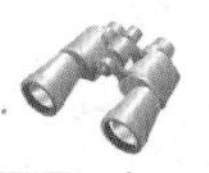

神秘的大脑皮质

1870年，德国青年医生费里茨和希齐希，用电刺激狗的大脑皮质区，结果发现某一皮质区域管理身体对侧的运动，首先提出"运动区"的概念。20世纪50年代加拿大医生潘菲尔德用微电汲刺激法绘制出大脑皮质的分工图，并发现人的运动和感觉功能在大脑皮质上的投影是倒置的，而头面部是正立的，即头朝上。

三、中枢神经的传导通路

人体在活动过程中，通过感受器不断地感受机体内、外环境的刺激，转化为神经冲动，通过传入神经元传向中枢，经中间神经元的轴突所组成的感觉（上行）传导通路，传至大脑皮质，产生感觉。另一方面，大脑皮质将这些感觉信息分析整合，发出指令，经传出纤维组成的运动（下行）传导通路，通过脑干或脊髓的运动神经元到达躯体和内脏的效应器，引起效应。因此，在神经系统内存在着两大类传导通路：感觉传导通路和运动传导通路。

（一）感觉传导通路

1. 躯干和四肢意识性本体感觉与精细触觉传导通路　为意识性本体感觉，亦称深感觉，是指肌、腱、骨骼和关节等处的位置觉、运动觉、振动觉和精细触觉（即辨别两点间距离和感受物体的纹理粗细等）。两者传导通路相同，由三级神经元组成，第一级神经元是脊神经节细胞，其感觉冲动经脊髓后索的薄束、楔束上行，分别止于第二级神经元薄束核和楔束核。换元后发出的纤维在延髓腹侧交叉，形成内侧丘系，最后止于第三级神经元背侧丘脑的腹后外侧核，换元后发出纤维组成丘脑中央辐射，经内囊后肢，投射到大脑皮质中央后回的中、上部和中央旁小叶后部（图2-1-30）。

2. **痛觉、温觉、粗触觉和压觉传导通路** 传导躯体及头面部痛温觉、触觉和压觉，又称浅感觉传导通路。

（1）**躯干、四肢痛温觉、粗触觉和压觉传导通路**：第一级神经元是脊神经节细胞，周围突分布于躯干、四肢皮肤的感受器；中枢突经后根外侧部进入脊髓，终于第二级神经元后角固有核。换元后发出的纤维经白质连合交叉至对侧，组成脊髓丘脑束，向上终止于第三级神经元背侧丘脑的腹后外侧核。其轴突组成丘脑中央辐射，经内囊内肢投射至大脑皮质中央后回中、上部和中央旁小叶后部（图2-1-31）。

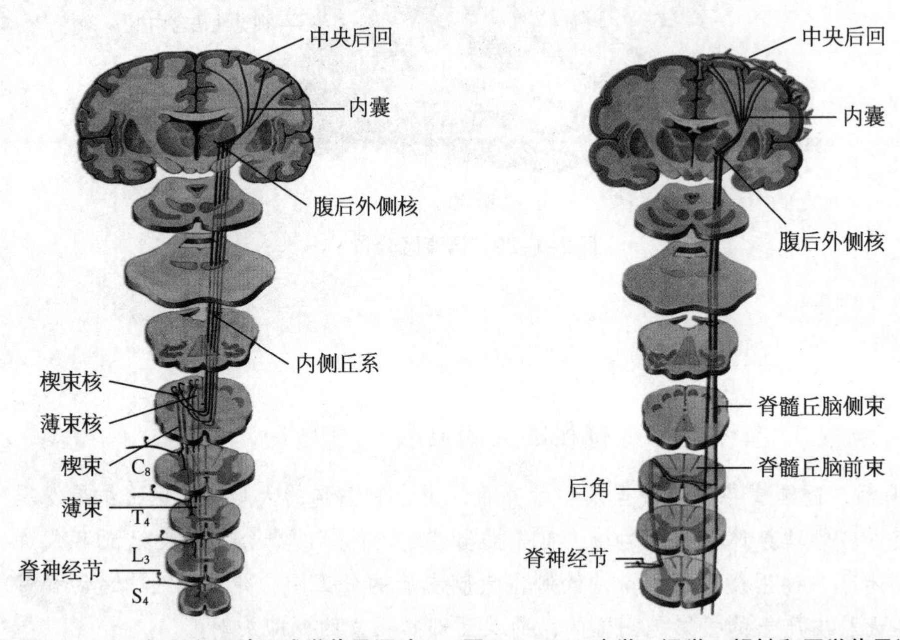

图2-1-30 躯干和四肢深感觉传导通路　　图2-1-31 痛觉、温觉、粗触和压觉传导通路

（2）**头面部痛温觉、触压觉传导通路**（图2-1-32）：第一级神经元是三叉神经节细胞，其周围突经三叉神经的感觉支分布于头、面部皮肤和黏膜的感受器；中枢突组成三叉神经感觉根入桥脑，终于第二级神经元。三叉神经脊束核和三叉神经桥脑核发出的纤维交叉至对侧组成三叉丘系，沿内侧丘系背侧上行，终于第三级神经元背侧丘脑的腹后内侧核，其发出的纤维组成丘脑中央辐射，经内囊后支，投射到大脑皮质的中央后回下部。

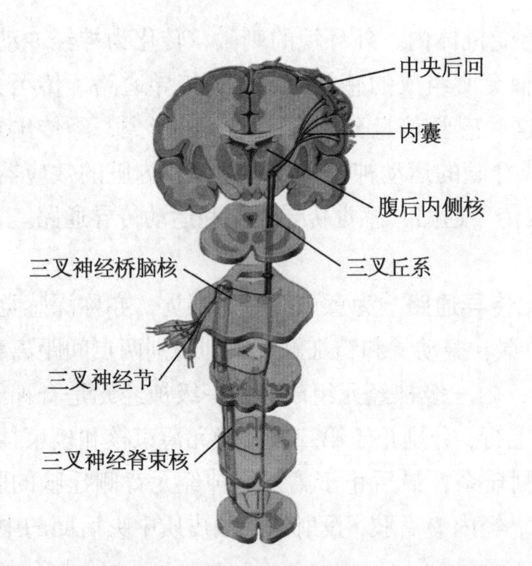

图2-1-32 头面部痛觉、温觉、触觉、压觉传导通路

3. **视觉传导通路和瞳孔对光反射通路**

（1）**视觉传导通路**：视网膜的视锥细胞和视杆细胞为光感细胞。第一级神经元是双极细胞，其中枢突与节细胞形成突触。第二级神经元为节细胞，其轴突在视神经

盘处集合成视神经，经视神经管入颅腔形成视交叉后，延续为视束。在视交叉中，来自两眼视网膜鼻侧半的纤维交叉，交叉后加入对侧视束；颞侧半的纤维不交叉，走在同侧视束内。这样经交叉后的视束内含有同侧眼视网膜的颞侧半纤维和对侧眼视网膜的鼻侧半纤维。视束向后绕大脑脚终于第三级神经元外侧膝状体。由外侧膝状体发出的纤维组成视辐射经内囊后肢投射到大脑皮质距状沟上、下的视觉区，产生视觉（图2-1-33）。

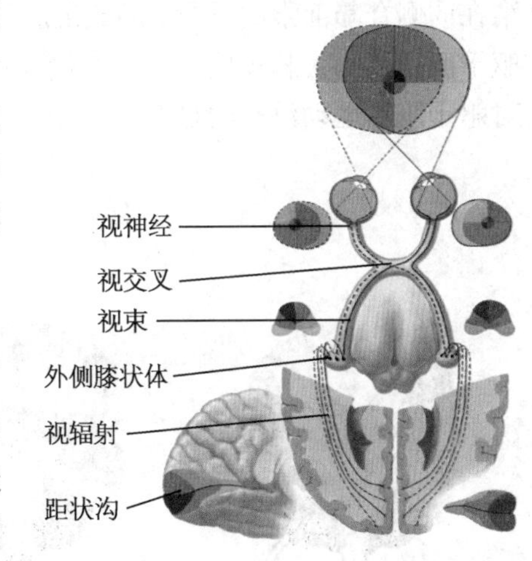

图2-1-33 视觉传导通路

（2）**瞳孔对光反射通路**：光照一侧眼的瞳孔，可引起两眼瞳孔缩小反射，称瞳孔对光反射。光照侧的称直接对光反射，对侧的称间接对光反射。瞳孔对光反射路径：光刺激→视网膜→视神经→视交叉→双侧视束→两侧动眼神经副核→动眼神经→睫状神经节→节后纤维→瞳孔括约肌→双侧瞳孔缩小。

（二）运动传导通路

运动传导通路是指从大脑皮质到躯体运动和内脏活动效应器的神经联系。从大脑皮质到躯体运动骨骼肌的神经通路称为躯体运动传导通路，包括锥体系和锥体外系两个部分。

1. **锥体系**（pyramidal system） 主要支配骨骼肌的随意运动，由二级神经元组成，**上运动神经元**为位于中央前回和中央旁小叶前部的巨型锥体细胞（Betz细胞），轴突组成下行的锥体束。其中，止于脑神经运动核的纤维称皮质核束；止于脊髓前角运动细胞的纤维称皮质脊髓束。**下运动神经元**为脑神经运动核和脊髓前角运动细胞及其轴突。

（1）**皮质核束**：主要由中央前回下部锥体细胞的轴突集合而成，经内囊膝部下行至脑干，大部分终止于双侧脑神经运动核，小部分纤维则终止于对侧的面神经核（支配面下部肌的细胞群）和舌下神经核。因此，除支配眼裂以下面肌的面神经核和舌下神经核只接受对侧皮质核束的支配外，其他脑神经运动核均接受双侧皮质核束的纤维（图2-1-34）。临床上一侧上运动神经元损伤时，会使对侧眼裂以下表情肌和对侧舌肌出现瘫痪，表现为病灶对侧鼻唇沟变浅或消失，口角下垂并歪向病灶侧，伴流涎、不能鼓腮，伸舌时舌尖偏向病灶对侧。下运动神经元损伤引起的瘫痪称为核下瘫，可导致同侧面肌全部瘫痪，表现为除上述神经核上瘫的症状外，还有损伤侧额纹消失、不能皱眉和闭眼。舌下神经核下瘫的特点是损伤侧舌肌瘫痪，伸舌时舌尖偏向病灶侧（图2-1-35、表2-1-1）。

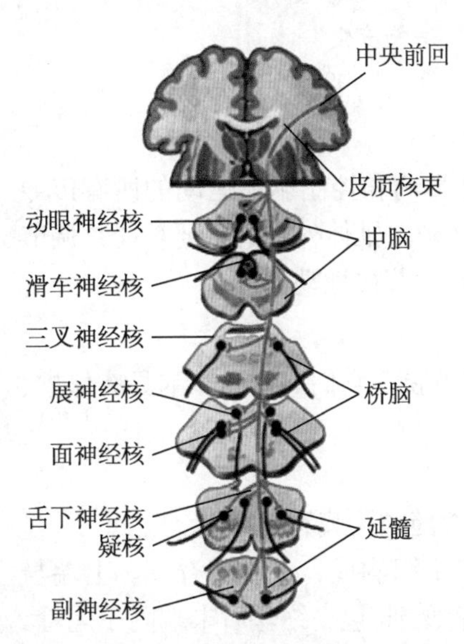

图2-1-34 皮质核束

（2）**皮质脊髓束**：由中央前回中、上部和中央旁小叶前部皮质锥体细胞的轴突集合组成，经内囊后支下行。在锥体下端，绝大部分纤维（75%~90%）交叉至对侧，形成锥体交叉。交叉后形成**皮质脊髓侧束**，此束纤维在下行过程中逐节止于同侧的前角运动细胞，支配四肢肌。皮质脊髓束中小部分未交叉的纤维在同侧脊髓前索内下行，形成**皮质脊髓前束**，止于同侧前角运动细胞，支配躯干肌。因此，躯干肌受两侧大脑皮质支配。一侧皮质脊髓束在锥体交叉前损伤主要引起对侧肢体瘫痪，而对躯干肌的运动没有明显影响（图2-1-36）。

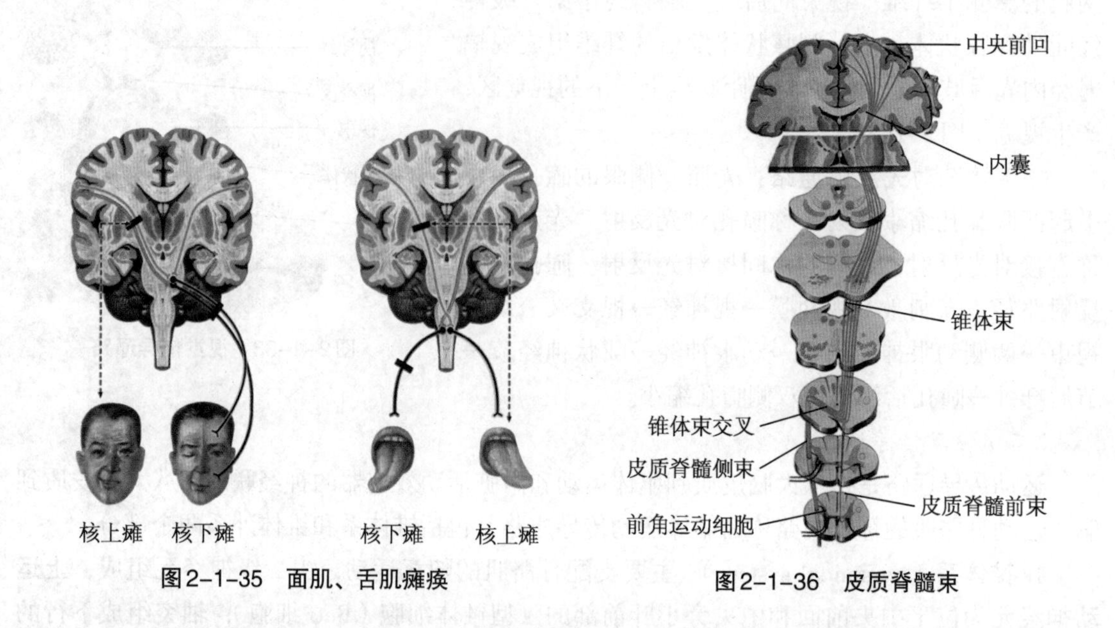

图2-1-35 面肌、舌肌瘫痪

图2-1-36 皮质脊髓束

表2-1-1 上、下运动神经元损害后的临床表现

鉴别要点	上运动神经元损伤	下运动神经元损伤
瘫痪范围	常较广泛	常较局限
瘫痪特点	痉挛性瘫（硬瘫）	驰缓型瘫（软瘫）
肌张力	减弱或消失	消失
腱反射	亢进	减弱或消失
病理反射	有	无
肌萎缩	早期无，晚期为废用性萎缩	早期即有萎缩

2. **锥体外系**（extrapyramidal system） 是指锥体系以外影响和控制躯体运动的所有传导路径。这些结构组成复杂的多级神经元链，涉及脑内许多结构。锥体外系的主要功能是调节肌张力、协调肌肉活动，维持和调整身体姿势和进行习惯性、节律性动作等。

四、脊髓和脑的被膜

脊髓和脑的表面由外向内包括**硬膜**、**蛛网膜**和**软膜**3层被膜。它们对脊髓和脑具有保护、支持、营养的作用。

（一）脊髓的被膜

脊髓的被膜（图2-1-37）由外向内分别称为**硬脊膜**、**脊髓蛛网膜**和**软脊膜**。

1. **硬脊膜**（spinal dura mater） 厚而坚韧，由致密结缔组织构成，包裹着脊髓。上端与硬脑膜相延续，附于枕骨大孔边缘；下端在第2骶椎平面逐渐变细，包裹终丝后末端附于尾骨。膜与椎管内面骨膜之间的狭窄腔隙为**硬膜外隙**（epidural space），内含疏松结缔组织、淋巴管、椎内静脉丛和脂肪等，并有脊神经根通过。硬膜外隙不与颅内相通，此隙上部略呈负压，临床常用的**硬膜外麻醉**即将药物注入此间隙，以阻滞脊神经根内的神经传导。

2. **脊髓蛛网膜**（spinal arachnoid mater） 位于硬脊膜与软脊膜之间，为半透明的薄膜，向上与脑蛛网膜相延续。蛛网膜向内发出许多结缔组织小梁与软脊膜相连，形似蜘蛛网。脊髓蛛网膜和软脊膜之间有较宽阔的**蛛网膜下隙**，其间充满**脑脊液**。脊髓蛛网膜下隙向上与脑蛛网膜下隙相通。在脊髓下端至第2骶椎水平蛛网膜下隙扩大为**终池**，内有马尾。临床在进行腰椎穿刺时，即将针刺入蛛网膜下隙的终池，以避免损伤脊髓（图2-1-37）。

3. **软脊膜**（spinal pia mater） 薄而富有血管，紧贴在脊髓表面，并延伸至脊髓的沟裂中，至脊髓下端移行为终丝。软脊膜在脊髓两侧，脊神经前、后根之间形成两列齿状韧带，韧带尖端向外经蛛网膜附于硬脊膜，有固定脊髓的作用。

（二）脑的被膜

脑的被膜自外向内分别称为**硬脑膜**、**脑蛛网膜**、**软脑膜**。

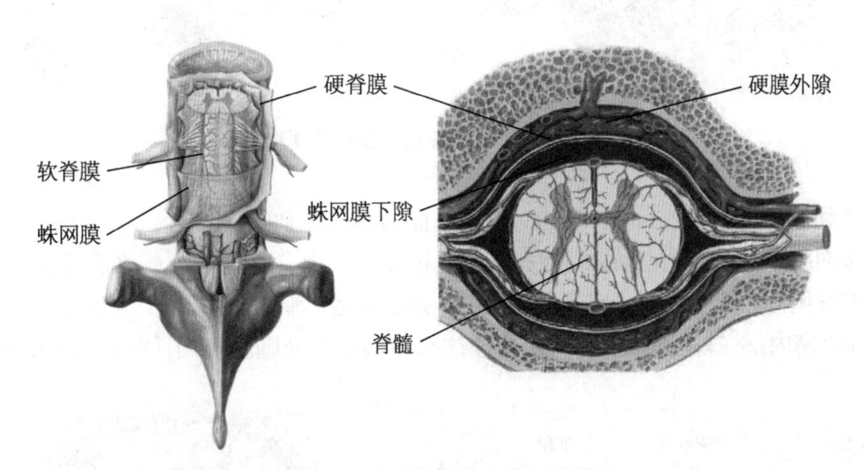

图2-1-37　脊髓的被膜和腔隙

1. **硬脑膜**（cerebral dura mater） 由两层合成，坚韧而有光泽。内层较外层坚厚，两层之间有丰富的血管和神经。硬脑膜在枕骨大孔的边缘处与硬脊膜延续。在颅底处硬脑膜则与颅骨结合紧密，当颅底骨折时，易将硬脑膜和蛛网膜同时撕裂，使脑脊液外漏。硬脑膜不仅包被脑的表面，而且其内层向内折叠，形成若干板状突起，伸入各脑部之间，对脑有固定和承托作用。硬脑膜形成许多结构，主要有以下几个方面。

（1）**大脑镰**：呈镰刀状，为两侧大脑半球之间的大脑纵裂，前端附于颅前窝，后端于正中线接小脑幕的上面，下缘游离于胼胝体的上方（图2-1-38）。

（2）**小脑幕**：位于大、小脑之间，呈新月形。外侧缘附于颞骨岩部上缘；后缘续于横窦沟；前缘游离，称小脑幕切迹。在某些部位两层分开构成硬脑膜窦，窦内含静脉血。主要的硬脑膜窦有上矢状窦、下矢状窦、直窦、横窦、乙状窦等。

硬脑膜窦的血液流动方向如下：

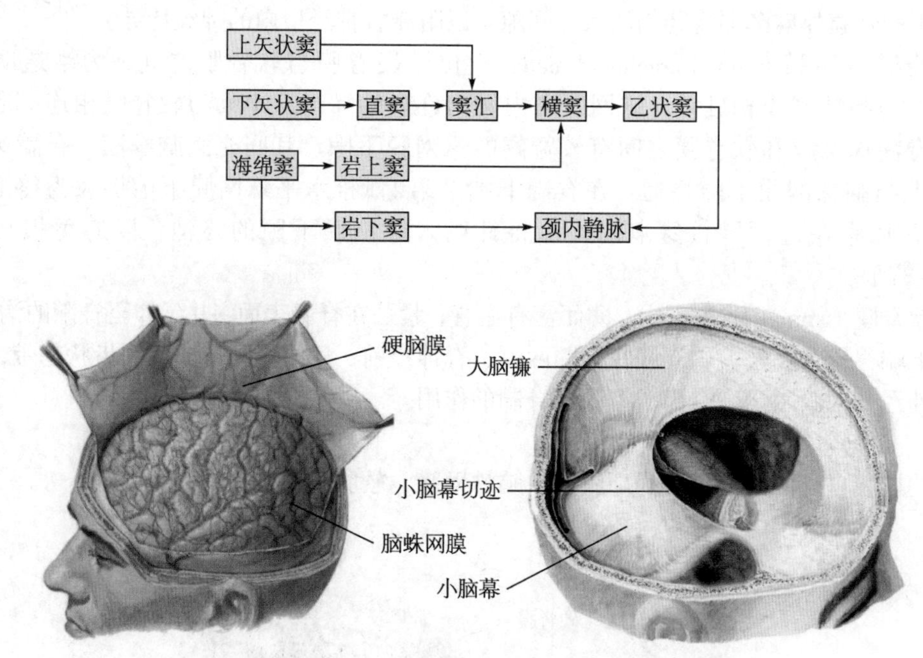

图2-1-38　硬脑膜及硬脑膜窦硬脑膜

2. **脑蛛网膜**（cerebral arachnoid mater）　薄而透明，无血管和神经，包绕整个脑，与软脑膜之间有蛛网膜下隙，与脊髓的蛛网膜下隙互相交通，内含脑脊液。蛛网膜下隙在某些部位较宽大，称**蛛网膜下池**，如小脑与延髓间的**小脑延髓池**；脑蛛网膜在上矢状窦处形成许多颗粒状突起伸入窦内，称**蛛网膜粒**。脑脊液通过这些结构渗入硬脑膜窦内，回流入静脉（图2-1-39）。

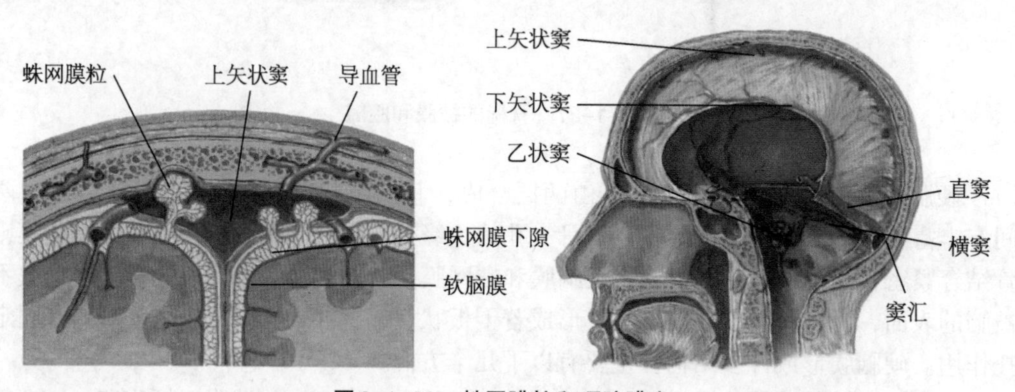

图2-1-39　蛛网膜粒和硬脑膜窦

3. **软脑膜**（cerebral pia mater）　薄而富有血管，紧贴脑的表面并深入其沟裂中。在脑室的特定部位，由软脑膜、血管和室管膜上皮共同突入脑室内，构成**脉络丛**。它是产生脑脊液的主要结构。

五、脑和脊髓的血管

（一）脑的血管

脑是体内代谢最旺盛的器官，人脑的重量仅占体重的2%，但耗氧量却约占全身耗氧量的20%，脑的血流量约占心输出量的1/5。脑细胞对缺血、缺氧非常敏感，当各种原因致使脑血流量减少或中断时，在短时间内即可导致脑细胞的缺氧、水肿，甚至坏死。

1. **脑的动脉**　脑的动脉供应来自**颈内动脉**和**椎动脉**。以顶枕沟为界，大脑半球的前2/3和部分间脑由颈内动脉供应；大脑半球后1/3及脑干、小脑和部分间脑由椎动脉供应。故可将脑的动脉归纳为颈内动脉系和椎-基底动脉系，两者都发出皮质支和中央支。皮质支营养大脑皮质及浅层髓质，中央支供应间脑、基底核及内囊等。

（1）**颈内动脉**（internal carotid artery）（图2-1-40、2-1-41）：起自颈总动脉，经颈内动脉管入颅后，至视交叉处分出大脑前动脉和大脑中动脉等分支。颈内动脉穿出海绵窦时的行程呈“U”形弯曲，是动脉硬化的好发部位。颈内动脉供应脑的分支主要有以下两种。

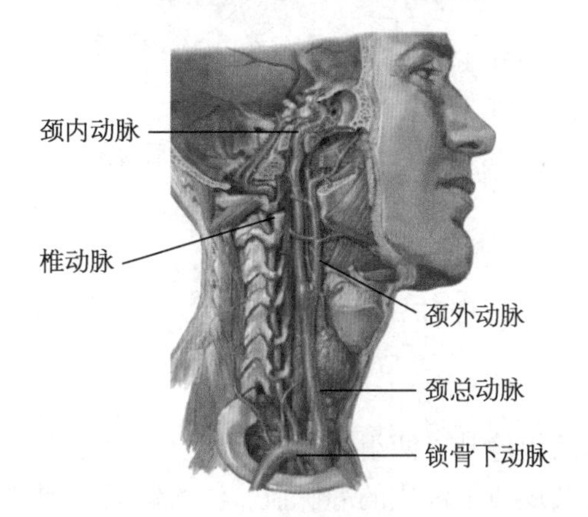

图2-1-40　颈内动脉分支

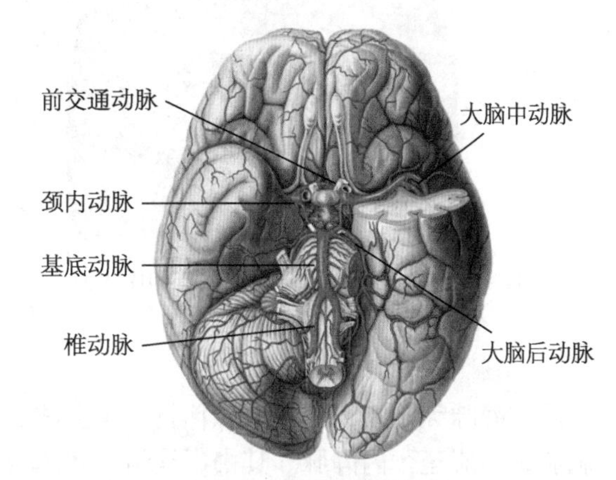

图2-1-41　脑底的动脉

1）**大脑前动脉**：经视神经上方行向前内，进入大脑纵裂后沿胼胝体沟向后行。左、右大脑前动脉进入大脑纵裂前有前交通动脉相连。大脑前动脉皮质支主要分布于顶枕沟以前的半球内侧面和额叶底面的一部分（图2-1-42）。

2）**大脑中动脉**：是颈内动脉的直接延续，向外进入大脑外侧沟内，皮质支供应大脑半球上外侧面的大部分（顶枕沟前）和岛叶。大脑中动脉的起始处发出一些细小的中央支，垂直向上穿入脑实质，供应内囊膝、内囊后肢、尾状核和豆状核（图2-1-43、2-1-44）。

（2）**椎动脉**：起自锁骨下动脉，经颈椎横突孔、枕骨大孔进入颅腔。在延髓桥脑沟处，左、右椎动脉汇合形成一条**基底动脉**，通常将这两段动脉合称为椎-基底动脉。基底动脉沿桥脑腹侧的基底沟上行，至桥脑上缘分为左、右大脑后动脉两大终支，主要供应大脑半球颞叶的底面和内侧面及枕叶，并且有分支到小脑、延髓和桥脑（图2-1-41）。

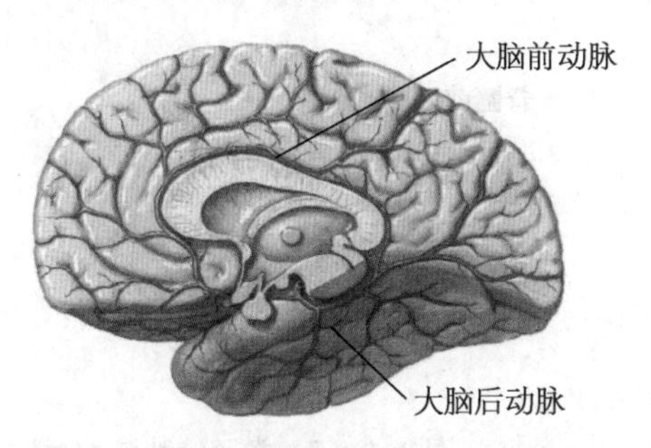

图2-1-42　大脑半球的动脉（内侧面）

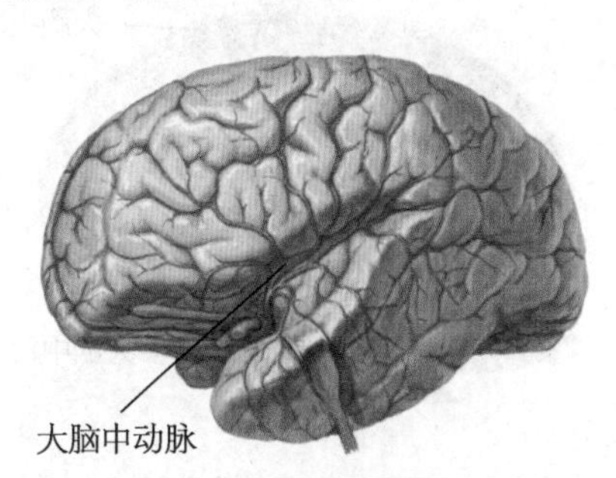

图2-1-43　大脑半球的动脉（外侧面）

2. **大脑动脉环**（cerebral arterial circle） 又称Willis环，由前交通动脉、大脑前动脉、颈内动脉末端、后交通动脉和大脑后动脉吻合而成。该环位于脑底下方，环绕在视交叉、灰结节和乳头体周围。大脑动脉环使颈内动脉系与椎－基底动脉系互相交通，当构成此环的某一动脉血流减少或被阻断时，可在一定程度上通过动脉环调节，使血流重新分配，以维持脑的血液供应（图2-1-45）。

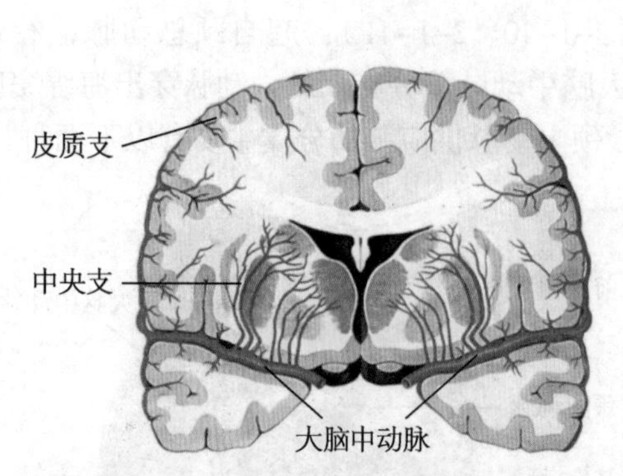

图2-1-44 大脑中动脉的皮质支和中央支

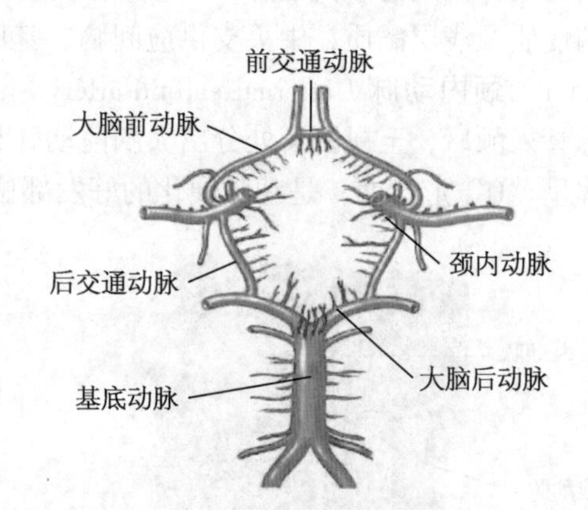

图2-1-45 大脑动脉环

（二）脑的静脉

脑的静脉无瓣膜，不与动脉伴行，可分浅、深两组静脉，两组之间相互吻合，最终都经硬脑膜窦回流至颈内静脉。其中，浅组收集脑皮质及皮质下髓质的静脉血，注入邻近的硬脑膜窦；深组收集大脑深部的髓质、基底核、间脑、脑室脉络丛等处的静脉血并汇成一条大脑大静脉，注入直窦（图2-1-46）。

（三）脊髓的血管

1. **脊髓的动脉** 脊髓的动脉有两个来源：①**椎动脉**发出的脊髓前动脉和脊髓后动脉；②**节段性动脉**（颈升动脉、肋间后动脉、腰动脉、骶外侧动脉）发出的脊髓支。脊髓前、后动脉在下行过程中，不断得到节段性动脉分支的补充，以保障脊髓有足够的血液供应（图2-1-47）。

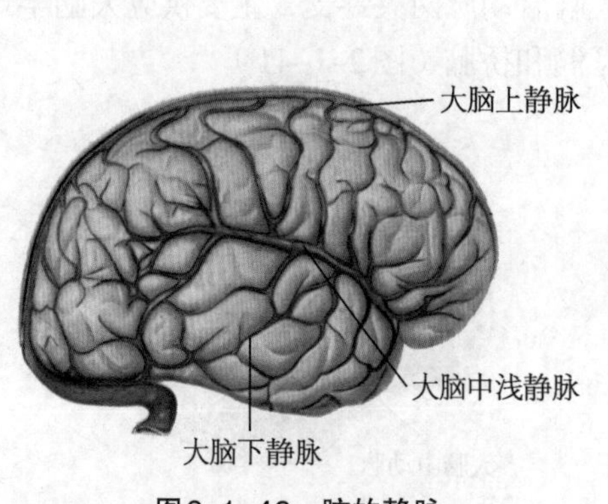

图2-1-46 脑的静脉

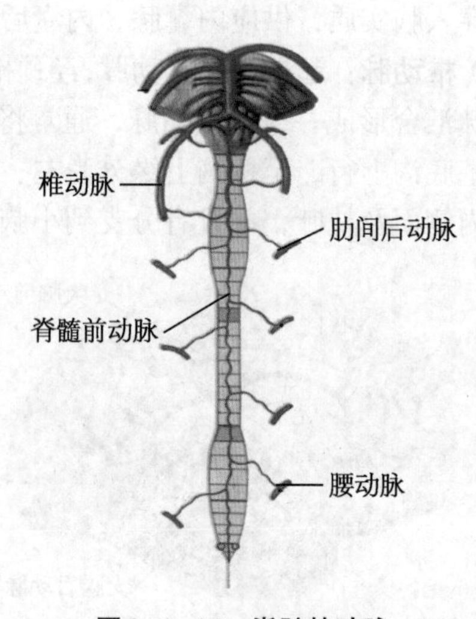

图2-1-47 脊髓的动脉

2. 脊髓的静脉 脊髓的静脉较动脉多而粗，由小静脉最后汇集成脊髓前、后静脉，通过前、后根静脉注入硬膜外隙中的椎内静脉丛。

六、脑脊液的产生及其循环

脑脊液（cerebral spinal fluid）是充满各脑室、蛛网膜下隙和脊髓中央管内的无色透明液体，由各脑室脉络丛产生，成人总量约150 ml。它处于不断产生、循环和回流的相对平衡状态,其循环途径（图2-1-48）如下：侧脑室脉络丛产生的脑脊液经室间孔流入第三脑室，与第三脑室脉络丛产生的脑脊液一起经中脑水管流入第四脑室，再汇合第四脑室脉络丛产生的脑脊液经第四脑室正中孔和外侧孔流入蛛网膜下隙，最后经蛛网膜粒渗入上矢状窦内，回流入静脉。如脑脊液循环途径发生堵塞，可导致脑积水和颅内压增高，进而使脑组织受压移位，甚至形成脑疝。

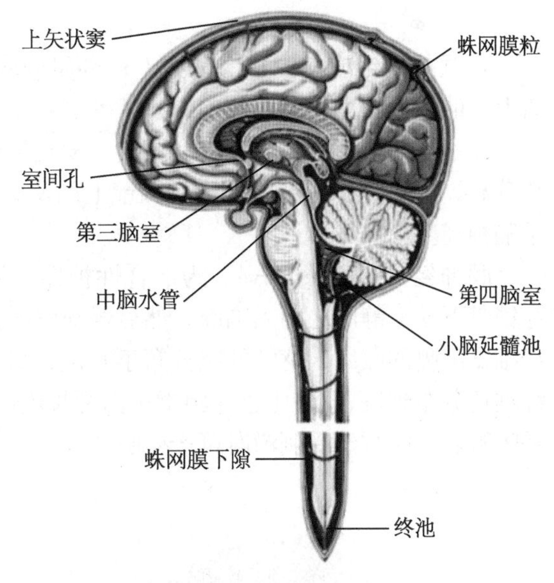

图2-1-48 脑脊液循环模式图

脑脊液具有运送代谢物质、缓冲震荡以及维持颅内压等作用。脑的某些疾病可引起脑脊液成分发生改变，因此临床上可通过检测脑脊液以协助诊断。

第三节 周围神经

一、脊神经

脊神经（spinal nerves）是与脊髓相连的神经，共31对，主要分布于躯干和四肢。每对脊神经皆连于一个脊髓段，并分别借前根和后根与脊髓前、后外侧沟相连。前根为运动性，后根为感觉性，两者在椎间孔处合并后组成的脊神经则为混合性的。后根在近椎间孔处有一椭圆形膨大，称**脊神经节**。31对脊神经可分为：8对颈神经、12对胸神经、5对腰神经、5对骶神经及1对尾神经。脊神经是混合性神经，所含的神经纤维成分有4种，即躯体感觉、内脏感觉、躯体运动、内脏运动纤维（图2-1-49）。

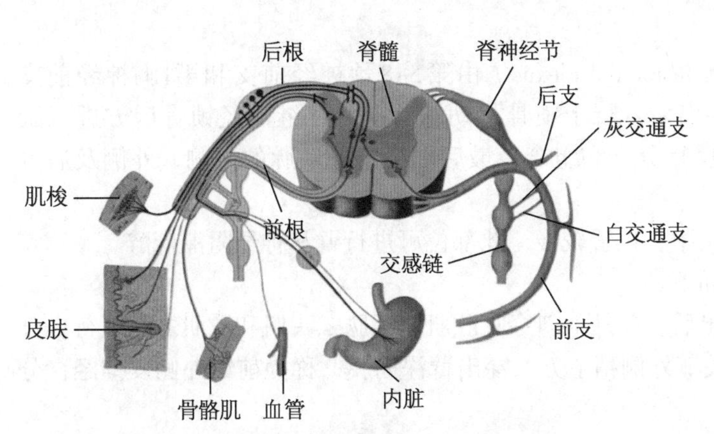

图2-1-49 脊神经组成和分布示意图

脊神经干较短，出椎间孔后立即分为：①脊神经后支，为混合性，较前支细而短，分布于项、背、腰、骶部的深层肌肉和皮肤等；②脊神经前支，为混合性，是脊神经最粗大的分支，分布于躯干前外侧及四肢的皮肤、肌肉、关节等。脊神经前支只有胸神经在胸、腹部保持明显的节段性走行及分布，其余各部脊神经的前支先相互交织形成神经丛，即**颈丛**、**臂丛**、**腰丛**和**骶丛**，再由各丛发出分支分布到头颈与肢体各部。

（一）颈丛

1. 颈丛的组成和位置 颈丛（cervical plexus）由第1~4颈神经前支组成，位于胸锁乳突肌上部的深面，中斜角肌的前方。

2. 颈丛的分支 包括皮支和肌支。**皮支**集中于胸锁乳突肌后缘中点附近浅出后，呈放射状分布，主要位于颈部、耳廓、胸壁上部及肩部的皮肤（图2-1-50）。肌支中最重要的分支是膈神经。

膈神经（phrenic nerve）为混合性神经。从颈丛分出后经前斜角肌前面下降至其内侧，穿锁骨下动、静脉之间入胸腔，然后经肺根前方，于纵隔胸膜与心包之间下行至膈。其运动纤维支配膈的收缩，感觉纤维分布于心包、胸膜和膈下部分腹膜。一般认为右膈神经的感觉纤维还分布到肝、肝外胆道和胆囊表面的腹膜（图2-1-51）。膈神经损伤可致同侧半膈肌瘫痪、呼吸减弱。膈神经受刺激时可产生呃逆。

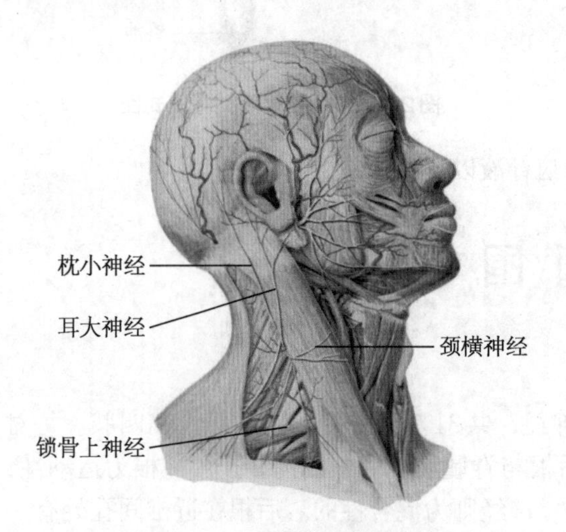

图2-1-50 颈丛的皮支及分布

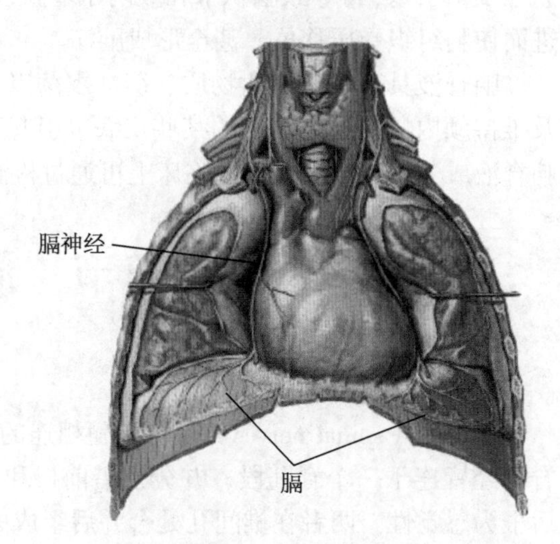

图2-1-51 膈神经

（二）臂丛

1. 臂丛的组成和位置 **臂丛**（brachial plexus）由第5~8颈神经前支和第1胸神经前支的大部分组成。自斜角肌间隙穿出后，行于锁骨下动脉后上方，继而经锁骨后方进入腋窝。行程中臂丛5个根的纤维经反复分支和组合，最后围绕于腋动脉的内侧、外侧及后方（图2-1-52）。

臂丛在锁骨中点后方分支较集中，位置较浅，此部位可进行臂丛神经阻滞麻醉。

2. 臂丛的分支 其主要分支如下。

（1）**肌皮神经**：自外侧束发出后，向外下斜穿喙肱肌，经肱二头肌和肱肌之间下行，分支支配这3块肌。其余纤维在肘关节外侧稍上方，穿出臂深筋膜，称为**前臂外侧皮神经**，分布于前臂外侧皮肤（图2-1-53）。

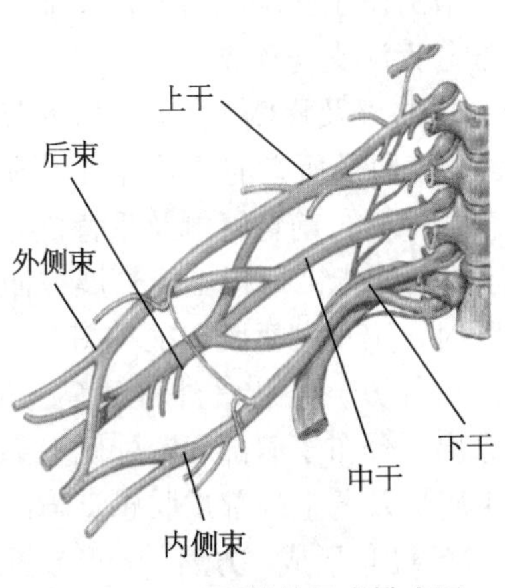

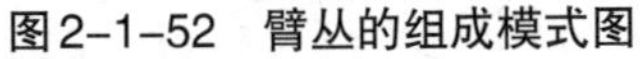
图2-1-52　臂丛的组成模式图

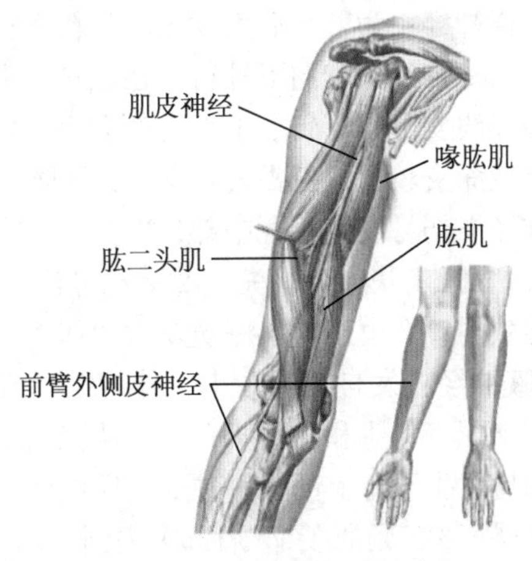

图2-1-53　肌皮神经手部分布

（2）**正中神经**：由分别发自臂丛内侧束和外侧束的两个根合成，在肱二头肌内侧沟伴肱动脉下行至肘窝，在前臂指浅、深屈肌之间沿前臂正中线下行，经腕管至手掌，支配除肱桡肌、尺侧腕屈肌和指深屈肌尺侧半以外的所有前臂前群肌。在鱼际肌（除拇收肌以外）和第一、二蚓状肌，其皮支支配手掌桡侧2/3的皮肤、桡侧3个半指的掌面皮肤（图2-1-54）。正中神经损伤易发生于腕部及前臂部，可致：①感觉障碍：上述皮支分布区感觉障碍；②运动障碍：屈腕力减弱，前臂不能旋前，拇指不能做对掌运动；③肌肉萎缩：鱼际肌萎缩，手掌变平坦，称**"猿掌"**（图2-1-54、2-1-58）。

（3）**尺神经**：发自臂丛内侧束，沿肱二头肌内侧沟伴随肱动脉下行，至臂中部转向后下，经肱骨内上髁后方的尺神经沟进入前臂。在前臂上部发出肌支支配尺侧腕屈肌和指深屈肌尺侧半。手背支分布于手背尺侧半和尺侧2个半手指背面皮肤。浅支在手掌分布于小鱼际的皮肤和尺侧1个半手指掌面皮肤。深支支配小鱼际肌、拇收肌、全部骨间肌及第三、四蚓状肌。尺神经损伤易发生于肱骨尺神经沟处，损伤后可致：①感觉障碍：尺神经分布区感觉迟钝；②运动障碍：屈腕力减弱，拇指不能内收，其他各指不能内收与外展（拇指除外）；无名指与小指末节不能屈曲；③肌肉萎缩：小鱼际肌平坦，由于骨间肌及蚓状肌萎缩，各掌指关节过伸，第四、五指的指间关节屈曲，表现为**"爪形手"**（图2-1-55、2-1-58）。

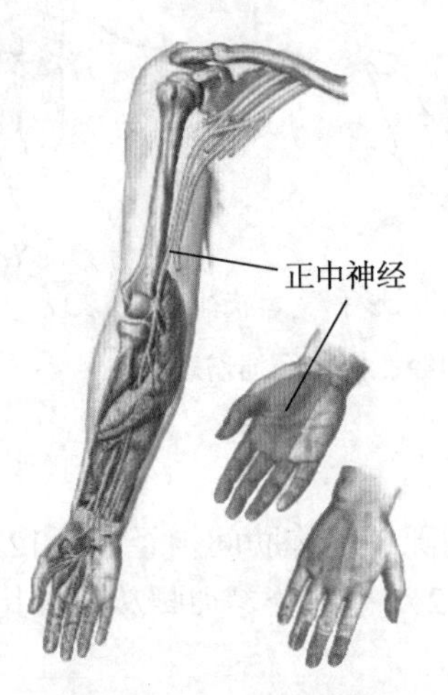

图2-1-54　正中神经

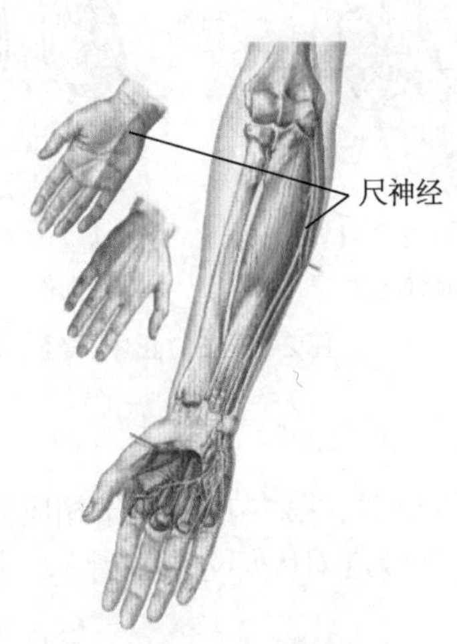

图2-1-55　尺神经

（4）**桡神经**：为臂丛后束发出的最粗大神经，在腋窝位于腋动脉后方，伴随肱深动脉紧贴肱骨体的桡神经沟旋向下外行，在肱骨外上髁前方分为浅支与深支。

桡神经浅支分布于臂、前臂背侧和手背桡侧半的皮肤以及桡侧2个半手指近节背面的皮肤。桡神经深支较粗，主要为肌支，支配肱三头肌、肱桡肌及所有前臂后群肌（图2–1–56）。

桡神经损伤易发生于臂中部，损伤后可致：①感觉障碍：前臂背侧及手背桡侧半感觉迟钝，"虎口"区皮肤感觉丧失；②运动障碍：不能伸腕和伸指，拇指不能外展，伸肘时前臂旋后功能减弱；③由于伸肌瘫痪及重力作用，抬前臂时，出现"**垂腕**"征（图2–1–58）。

5）**腋神经**：发自臂丛后束，伴旋肱后动脉行向后外方，绕肱骨外科颈至三角肌深面。发出肌支支配三角肌和小圆肌；皮支从三角肌后缘穿出，分布于肩部和臂外侧上部皮肤。腋神经损伤易发生于臂上部外科颈处，损伤后可致：①肩部及臂上外部皮肤感觉障碍；②肩关节不能外展；③三角肌萎缩，肩部失去圆隆的外形，肩峰突出，形成"**方肩**"畸形（图2–1–57）。

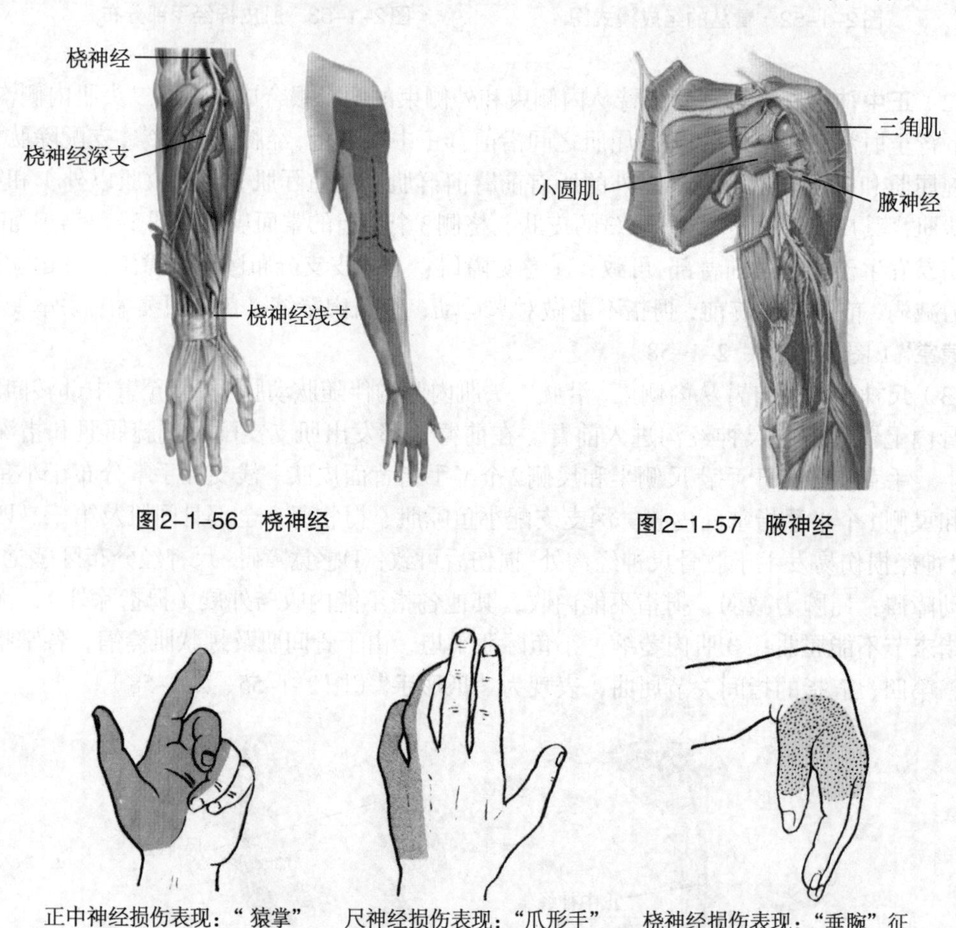

图2–1–56　桡神经

图2–1–57　腋神经

正中神经损伤表现："猿掌"　尺神经损伤表现："爪形手"　桡神经损伤表现："垂腕"征

图2–1–58　正中神经、尺神经、桡神经损伤表现

（三）胸神经前支

胸神经前支共12对，第1~11对位于相应肋间隙中，称肋间神经，第12对位于第12肋下方，称肋下神经。除第1对大部分参加臂丛，第12对小部分参加腰丛外，其余皆不形成神经丛（图2–1–59）。

肋间神经位于肋间肌内，在肋间血管下方沿肋沟走行。肋间神经和肋下神经的肌支分布于肋间肌和腹前外侧壁诸肌，皮支分布于胸、腹壁皮肤和胸膜、腹膜的壁层。

胸神经前支的皮支在胸、腹部呈明显的节段性分布，每节段皮区为环带状，其分布由上而下按顺序排列，如T_2相当于胸骨角平面；T_4相当于乳头平面；T_6相当于剑突平面；T_8相当于肋弓最低点平面；T_{10}相当于脐平面；T_{12}相当于脐和耻骨联合连线中点平面。临床上常以感觉障碍平面来推断脊髓损伤的节段。在施行硬脊膜外麻醉时，根据神经节段分布区的感觉障碍，可用来测定麻醉平面的高低（图2-1-60）。

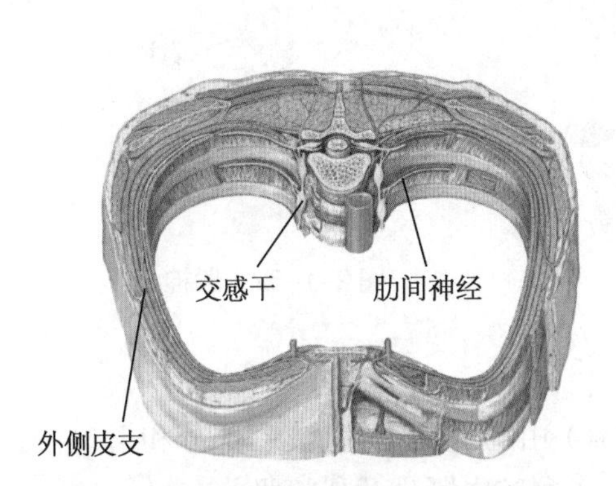

图2-1-59 肋间神经分布图

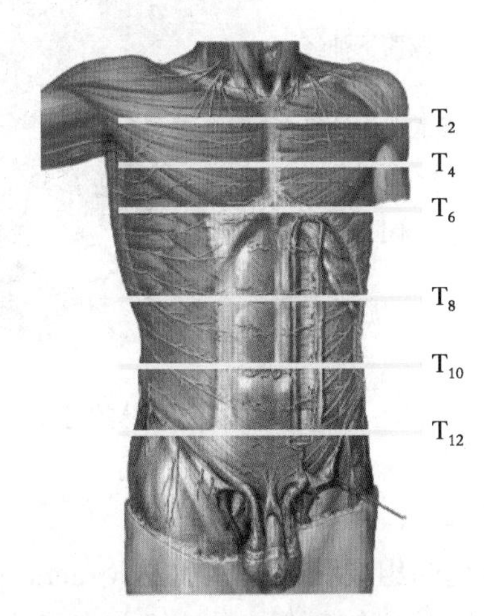

图2-1-60 胸神经前支的节段性分布

（四）腰丛

1. 腰丛的组成和位置 **腰丛**（lumbar plexus）由第12胸神经前支一部分、第1~3腰神经前支和第4腰神经前支一部分组成。腰丛位于腰大肌之中及其后方，其分支分别自腰大肌周围穿出（图2-1-61）。

2. 腰丛的分支

（1）**髂腹下神经**：自腰大肌外侧缘穿出后行向外下，在髂嵴上方进入腹横肌与腹内斜肌之间向前内行，达腹股沟浅环上方浅出于皮下。沿途分支分布于腹股沟区。

（2）**髂腹股沟神经**：与髂腹下神经共同的神经干发自腰丛,并在其下方出腰大肌外侧缘，于腹股沟韧带中点附近进入腹股沟管，并随精索或子宫圆韧带出腹股沟管浅环，沿途分支分布于腹股沟区的腹壁诸肌和皮肤。

（3）**闭孔神经**：从腰大肌内侧穿出，伴闭孔血管穿闭膜管至大腿内侧，分前后两支分布于大腿肌内侧群和大腿内侧的皮肤。

（4）**股神经**：是腰丛最大的分支，沿腰大肌外侧缘下行，在腹股沟韧带中点稍外侧经此韧带深面进入股三角内，分为：①肌支：支配股四头肌及缝匠肌等；②皮支：分数条分布于股前皮肤，其中最长的一支为隐神经，伴随股动脉入收肌管，向下在膝关节内侧浅出至皮下后，伴大隐静脉下行，分布于小腿内侧面及足内侧缘皮肤。

股神经损伤表现为：①感觉障碍：股前区及小腿内侧面皮肤感觉障碍；②运动障碍：股前肌群瘫痪，行走时抬腿困难，不能伸膝；③股四头肌萎缩，髌骨突出；④膝反射消失（图2-1-62）。

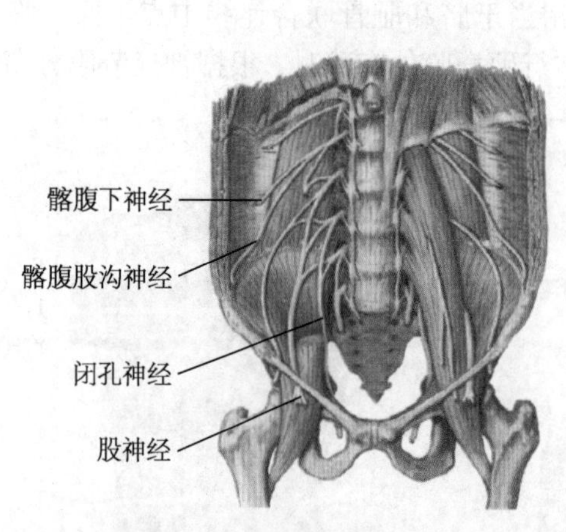

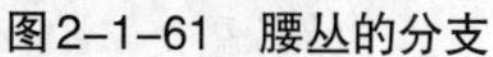
图2-1-61 腰丛的分支

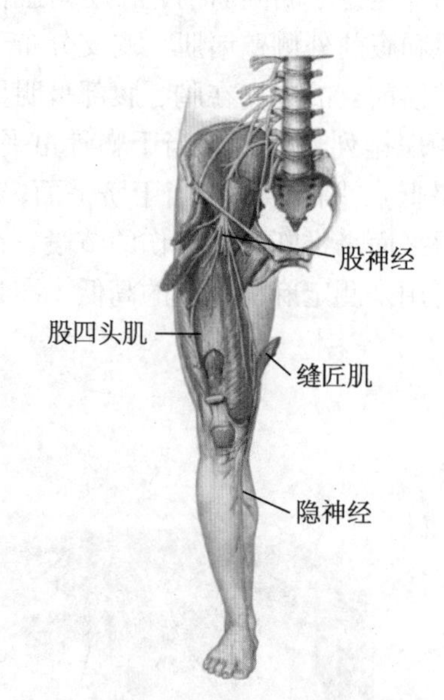

图2-1-62 股神经

（五）骶丛

1. **骶丛的组成和位置** **骶丛**（sacral plexus）由第4腰神经前支一部分和第5腰神经前支合成的腰骶干、全部骶、尾神经前支组成，位于盆腔内骶骨及梨状肌前方。

2. **骶丛的分支** 骶丛除发出短小的肌支支配梨状肌、闭孔内肌及肛提肌等，还发出以下主要分支（图2-1-63）：

（1）**臀上神经**：伴臀上血管经梨状肌上孔向后出盆腔，分布于臀中、小肌。

（2）**臀下神经**：伴臀下血管经梨状肌下孔向后出盆腔，分布于臀大肌。

（3）**阴部神经**：伴阴部内血管经梨状肌下孔出盆腔，绕坐骨棘经坐骨小孔入坐骨直肠窝，分布于会阴部、肛门和外生殖器的肌肉和皮肤。

（4）**坐骨神经**：为全身最粗大的神经，自梨状肌下孔出盆腔后，行于臀大肌深面向下，经大转子与坐骨结节之间下降达股后区，从股后群肌深面下降至腘窝上方分为胫神经和腓总神经（图2-1-64）。坐骨神经本干在股后区发出肌支支配股后群肌，另有分支至髋关节。

1）**胫神经**：为坐骨神经本干的直接延续，沿中线下行入腘窝，继而在小腿比目鱼肌深面伴胫后动脉下行，至内踝后方分为足底内侧神经和足底外侧神经两终支进入足底。胫神经主要分布于小腿后群肌及足底肌、小腿后面和足底皮肤（图2-1-65）。

胫神经损伤时可致：①感觉障碍：足底感觉迟钝或丧失；②运动障碍：足不能跖屈，足内翻无力，不能屈趾；③足畸形：使足呈背屈外翻状态，为“仰趾足”（**钩状足**）（图2-1-66）。

2）**腓总神经**：沿腘窝上外侧缘的股二头肌腱内侧下降，绕腓骨颈外侧向前，穿腓骨长肌起始部达小腿前面，分为2支（图2-1-67）：①**腓浅神经**：下行于腓骨长、短肌之间，并支配此二肌。在小腿中、下1/3交界处浅出成皮支，分布于小腿前外侧、足背及第2~5趾背面的皮肤。②**腓深神经**：在小腿前群肌深面伴胫前动脉下降，经踝关节前方至足背。分布于小腿前群肌、足背肌和第1~2趾背相对缘的皮肤。

腓总神经在腓骨颈处易受损,表现为:①感觉障碍:小腿外侧、足背皮肤感觉迟钝或消失;②运动障碍:足不能背屈,不能伸趾,足下垂且略有内翻,行走时呈"**跨阈步态**";③足畸形:因小腿后群肌的牵拉,使足呈跖屈内翻状态,为"**马蹄内翻足**"(图2-1-68)。

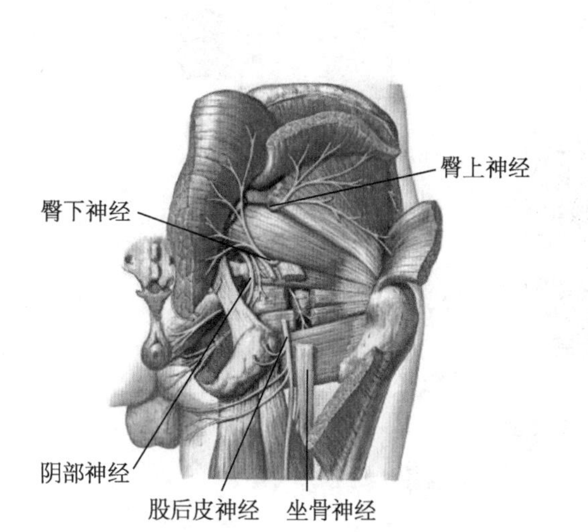

图2-1-63 骶丛的分支

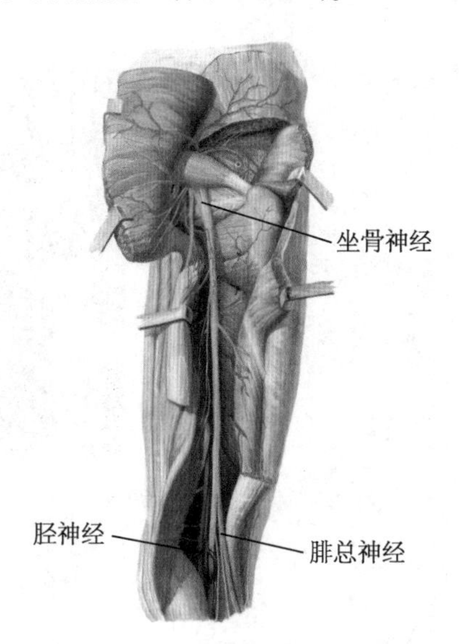

图2-1-64 坐骨神经的分支

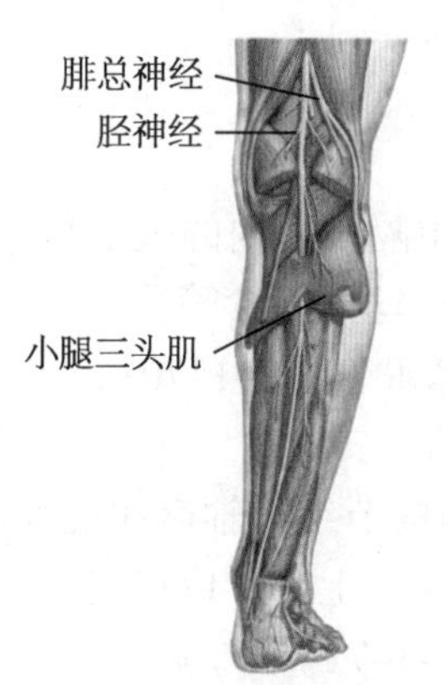

图2-1-65 胫神经分支

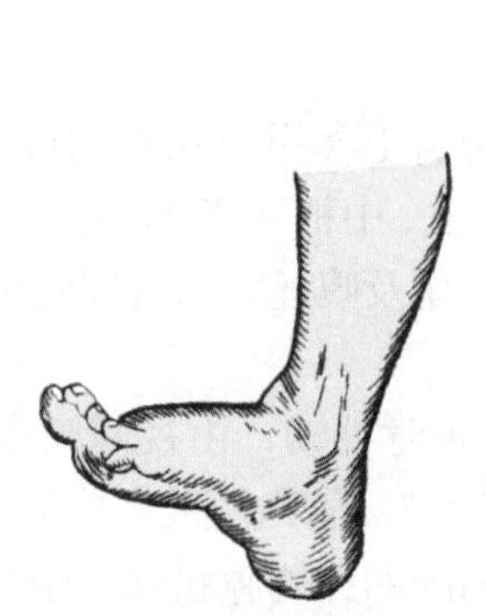

图2-1-66 钩状足

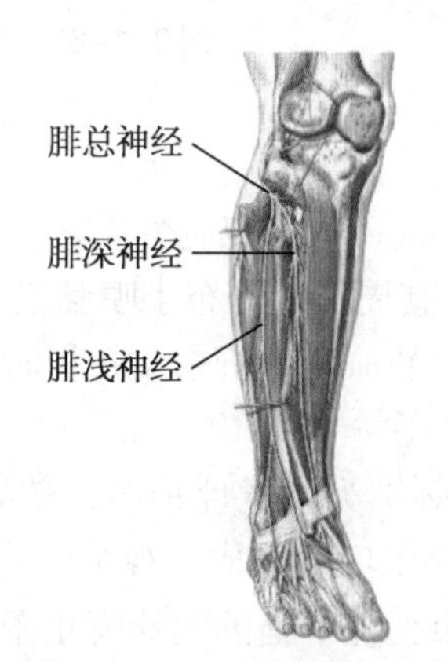

图2-1-67 腓总神经分支

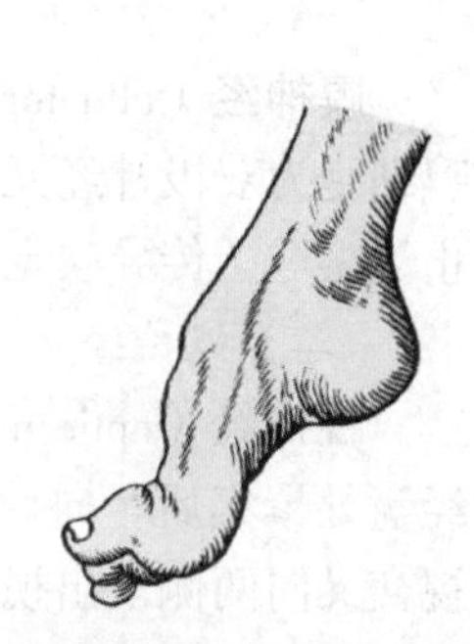

图2-1-68 马蹄内翻足

二、脑神经

脑神经(cranial nerves)是与脑相连的周围神经(图2-1-69),共12对,根据脑神经与脑连接的部位,按从上至下的顺序用罗马数字表示。各对脑神经中所含纤维成分不尽相同,所有脑神经中的纤维成分按其性质可分为以下4种:①躯体感觉纤维;②内脏感觉纤维;③躯体运动纤维;④内脏运动纤维。每对脑神经内所含神经纤维的种类及数量不同。根据脑神经所含纤维性质的不同,将脑神经分为:①感觉性神经:第Ⅰ、Ⅱ、Ⅷ对脑神经;②运动性神经:第Ⅲ、Ⅳ、Ⅵ、Ⅺ、Ⅻ对脑神经;③混合性神经:第Ⅴ、Ⅶ、Ⅸ、Ⅹ对脑神经。

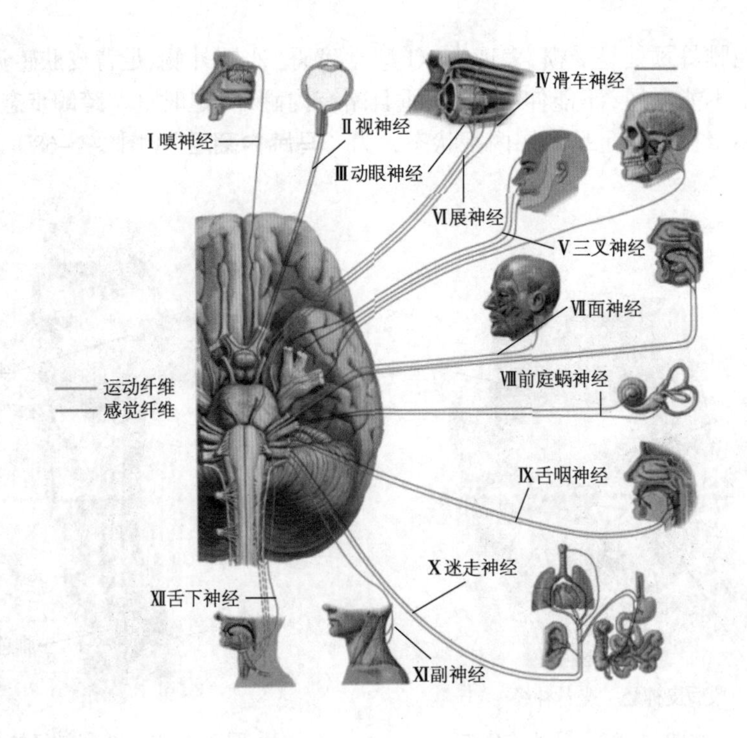

图2-1-69　脑神经示意图

（一）嗅神经

嗅神经（olfactory nerve）为感觉性神经，起自上鼻甲及相对的鼻中隔黏膜内的嗅细胞。嗅细胞为双极神经元，其周围突分布于嗅黏膜上皮，中枢突集成20多条嗅丝，上穿筛孔入颅，止于嗅球，传导嗅觉。颅前窝骨折累及筛板时可伤及嗅丝，引起嗅觉障碍（图2-1-70）。

（二）视神经

视神经（optic nerve）为感觉性神经，传导视觉冲动，由视网膜内的节细胞轴突在视神经盘处聚集后，向后穿出巩膜构成。视神经穿视神经管入颅腔，在垂体前上方形成视交叉。视交叉向两侧发出视束，绕中脑的大脑脚止于间脑的外侧膝状体（图2-1-71）。

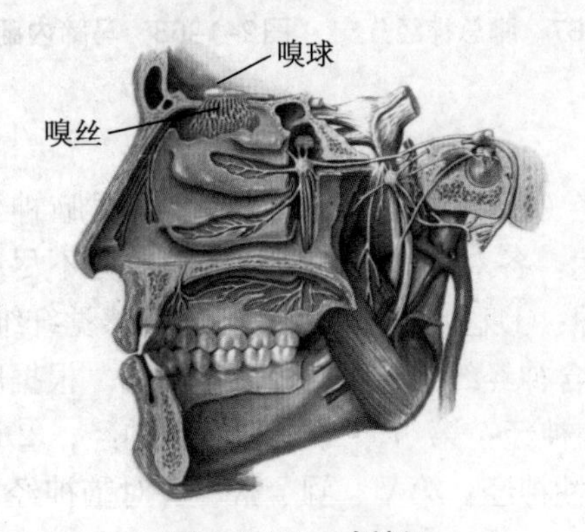

图2-1-70　嗅神经

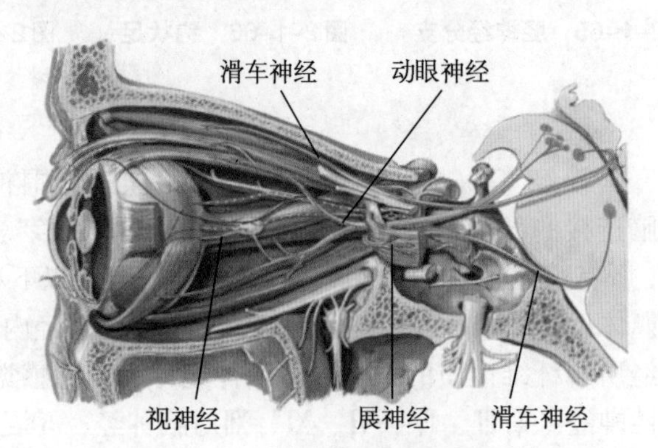

图2-1-71　眶内神经侧面观

（三）动眼神经

动眼神经（oculomotor nerve）为运动性神经，含有动眼神经核发出的躯体运动纤维和动眼神经副核发出的内脏运动纤维（副交感纤维）。两种纤维合并成动眼神经后，经眶上裂进入眶。躯体运动纤维支配提上睑肌、上直肌、下直肌、内直肌和下斜肌。而内脏运动纤维进入睫状神经节内交换神经元后，节后纤维进入眼球，分布于瞳孔括约肌及睫状肌，参与调节瞳孔对光反射和晶状体的屈度。动眼神经损伤时，可出现上睑下垂、眼外斜视、瞳孔散大和瞳孔对光反射消失等症状（见图2–1–71）。

（四）滑车神经

滑车神经（trochlear nerve）为躯体运动性神经，由中脑滑车神经核发出的躯体运动纤维组成，也是所有与脑干相连的脑神经中唯一从脑干背面出脑的神经。滑车神经于中脑背侧下丘下方出脑，绕过大脑脚外侧向前行，经海绵窦外侧壁及眶上裂入眶，支配上斜肌（见图2–1–71）。

（五）三叉神经

三叉神经（trigeminal nerve）为最粗大的脑神经，属混合性神经。它们分别组成感觉根和运动根。三叉神经躯体感觉纤维的细胞体位于**三叉神经节**，其中枢突组成粗大的感觉根，周围突组成三叉神经3大分支，即**眼神经、上颌神经和下颌神经**。细小的三叉神经运动根位于感觉根下内侧，后并入下颌神经（图2–1–72）。

1. **眼神经**　仅含躯体感觉纤维，穿海绵窦外侧壁，经眶上裂入眶内。眼神经分支分布于眼球、结膜、泪腺、上睑和额顶部皮肤等。

2. **上颌神经**　与眼神经一样，仅含躯体感觉纤维，经圆孔出颅。上颌神经分支分布于口鼻黏膜、上颌牙齿和眼裂与口裂之间的皮肤，另在颅内还发出脑膜支，分布于部分颅中窝的硬脑膜和小脑幕等。

3. **下颌神经**　为混合性神经，是三叉神经3大分支中最大的一支，含躯体感觉纤维和躯体运动纤维。下颌神经穿卵圆孔出颅后即发出肌支支配咀嚼肌，其他分支基本由感觉纤维组成，主要分布于下颌牙齿、舌前2/3和口底黏膜、口裂以下和耳颞区的皮肤（图2–1–72）。

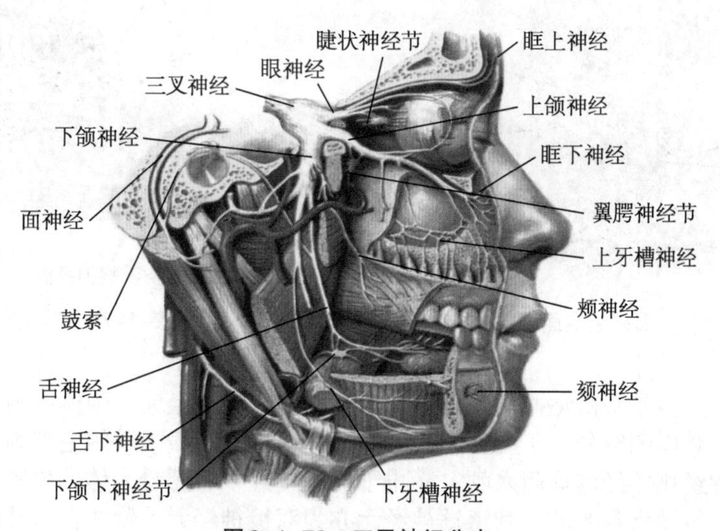

图2–1–72　三叉神经分支

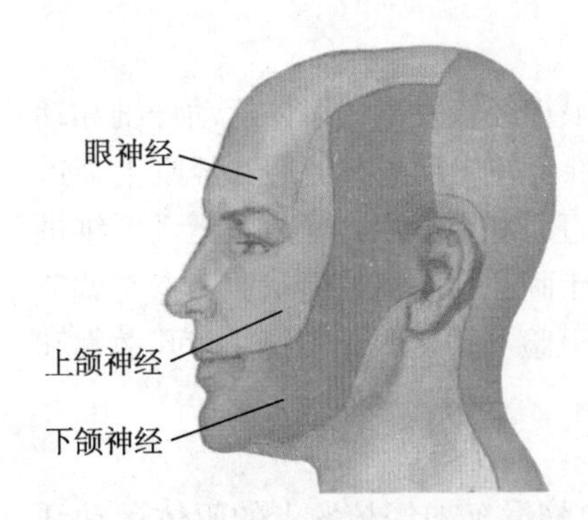

图2-1-73　三叉神经皮肤分布示意图

三叉神经在头、面部的感觉分布范围大致如下（图2-1-73）：一侧三叉神经损伤时，可出现患侧头面部皮肤及眼、口、鼻腔黏膜的一般感觉丧失；角膜反射消失；患侧咀嚼肌瘫痪，张口时下颌偏向患侧。临床上三叉神经痛可发生在三叉神经任何一支，疼痛波及范围与该支皮肤分布区一致。当压迫眶上孔、眶下孔或颏孔时，可加剧或诱发患支分布区的疼痛。

（六）展神经

展神经（abducent nerve）为躯体运动性神经，由始于桥脑展神经核的躯体运动纤维组成，穿海绵窦及眶上裂入眶，支配外直肌。展神经损伤可致外直肌瘫痪，患侧眼球不能转向外侧，出现内斜视（见图2-1-71）。

（七）面神经

面神经（facial nerve）为混合性神经，主要纤维成分为：①躯体运动纤维，为面神经的主要成分，支配面肌运动。②内脏运动纤维，属副交感节前纤维，在相关神经节换元后发出的节后纤维控制泪腺、下颌下腺、舌下腺、及鼻和腭黏膜腺的分泌。③内脏感觉纤维，分布于舌前2/3黏膜的味蕾，司味觉。另外，面神经还含有躯体感觉纤维，分布于耳部皮肤。面神经经内耳道入面神经管内，出茎乳孔后向前穿过腮腺到达面部。面神经行程较长，因损伤部位不同，可出现不同的临床表现：①面神经管外损伤：主要是患侧面肌瘫痪，口角歪向健侧，鼻唇沟变平，不能鼓腮，额纹消失，不能闭眼，不能皱眉；②面神经管内损害：除面神经管外损伤的表现外，还可出现患侧泪腺、舌下腺及下颌下腺分泌障碍，舌前2/3味觉障碍，以及听觉过敏等现象（图2-1-74）。

（八）前庭蜗神经

前庭蜗神经（vestibulocochlear nerve）亦称位听神经，为躯体感觉性神经，包括前庭神经和蜗神经（图2-1-75）。

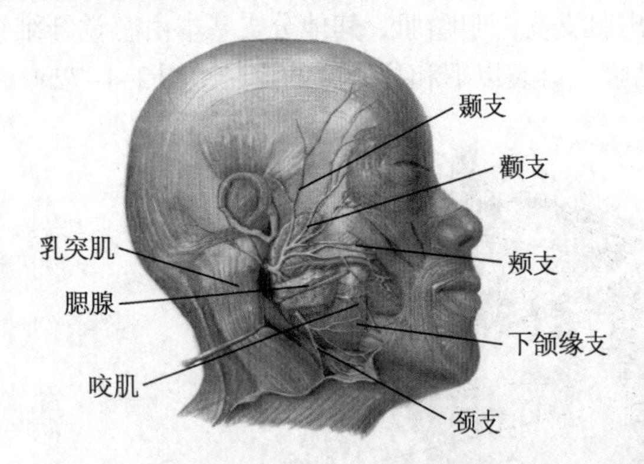

图2-1-74　面神经在面部的分支

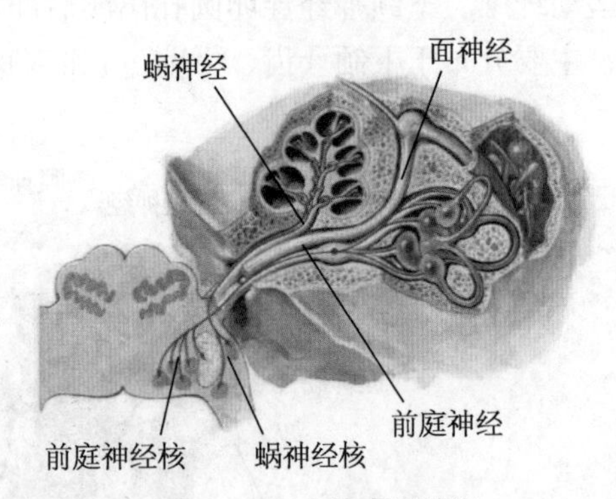

图2-1-75　前庭蜗神经

1. **前庭神经**　传导平衡觉冲动。其感觉神经元为双极神经元，胞体在内耳道底附近聚集成前庭神经节。其周围突分布于内耳的椭圆囊斑、球囊斑和壶腹嵴的毛细胞；中枢突组成前庭神经，与蜗神经相伴经内耳门入颅，终止于前庭神经核，感受人体的位置平衡。

2. **蜗神经**　传导听觉冲动。其感觉神经元亦为双极神经元，胞体在内耳的蜗轴内聚集成蜗神经节，其周围突分布于内耳螺旋器的毛细胞；中枢突在内耳道汇聚成蜗神经，在面神经外侧与前庭神经伴行入脑干，终止于蜗神经核，感受听觉。

（九）舌咽神经

舌咽神经（glossopharyngeal nerve）为混合性神经，经颈静脉孔出颅，先在颈内动、静脉之间下行，然后呈弓形向前，经舌骨舌肌内侧达舌根。含有4种纤维：①躯体运动纤维，支配茎突咽肌；②躯体感觉纤维，分布于耳后皮肤；③副交感纤维，支配腮腺分泌；④内脏感觉纤维，传导舌后1/3处的味觉和其他内脏感觉冲动（图2–1–76）。

舌咽神经损伤可出现患侧舌后1/3味觉丧失，舌根与咽峡区痛觉消失，以及患侧咽肌肌力减弱。

（十）迷走神经

迷走神经（vagus nerve）为混合性神经，是行程最长、分布最广的脑神经。经颈静脉孔出颅，进入颈部后，行于颈动脉鞘内，经胸廓上口入胸腔后，左侧迷走神经在左颈总动脉和左锁骨下动脉之间下行，向下越过主动脉弓前方，继而在肺根后方下行至食管前面分出数小支，分别加入左肺丛、食管前丛，然后至食管下端汇合成迷走神经前干。右迷走神经经右锁骨下动脉前方，沿气管右侧下降，继在肺根后方下行至食管后面分出数支，参加右肺丛和食管后丛，然后至食管下端汇合成迷走神经后干。迷走神经前、后干随食管经膈的食管裂孔进入腹腔。迷走神经沿途发出许多分支。迷走神经含有4种纤维：①副交感纤维，在颈、胸、腹多种器官的壁旁或壁内交换神经元后，节后纤维支配这些器官的平滑肌、心肌收缩和腺体的分泌；②内脏感觉纤维，传导颈、胸、腹多种器官内脏感觉冲动；③躯体运动纤维，支配咽喉肌；④躯体感觉纤维，分布于硬脑膜、外耳道和耳郭皮肤（图2–1–77）。

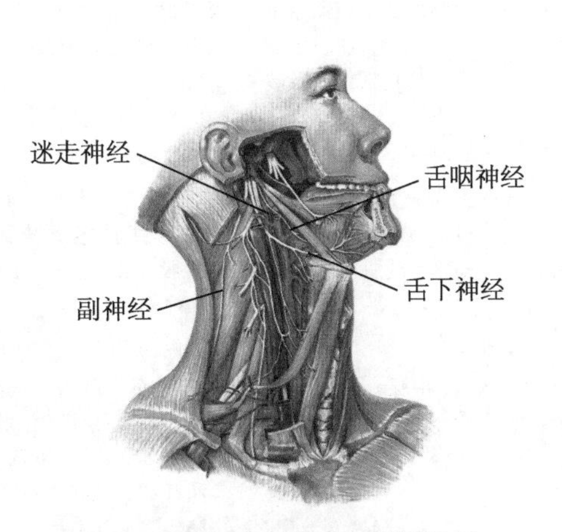

图2–1–76　舌咽神经和舌下神经

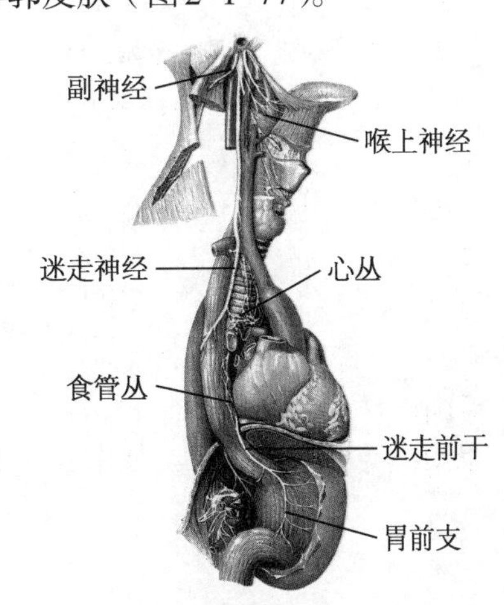

图2–1–77　迷走神经

迷走神经的分支包括：①**喉上神经**：感觉支分部于会厌、舌根、声门裂以上的黏膜；运动支支配环甲肌。②**喉返神经**：左喉返神经绕主动脉弓返身向上。右喉返神经绕右锁骨下动脉返身向上。感觉支分布于声门裂以下的黏膜。运动支支配除环甲肌以外的喉肌（图2–1–78）。

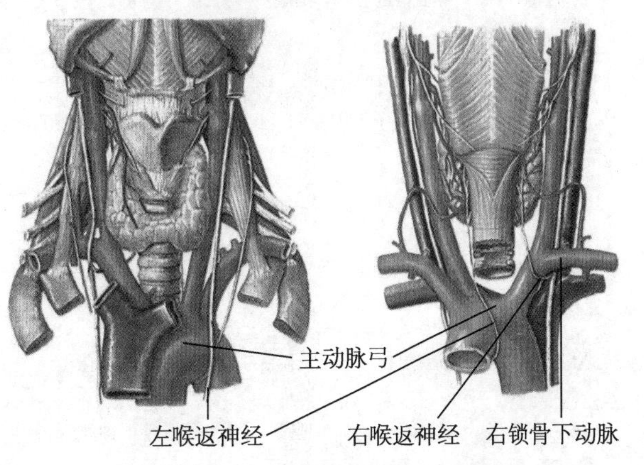

图2–1–78　迷走神经的喉返神经

（十一）副神经

副神经（accessory nerve）为躯体运

动性神经，由起于延髓疑核的颅根和颈部脊髓副神经核的脊髓根组成，均为躯体运动纤维，经颈静脉孔出颅，在经颈内动、静脉之间，向后外斜穿胸锁乳突肌，自胸锁乳突肌后缘上、中1/3交点附近离开该肌继续向下外走行，于斜方肌前缘中、下1/3交点处进入斜方肌深面，分支支配此两肌（见图2-1-76）。

副神经脊髓根损伤时，由于胸锁乳突肌瘫痪，可引起头和颈不能向患侧屈，脸不能转向对侧；由于斜方肌瘫痪，可致患侧不能耸肩。

（十二）舌下神经

舌下神经（hypoglossaI nerve）为躯体运动性神经，起自延髓的舌下神经核，经舌下神经管出颅，继而在颈内动、静脉之间下降到舌骨上方，呈弓形弯向前内进入舌内，分支分布于全部舌内肌和颏舌肌等大部分舌外肌（见图2-1-76）。

一侧舌下神经损伤时，患侧舌肌瘫痪，伸舌时舌尖偏向患侧。若瘫痪时间较长，可致患侧舌肌萎缩。

脑神经的名称、性质、连接脑及进出颅底的部位如表2-1-2所示。

表2-1-2　脑神经的名称、性质、连接脑及进出颅底的部位

顺序名称	性质	连接脑的部位	进出颅底的部位	主要分布范围	损伤后主要表现
Ⅰ 嗅神经	感觉性	端脑	筛孔	鼻腔嗅黏膜	嗅觉障碍
Ⅱ 视神经	感觉性	间脑	视神经管	视网膜	视觉障碍
Ⅲ 动眼神经	运动性	中脑	眶上裂	提上睑肌、上直肌、下直肌、内直肌、下斜肌、瞳孔括约肌及睫状肌	眼上睑下垂，眼外下斜视，瞳孔对光反射消失
Ⅳ 滑车神经	运动性	中脑	眶上裂	上斜肌	眼不能外下斜视
Ⅴ 三叉神经	混合性	桥脑	眼神经：眶上裂 上颌神经：圆孔 下颌神经：卵圆孔	头面部皮肤及眼、口、鼻腔黏膜，舌前2/3黏膜咀嚼肌	头面部皮肤及眼、口、鼻腔黏膜感觉障碍；角膜反射消失，咀嚼肌瘫痪
Ⅵ 展神经	运动性	桥脑	眶上裂	外直肌	眼内侧斜视
Ⅶ 面神经	混合性	桥脑	内耳门：茎乳孔	面肌、泪腺、下颌下腺、舌下腺、舌前2/3的味蕾	面肌瘫痪，口角歪向健侧，不能闭眼；泪腺、舌下腺及下颌下腺分泌障碍，舌前2/3味觉障碍
Ⅸ 舌咽神经	混合性	延髓	颈静脉孔	茎突咽肌、腮腺、咽壁、鼓室黏膜、舌后1/3、耳后皮肤	舌后1/3味觉丧失，咽部反射消失，以及患侧咽肌肌力减弱
Ⅹ 迷走神经	混合性	延髓	颈静脉孔	颈、胸、腹器官的平滑肌、心肌收缩和腺体分泌 颈、胸、腹多种器官内脏感觉 咽喉肌 硬脑膜、外耳道和耳廓皮肤	发音及吞咽困难 内脏运动，感觉及分泌障碍，心率加快，外耳道感觉障碍
Ⅺ 副神经	运动性	延髓	颈静脉孔	胸锁乳突肌、斜方肌	头和颈不能向同侧屈；不能耸肩
Ⅻ 舌下神经	运动性	延髓	舌下神经管	舌内肌	同侧舌肌瘫痪

第四节　内脏神经

内脏神经（visceral nerves）主要分布于内脏、心血管、平滑肌和腺体。内脏神经和躯体神经一样，按纤维性质可分为**内脏运动神经**和**内脏感觉神经**。内脏运动神经支配平滑肌、心肌收缩和腺体的分泌，以控制和调节新陈代谢活动，通常不受意志支配，故又称**自主神经**（autonomic nerve）或**植物性神经**（vegetative nerve）。内脏感觉神经则将内脏、心血管等处感受器的刺激传入各级中枢，也可至大脑皮质，刺激信息经中枢整合后，通过反射调节这些器官的活动，从而维持机体内、外环境的平衡。

一、内脏运动神经

内脏运动神经（visceral motor nerve）和躯体运动神经在功能、形态结构及分布范围等方面有很大差异，比较如下（表2-1-3）。

表2-1-3　内脏运动神经和躯体运动神经的区别

鉴别要点	躯体运动神经	内脏运动神经
支配器官	骨骼肌	心肌、平滑肌、腺体
自主性	受意识控制	不受意识控制
由中枢至支配器官神经元数量	1个	2个
周围神经节	无	内脏神经节
纤维成分	一种纤维	节前纤维、节后纤维
纤维种类	躯体运动纤维	交感纤维、副交感纤维

1. 支配的器官不同　躯体运动神经支配骨骼肌并受意志支配，而内脏运动神经支配平滑肌、心肌和腺体，在一定程度上不受意志控制。

2. 神经元的位置和数目不同　躯体运动神经低级中枢是位于脑干内的躯体运动神经核和脊髓灰质前角，而内脏运动神经低级中枢于脑干内的内脏运动神经核和脊髓第1胸段至第3腰段的侧角，以及脊髓第2~4骶段的骶副交感核。躯体运动神经自低级中枢至骨骼肌只有一个神经元，而内脏运动神经自低级中枢发出后，必须在内脏运动神经节（自主神经节）内交换神经元，由节内神经元发出的纤维才能到达支配器官。因此，内脏运动神经从低级中枢到达所支配的器官需经过两个神经元：第一个神经元称节前神经元，即低级中枢，胞体位于脑干或脊髓内，其轴突称节前纤维；第二个神经元称节后神经元，胞体位于内脏运动神经节内，其轴突称节后纤维。

3. 纤维成分不同　躯体运动神经只有一种纤维成分，而内脏运动神经则有交感和副交感两种纤维成分，多数内脏器官同时接受该两种神经纤维的双重支配（图2-1-79）。

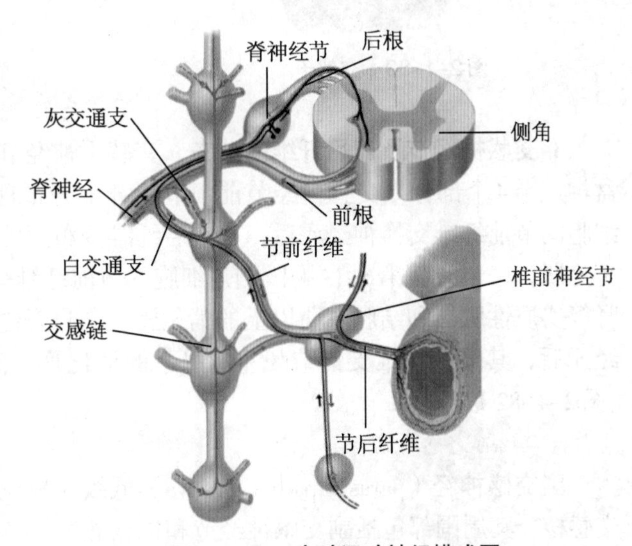

图2-1-79　内脏运动神经模式图

内脏运动神经根据其形态结构、生理及药理特点的不同，分为交感神经和副交感神经两个部分。

（一）交感神经

交感神经（sympathetic nerve）的低级中枢位于脊髓T_1~L_3的侧角。其周围部包括交感神经节和交感干、神经及神经丛等。

1. **交感神经节** 因位置不同，分为椎旁节和椎前节。

（1）**椎旁节**：又称交感干神经节位于脊柱两侧，每侧总数为19~24个，呈梭形或多角形，由大小不等的多极神经元组成（图2-1-80）。

（2）**椎前节**：位于腹部脊柱前方、腹主动脉同名脏支的根部周围，呈不规则的团块状，包括腹腔神经节、主动脉肾节、肠系膜上神经节和肠系膜下神经节等（图2-1-81）。

2. **交感干**（sympathetic trunk） 位于脊柱两侧，由交感干神经节和连接这些神经节的节间支组成，左、右各1条，呈串珠状。交感干上至颅底，下达尾骨前方，两干下端在尾骨前方合并于单一的奇神经节（图2-1-80）。

每一个交感干神经节借交通支与相应脊神经相连。交通支有白交通支和灰交通支两种。白交通支是由脊髓侧角细胞发出的具有髓鞘的节前纤维。脊神经前根、脊神经经白交通支进入交感干神经节。灰交通支是由椎旁节内的神经元发出的返至脊神经的节后纤维。

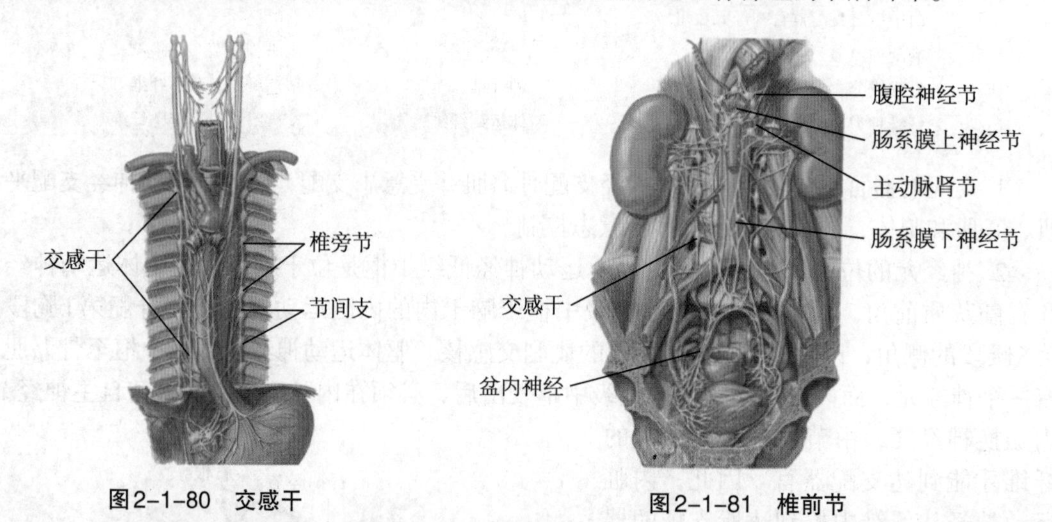

图2-1-80 交感干　　图2-1-81 椎前节

3. **交感神经节及节后纤维的分布** 交感干神经节根据所在位置不同，分为颈、胸、腰和盆神经节4个部分。交感神经节前、节后纤维分布有一定的规律：来自脊髓第1~5胸段侧角细胞的节前纤维交换神经元后，其节后纤维分布到头、颈、胸腔脏器和上肢的血管、汗腺和竖毛肌，来自脊髓第6~12胸段侧角细胞的节前纤维交换神经元后，其节后纤维支配肝、脾、肾等实质性脏器和结肠左曲以上的消化管；来自脊髓第1~3腰段侧角细胞的节前纤维交换神经元后，其节后纤维支配结肠左曲以下的消化管、盆腔脏器和下肢的血管、汗腺和竖毛肌（图2-1-82）。

（二）副交感神经

副交感神经（parasympathetic nerve）低级中枢位于脑干的内脏运动核和脊髓$S_{2\sim4}$骶的副交感核。其周围部包括副交感神经节和进出此节的节前纤维和节后纤维。副交感神经节多位于器官附近或器官壁内，故称**器官旁节**或**器官内节**（壁内节）。在颅部的器官旁节较大，肉眼可见，有睫状神经节、翼腭神经节、下颌下神经节及耳神经节等。其他器官旁节和壁内节一般均较小（图2–1–82）。

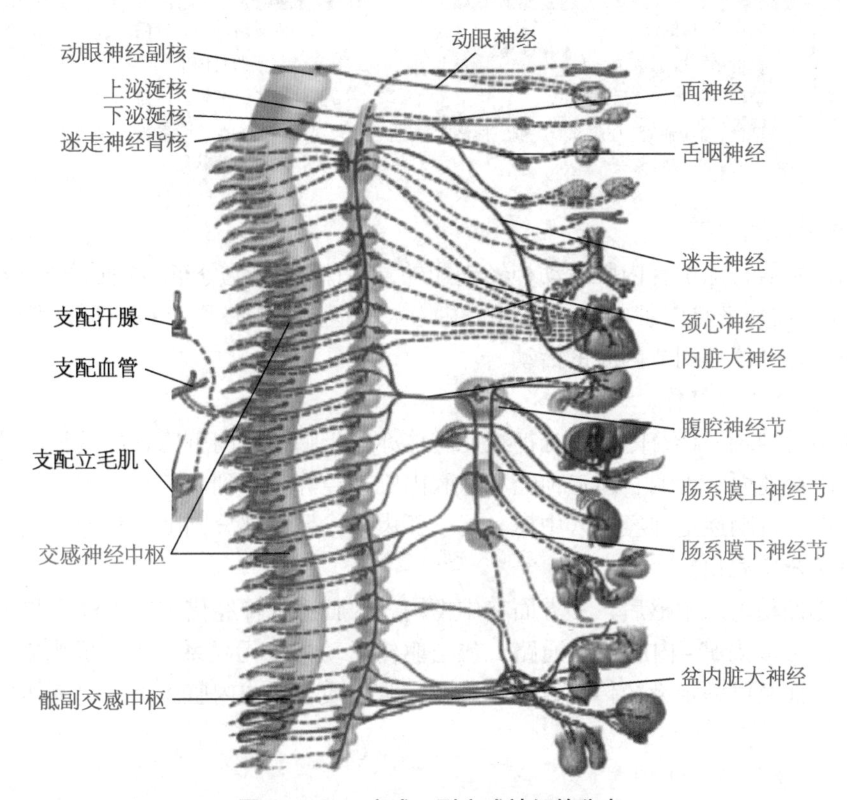

图2–1–82 交感、副交感神经的分布

1. 颅内副交感神经 其节前纤维行于第Ⅲ、Ⅶ、Ⅸ、Ⅹ对脑神经内。

（1）加入动眼神经：入眶后进入睫状神经节内交换神经元，其节后纤维支配瞳孔括约肌和睫状肌。

（2）加入面神经：一部分经至翼腭神经节交换神经元，其节后纤维分布于泪腺、鼻腔及腭部黏膜的腺体；另一部分节前纤维经鼓索加入舌神经，至下颌下神经节交换神经元，其节后纤维分布于下颌下腺、舌下腺。

（3）加入舌咽神经：经鼓室神经到鼓室丛，出鼓室进入耳神经节交换神经元，其节后纤维经耳颞神经分布于腮腺。

（4）加入迷走神经：分支到达颈、胸、腹脏器及结肠左曲以上消化管的器官旁节或壁内节交换神经元，其节后纤维分布于上述器官的心肌、平滑肌和腺体。

2. 骶部的副交感神经 由$S_{2\sim4}$的骶副交感核发出节前纤维，随骶神经出骶前孔，构成盆内脏神经，后加入盆丛，随盆丛分支分布到所支配脏器的器官旁节或壁内节交换神经元，其节后纤维支配结肠左曲以下的消化管及盆腔内脏的平滑肌和腺体。

（三）交感神经与副交感神经的比较

交感神经和副交感神经都是内脏运动神经，常共同支配一个器官，形成对内脏器官的双重神经支配。但在神经来源、形态结构、分布范围和功能方面，交感神经与副交感神经又有明显的区别（表2-1-4）。

表2-1-4　交感神经与副交感神经的区别

鉴别要点	交感神经	副交感神经
低级中枢位置	脊髓T_1~L_3的侧角	脑干的内脏运动核、脊髓S_{2-4}的骶副交感核
神经节位置	椎旁节和椎前节	器官旁节或器官内节
纤维特点	节前纤维短，节后纤维长	节前纤维长，节后纤维短
分布范围	广泛，全身血管、汗腺和竖毛肌、平滑肌、心肌、瞳孔开大肌	较局限，胸、腹；盆腔器官平滑肌；心肌和腺体；瞳孔括约肌及睫状肌

二、内脏感觉神经

人体的内脏器官除了有内脏运动神经支配外，还有感觉神经分布。内脏感觉神经（visceral sensory nerve）接受来自内脏的各种刺激，并传入中枢。而中枢则直接通过内脏运动神经调节或间接通过神经体液调节内脏的活动。

（一）内脏感觉神经传入通路

同躯体感觉神经一样，内脏感觉神经元胞体亦位于脑神经内脏感觉性的神经节或脊神经节内，其周围突随面、舌咽、迷走神经和盆腔内脏神经等分布到内脏器官和血管等；其中枢突一部分随面、舌咽迷走神经进入中枢，终于孤束核；另一部分则随交感和盆腔内脏神经进入脊髓，终于灰质后角。

内脏感觉冲动进入中枢后，一方面在中枢内，内脏感觉神经借中间神经元与内脏运动神经元联系，以形成内脏-内脏反射通路，或与躯体运动神经元联系，以形成内脏-躯体反射通路；另一方面经过一定途径传至背侧丘脑及大脑皮质，形成内脏感觉，但确切的通路尚不十分清楚。

（二）内脏感觉神经的特点

1. 痛阈较高　正常内脏活动一般不引起感觉，较强烈的内脏活动才能引起感觉。内脏对牵拉、膨胀和痉挛等刺激较敏感，而对切、割等刺激不敏感。

2. 弥散的内脏痛　内脏感觉传入途径较分散，即一个脏器的感觉纤维可经几个脊髓节段的脊神经传入中枢，而一条脊神经又包含几个脏器的感觉纤维。因此，内脏痛往往是弥散的，而且定位不准确。

第二章

神经系统生理

学习目标

◆ **学习目的**：通过学习本章内容，了解神经元间信息传递的一般规律，熟悉神经系统的感觉分析功能、躯体运动的调节功能和内脏活动的调节功能，为神经系统病理知识的学习奠定基础。

◆ **知识要求**：掌握经典的突触传递的原理和突触后神经元的电活动变化；特异性与非特异性投射系统及脑干网状结构上行激动系统；牵张反射类型及产生原理。熟悉中枢兴奋传布的特征；第一体表感觉区分布、投射规律；交感和副交感神经系统的功能；内脏痛与牵涉痛的特点或原因；小脑对运动功能的调节；大脑皮质主要运动区的功能特征。了解递质和受体的分类；下丘脑对内脏活动的调节；大脑皮质语言中枢；脑电图的波形和睡眠的类型。

◆ **能力要求**：初步学会人体腱反射的检查方法。

神经系统的主要功能是对体内各器官的活动进行调节，使其适应内外环境的变化，并使机体的活动协调统一。神经系统一般分为**中枢神经系统**（central nervous system）和**周围神经系统**（peripheral nervous system）两大部分。本章主要介绍中枢神经系统的生理功能。神经细胞是构成神经系统的结构和功能的基本单位。神经细胞之间依靠突触进行信息传递。神经系统对器官、系统进行调节的基本方式是反射。神经系统有感觉形成与感觉分析的功能，有对身体运动和内脏活动进行调节的功能，人类大脑还有区别于动物的高级功能（如语言功能）。

第一节　神经系统功能活动的基本原理

一、神经元和神经胶质细胞

神经元（neuron）和**神经胶质细胞**（neuroglia）是构成神经系统的主要细胞成分。

（一）神经元

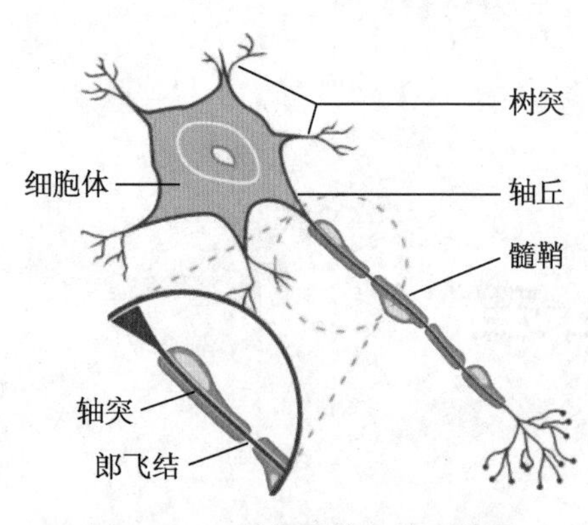

图2-2-1　神经元的结构示意图

1. 神经元的一般结构和功能　神经细胞又称为神经元，是构成神经系统结构和功能的基本单位。人类中枢神经系统内约含10^{11}个神经元，它由胞体和突起两部分组成（图2-2-1）。突起分为树突和轴突。一个神经元的树突数量很多，还有许多分支。胞体和树突在功能上主要是接受信息的传入，而一个神经元一般只有一个轴突，轴突的作用主要是传出信息。胞体发出轴突的部位常呈圆锥形，称为轴丘。轴突的外面包有髓鞘或神经膜，称为**神经纤维**（nerve fiber），它的基本功能是传导神经冲动。神经纤维的末端有许多分支，称为神经末梢。

神经元的主要功能是接受和传递信息。此外，有些神经元还能分泌激素，将神经信号转变为体液信号。

2. 神经纤维的功能和分类

（1）神经纤维的功能：神经纤维的主要功能是传导兴奋。在神经纤维上传导的兴奋或动作电位称为**神经冲动**。

神经纤维传导兴奋具有以下特征：①完整性，神经纤维只有在其结构和功能上都完整时才能传导兴奋；②绝缘性，一根神经干内含有许多神经纤维，但神经纤维传导兴奋时基本上互不干扰；③双向性，刺激神经纤维上任何一点，引起的兴奋可沿纤维向两端传播；④相对不疲劳性，连续电刺激神经纤维数小时，神经纤维始终能保持传导兴奋的能力，表现为不易发生疲劳。

神经纤维传导兴奋的速度：神经纤维的直径越粗传导速度越快。有髓神经纤维以跳跃式传导的方式传导兴奋，因而其传导速度远比无髓神经纤维快。温度在一定范围内升高也可加快传导速度。神经传导速度的测定有助于诊断神经纤维的疾病和估计神经损伤的预后。

拓展视野

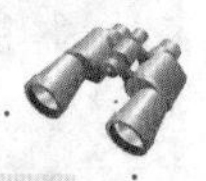

神经干细胞的研究和应用

传统观念认为哺乳动物的中枢神经再生仅限于胚胎时期和出生后早期，这意味着成年动物的神经细胞只能逐渐减少而不能被更新或代替。然而，近年来在成年动物和人体中发现脑室下结构和海马齿状回内有神经干细胞（NSC）存在，在脑损伤时可以移行至损伤部位实施修复。因此，科学家正在研究通过NSC移植替代死亡的神经细胞和修复神经系统的功能。NSC主要可以分化成神经元、星型胶质细胞和少突胶质细胞。目前，在鼠类和灵长类的动物模型中已积累了许多NSC移植治疗帕金森病、舞蹈病、脊髓损伤、缺血性脑血管病等中枢神经系统疾病的依据，结果证明神经替代和部分修复回路是可能的。因此，通过NSC移植治疗神经退行性病变有着广泛的应用前景。

（2）神经纤维的分类：

1）根据电生理学特性分类：由于混合神经干中不同神经纤维的传导速度不同，当刺激电极与记录电极之间的距离足够长时，记录的动作电位由多个潜伏期不同的波组成，而传导这些动作电位的神经纤维即分为A、B、C 3类纤维，其中的A类纤维又分为A_{α}、A_{β}、A_{γ}和A_{δ} 4类神经纤维。传出神经纤维多使用这种命名法。

2）根据纤维来源分类：用罗马数字将神经纤维命名为Ⅰ、Ⅱ、Ⅲ、Ⅳ四大类（表2-2-1），其中Ⅰ类纤维又分为$Ⅰ_{a}$和$Ⅰ_{b}$。传入神经纤维多使用这种命名法。

表2-2-1 用罗马数字命名的神经纤维分类

罗马数字命名	来 源	电生理学分类
$Ⅰ_{a}$	肌梭传入纤维	A_{α}
$Ⅰ_{b}$	腱器官传入纤维	A_{α}
Ⅱ	肌梭传入纤维，触、压、震动觉传入	A_{β}
Ⅲ	痛觉、温度觉、深压觉传入	A_{δ}
Ⅳ	痛觉、温度觉传入	C

3. 神经的营养性作用　神经末梢还经常释放某些营养性因子，持续地调整被支配组织的代谢活动，影响其结构、生化和生理的变化，这一作用称为神经的**营养性作用**。

（二）神经胶质细胞

神经胶质细胞是神经系统的重要组成部分，其数量为神经元的10~50倍。在中枢神经系统中，胶质细胞主要有星形胶质细胞、少突胶质细胞和小胶质细胞3类；在周围神经系统，胶质细胞主要有形成髓鞘的施万细胞和位于神经节内的卫星细胞等。神经胶质细胞除了对神经组织起着支持和修复作用以外，还在神经递质的代谢、稳定神经元的兴奋性和营养神经元等方面发挥重要的作用。

二、突触传递

突触传递是神经系统中信息交流的一种重要方式。一个神经元的轴突末梢与其他神经元的胞体或突起相接触形成的特殊结构称为**突触**（synapse）。

（一）经典的突触传递

1. 突触的基本结构　一个经典的突触由突触前膜、突触间隙和突触后膜3个部分组成（图2-2-2）。突触前膜内侧的轴浆内含有大量囊泡，内含高浓度的神经递质。在突触后膜上则存在着相应神经递质的特异性受体。突触前膜和后膜之间存在20~40 nm的间隙，称为突触间隙。

2. 突触的分类　根据突触接触的部位不同，可将经典的突触分为轴突-胞体式突触、轴突-树突式突触和轴突-轴突式突触3类（图2-2-3）。按突触传递产生的效应不同，可将突触分为兴奋性突触和抑制性突触两类。

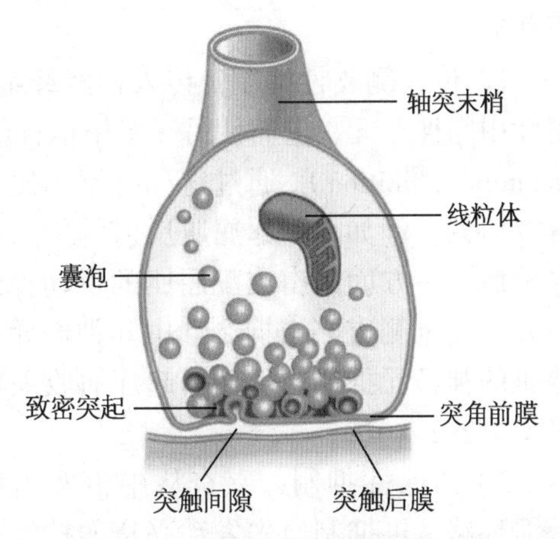

图2-2-2 经典突触的结构模式图

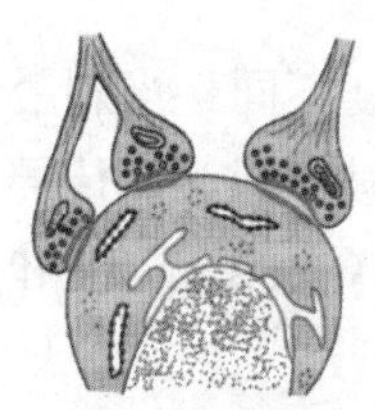

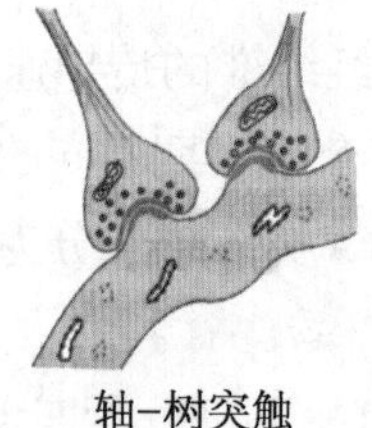

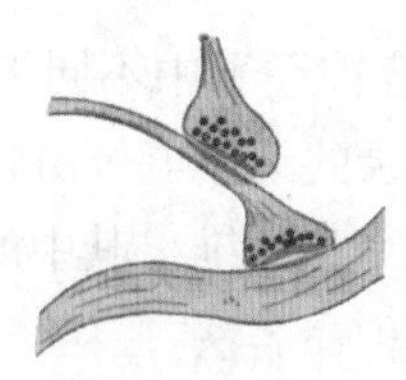

图2-2-3 不同类型的经典突触

3. 突触传递的过程 突触传递是指突触前神经元的信息传递到突触后神经元的过程。当突触前神经元兴奋时，突触前膜的去极化引起前膜上电压门控式 Ca^{2+} 通道开放，Ca^{2+} 进入突触前膜，促使突触囊泡和前膜接触、融合和胞裂，导致神经递质释放到突触间隙。递质经过扩散作用于突触后膜上的特异性受体，从而引起突触后膜上某些离子通道开放，导致突触后膜发生去极化或超极化的电位变化。这种由于突触后膜的膜电位变化所形成的局部电位称为**突触后电位**（postsynaptic potential）。释放入突触间隙的神经递质通过不同途径及时被清除，保证了突触部位信息传递的精确性。

4. 突触后膜的电位变化 由于突触前神经元释放不同的神经递质，突触后膜上分布着不同的受体。递质与受体结合后，可以引起突触后膜的去极化，也可以引起突触后膜的超极化，分别被称为兴奋性突触后电位和抑制性突触后电位。

（1）兴奋性突触后电位：某种兴奋性递质作用于突触后膜上的受体，提高后膜对 Na^+ 的通透性，从而导致突触后膜的去极化，这种电位变化称为**兴奋性突触后电位**（excitatory postsynaptic potential, EPSP）。中枢神经系统内最主要的兴奋性神经递质是谷氨酸。

（2）抑制性突触后电位：某种抑制性递质作用于突触后膜上的受体，使后膜上的 Cl^- 通道开放，Cl^- 内流，从而使突触后膜的膜电位发生超极化，这种电位变化称为**抑制性突触后电位**（inhibitory postsynaptic potential, IPSP）。γ-氨基丁酸和甘氨酸分别是脑和脊髓内重要的抑制性递质。

5. 突触后神经元的兴奋与抑制 突触后膜上电位改变的总趋势取决于同时产生的EPSP和IPSP的代数和。当总趋势为超极化时，突触后神经元表现为抑制；而当突触后膜去极化并达到阈电位水平时，即可爆发动作电位。中枢抑制根据产生机制的不同，可分为突**触后抑制**（postsynaptic inhibition）和**突触前抑制**（presynaptic inhibition）两种类型。

（1）突触后抑制：指通过突触后膜产生抑制性突触后电位而发生的抑制，其结构基础是环路中有抑制性中间神经元存在。根据神经元之间联系方式的不同，突触后抑制又分为以下两种类型。

1）传入侧支性抑制：传入神经纤维兴奋一个中枢神经元的同时，经侧支兴奋一个抑制性中间神经元，进而使另一个中枢神经元抑制，这种现象称为**传入侧支性抑制**（afferent collateral inhibition）。通过这种抑制，使传出效应得以协调。例如，引起屈肌反射的传入纤维进入脊髓后，一方面兴奋支配屈肌的运动神经元，另一方面通过侧支兴奋抑制性中间神经元，使支配伸肌的神经元抑制，从而引起屈肌收缩而伸肌舒张（图2-2-4）。

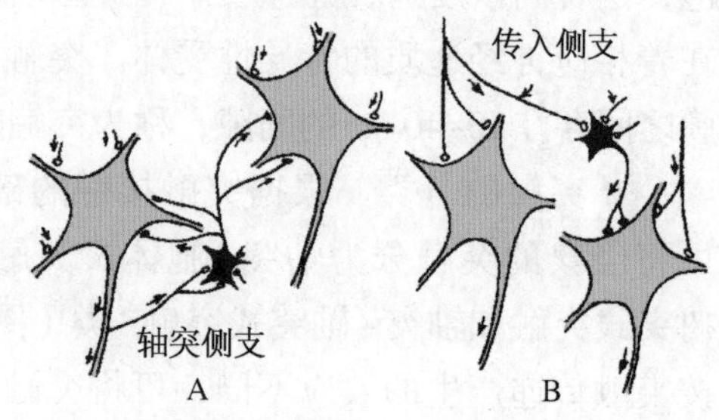

图2-2-4 两类突触后抑制

A. 回返性抑制；B. 传入侧支性抑制；黑色神经元代表抑制性神经元

2）回返性抑制：兴奋从中枢发出后，通过反馈环路，再抑制原先发动兴奋的神经元及同一中枢的其他神经元，这种现象称为**回返性抑制**（recurrent inhibition）。例如，脊髓前角运动神经元支配骨骼肌时，还发出侧支兴奋抑制性中间神经元闰绍细胞，其轴突返回与原先发放冲动的运动性神经元构成抑制性突触（见图2-2-4）。这是一种负反馈调节，其意义在于及时终止神经元的活动，使同一中枢内神经元之间的活动步调一致。

（2）突触前抑制：产生过程如图2-2-5所示，轴突A与轴突B构成轴突-轴突式突触，轴突A的末梢又与运动神经元C的胞体形成轴突-胞体式突触。当刺激轴突A时，可使神经元C产生兴奋性突触后电位。当刺激轴突B时，C运动神经元不产生反应。如果先刺激轴突B，在间隔一定时间后再刺激轴突A，则可使神经元C产生的兴奋性突触后电位减小。说明轴突B的活动能降低轴突A的兴奋作用。突触前抑制在控制外周的感觉传入中具有重要作用。

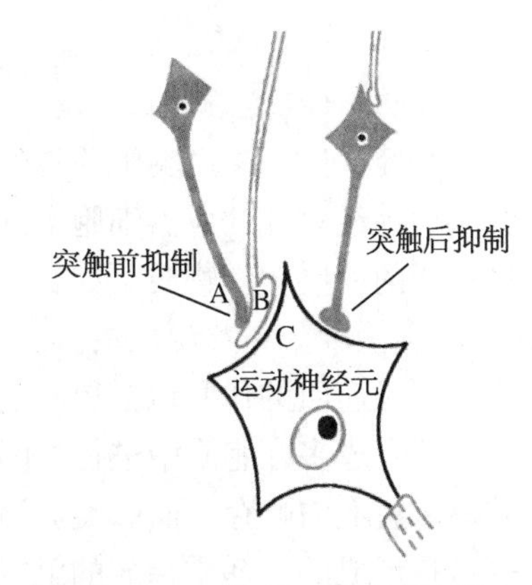

图2-2-5　突触后抑制与突触前抑制的结构基础

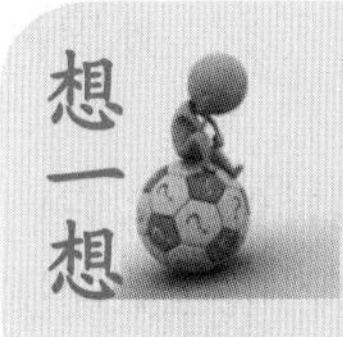

试比较一下突触后抑制和突触前抑制有何相同和不同之处？

（二）非突触性化学传递

非突触性化学传递（non-synaptic chemical transmission）指的是细胞间信息联系是通过化学递质，但并不是通过经典突触结构来实现。非突触性化学传递首先发现于交感神经节后神经元对平滑肌和心肌的支配作用中。肾上腺素能神经元的轴突末梢有许多分支，在分支上有串珠状的膨大结构，称为曲张体，曲张体内含高浓度去甲肾上腺素的囊泡。曲张体并不与效应器细胞形成经典的突触联系（图2-2-6）。当神经冲动到达曲张体时，去甲肾上腺素从曲张体释放出来，通过扩散与效应细胞膜上的受体结合，使效应细胞发生反应，从而实现细胞间的信息传递。

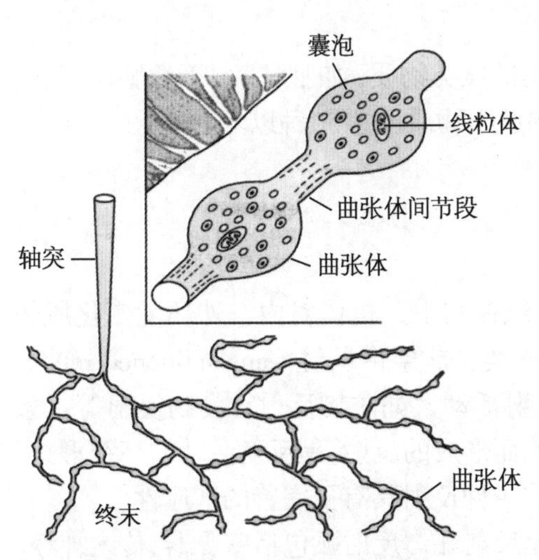

图2-2-6　非突触性化学传递

轴突终末部反复分支并形成许多曲张体

（三）电突触传递

电突触传递（electrical synaptic transmission）不属于化学性传递，而是一种电传递，其结构基础是缝隙连接。缝隙连接使两个神经元间的细胞膜接触部位特别紧密，它们的间隙只有2~3 nm。两层膜中有蛋白质形成的水相通过，允许带电离子通过。因此，电突触的功能是促进同类神经元的同步化活动。

三、神经递质

（一）神经递质的基本概念

神经递质是指由突触前神经元合成并在末梢处释放，经突触间隙扩散，特异性地作用于突触后神经元或效应器细胞上的受体，起到在神经元之间或神经元与效应器细胞之间传递信息作用的一些化学物质。如交感神经节后神经纤维末梢释放的神经递质去甲肾上腺素。

（二）神经递质的代谢

神经递质的代谢包括递质的合成、贮存、释放、清除及再利用等步骤。乙酰胆碱和胺类递质的合成多在胞质中进行，因为胞质中存在合成递质的原料和有关酶系。合成的神经递质被摄入囊泡内贮存。而肽类递质的合成是在基因调控下，通过核糖体的翻译和翻译后的加工等过程形成的。递质释放的触发因素是Ca^{2+}的内流使突触小体内Ca^{2+}浓度升高。递质作用于受体并产生效应后便迅速被清除。清除的机制包括被酶水解，吸收回血液，被神经末梢再摄取。递质的迅速失活和被清除，对保证神经元之间或神经元与效应器细胞之间信息的正常传递有重要意义。

（三）主要的中枢神经递质

按递质存在部位的不同，神经递质可分为外周神经递质和中枢神经递质两大类。外周神经递质详见第二篇第二章第四节，这里简要介绍几种类型的中枢神经递质。

1. 乙酰胆碱　在中枢神经系统，以乙酰胆碱作为递质的神经元称为胆碱能神经元。它们在中枢的分布极为广泛，如脊髓、脑干网状结构、纹状体、边缘系统等处都有乙酰胆碱递质存在。其功能与感觉、运动、学习记忆等活动有关。

2. 胺类　胺类递质包括多巴胺、去甲肾上腺素、肾上腺素、5-羟色胺和组胺等。脑内的多巴胺主要由黑质的神经元产生。以去甲肾上腺素为递质的神经元称为去甲肾上腺素能神经元，其胞体主要位于低位脑干，功能与觉醒、睡眠、情绪活动有关。以肾上腺素为递质的神经元称为肾上腺素能神经元，其胞体主要分布在延髓，功能则主要参与心血管活动的调节。5-羟色胺能神经元比较集中分布于低位脑干的中缝核内，与镇痛、睡眠和自主神经功能等活动有关。

3. 氨基酸类　主要有谷氨酸、门冬氨酸、γ-氨基丁酸和甘氨酸，前两种为兴奋性递质，而后两种为抑制性递质。

4. 肽类　**神经肽**是指分布于神经系统起递质作用的肽类物质，如脑啡肽、下丘脑调节肽、脑-肠肽等。在神经系统内已发现的具有药理活性的肽类物质已达50种以上。

四、反射活动的基本规律

反射是神经调节的基本方式。

（一）反射与反射弧

1. 反射的概念和分类　反射是指在中枢神经系统参与下，机体对内、外环境变化所作出的规律性应答。反射分为非条件反射和条件反射两类。**非条件反射**（unconditioned reflex）是指生来就有、数量有限、形式较固定和低级的反射活动，如防御反射、食物反射等。**条件反射**（conditioned reflex）是指通过后天学习和训练而形成的反射，是反射活动的高级形式，是在非条件反射的基础上建立起来的。条件反射比非条件反射具有更完善的适应性。

2. 反射弧的组成　反射的结构基础和基本单位是反射弧。反射弧包括感受器、传入神经、神经中枢、传出神经和效应器5个组成部分（图2-2-7）。

3. 反射的中枢控制　中枢是反射弧的控制部位，在中枢只经过1次传递的反射称为**单突触反射**（monosynaptic reflex），体内唯一的单突触反射是腱反射。在中枢经过多次突触传递的反射则称为**多突触反射**（polysynaptic reflex）。人体的大部分反射都属于多突触反射。传入冲动进入脊髓或脑干后，除在同一水平与传出部分发生联系外，还有上行冲动传到更高级的中枢部位进一步整合。因此，反射活动既有初级水平的整合活动，也有较高级水平的整合活动。通过多级水平的整合，反射活动将更具有复杂性和适应性。

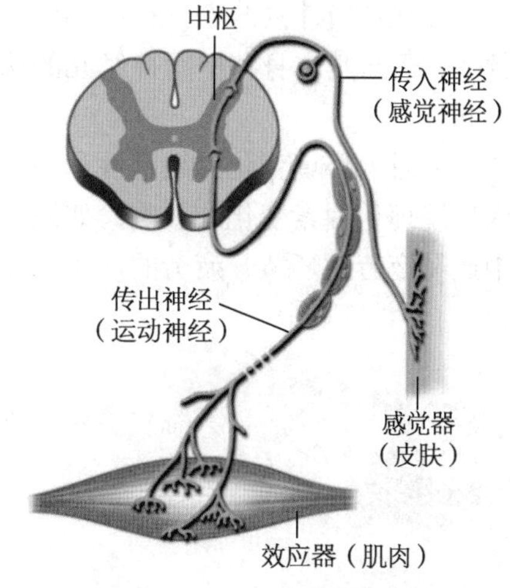

图2-2-7　反射弧示意图

（二）中枢神经元的联系方式

在多突触反射中，中枢神经元之间存在多种多样的联系方式，归纳如下（图2-2-8）。

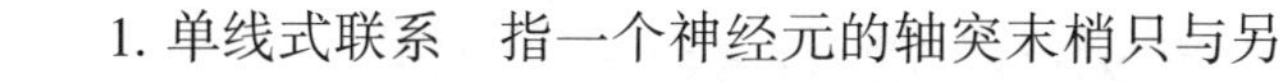

1. 单线式联系　指一个神经元的轴突末梢只与另一个神经元建立突触联系。这种联系方式是感觉信号点对点传递的结构基础，有利于大脑产生精细的感觉。

2. 辐散式联系　是指一个神经元的轴突可以通过分支与其他许多神经元建立突触联系。这种联系在感觉传入通路上多见，通过辐散式联系，传入神经的信息可扩布到许多神经元，使这些神经元同时发生兴奋或抑制。

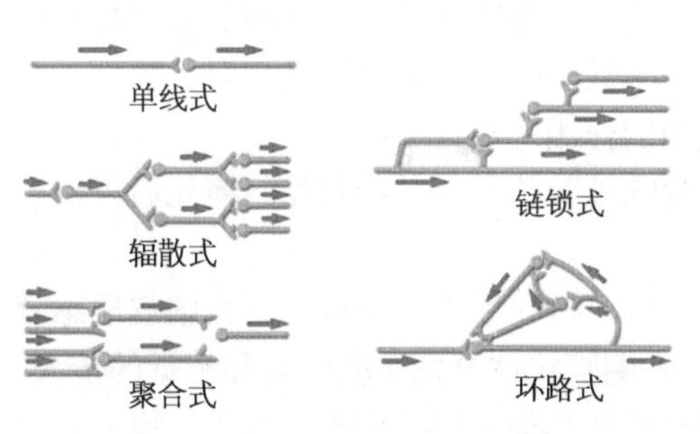

图2-2-8　中枢神经元的联系方式

3. 聚合式联系　是指一个神经元的胞体和树突可以接受来自许多神经元的突触联系，这种联系在传出通路上多见。它可使许多神经元的作用在同一个神经元上发生总和，因此它是中枢总和功能的结构基础。

4. 链锁式联系　是指神经元通过其发出的侧支直接或间接地与许多其他神经元联系，它在空间上扩大了信号的作用范围。

5. 环路联系　是指一个神经元与中间神经元发生突触联系，中间神经元反过来间接地再作用到该神经元。因此在此反射过程中，当传入刺激停止后，传出神经仍可在一定时间内发放神经冲动，使反射动作持续一段时间，这种现象称为**后放**（after discharge）。

（三）中枢兴奋传递的特征

1. 单向传递　神经冲动通过突触时，只能由突触前神经元向突触后神经元方向传递，因为只有突触前膜才能释放神经递质。由于突触的单向传递，中枢神经系统内冲动的传递也有一定的方向，即由传入神经元传向中间神经元，再传向传出神经元。

2. 中枢延搁　兴奋通过一个突触所需的时间为0.3~0.5 ms，这与在相同长度的神经纤维上传导兴奋的时间相比要长的多，称为中枢延搁。反射过程中通过的突触数目越多，中枢延搁所耗去的时间就越长。

3. 总和现象　突触后膜电活动属于局部电位，其兴奋和抑制都可以产生总和现象，包括时间总和和空间总和。

4. 兴奋节律的改变　在中枢传递过程中，传出神经元的放电频率不仅取决于传入冲动的频率，还与其本身和中间神经元的功能状态有关。因此传入神经和传出神经的放电频率往往不同。

5. 对内环境变化的敏感性和易疲劳性　突触间隙处于细胞外液部位，突触传递过程易受内环境理化因素变化的影响，如缺氧、麻醉药等均可影响突触的传递。突触部位也是反射弧中最易疲劳的环节，疲劳的产生可能与突触前膜内递质的耗竭有关。

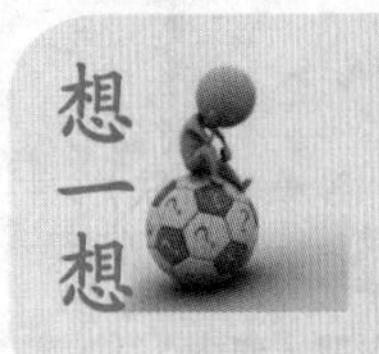

兴奋在神经纤维上的传导和在神经元之间的传递有何不同？

第二节　神经系统的感觉分析功能

机体通过感觉认识外部世界和感受体内变化。

一、感觉传导通路

躯体感觉的形成一般经过3级神经元的接替：第一级神经元的胞体在感觉神经节；第二级神经元的胞体在脊髓后角或延髓感觉核；第三级神经元的胞体在丘脑。丘脑发出的特异投射系统将感觉信息投射到大脑皮质感觉区，形成特定感觉。感觉传导通路已在第二篇第一章第二节中详细描述，下面主要介绍丘脑在感觉形成中的作用。

1. 丘脑的核团　丘脑是机体各种感觉通路（嗅觉除外）传导的总接替站，换元后再投射到大脑皮质。丘脑的核团大致分为3类。

（1）第一类细胞群：它们接受第二级感觉投射纤维，换元后进一步投射到大脑皮质感觉区，称为感觉接替核。如后腹核接受感觉纤维；内、外侧膝状体分别接受听觉和视觉的传入。

（2）第二类细胞群：它们接受来自丘脑感觉接替核和其他皮层下中枢的纤维，换元后投射到大脑皮质的特定区域，称联络核（如丘脑前核）。

（3）第三类细胞群：靠近丘脑的中线，主要是髓板内核群。这些核群可以间接地通过多突触换元后，弥散地投射到整个大脑皮质，起着维持和改变大脑皮质兴奋状态的作用。

2. 感觉投射系统　根据丘脑各部分向大脑皮质投射特征的不同，可把感觉投射系统分为两类，即特异投射系统和非特异投射系统。

（1）**特异投射系统**（specific projection system）：是指经丘脑的第一类细胞群投向大脑皮质的特定区域，具有点对点的投射关系，其功能是引起特定的感觉；第二类细胞群在结构上大部分也与大脑皮质有特定的投射关系，也可归入特异投射系统。一般认为，经典的感觉传导通路是由3级神经元的接替完成的。

（2）**非特异投射系统**（nonspecific projection system）：是指经典感觉传导通路的第二级感觉纤维经过脑干时发出许多侧支，与脑干网状结构内的神经元发生多突触联系，然后经丘脑的第三类细胞群弥散地投射到大脑皮质的广泛区域，因为该投射系统不具有点对点的投射关系，所以其本身不能单独形成特定感觉，其功能是维持或改变大脑皮质的兴奋性，使机体保持觉醒状态。

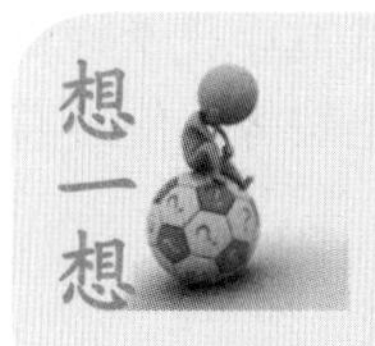

非特异投射系统和特异投射系统比较有何不同?

二、大脑皮质的感觉投射区

躯体感觉信息经特异投射系统投射到在脑皮质的特定区域，因此，大脑皮质是产生感觉的最高级中枢。

1. 体表感觉投射区　从丘脑的特异感觉核团的第三级神经元将感觉信息以点对点的方式特异地投射到大脑皮质的两个躯体感觉区，即第一感觉区和第二感觉区。

（1）第一感觉区：位于中央后回，称为第一感觉区。其投射规律为：① 投射纤维左右交叉，即躯体一侧传入冲动向对侧皮质投射，但头面部感觉的投射是双侧性的；②投射区域的大小与不同体表部位的感觉分辨精细程度有关，如感觉灵敏度高的拇指的皮质代表区大；③投射区域空间排列大体上是倒置的，然而头面部代表区内部的安排是正立的（图2–2–9）。

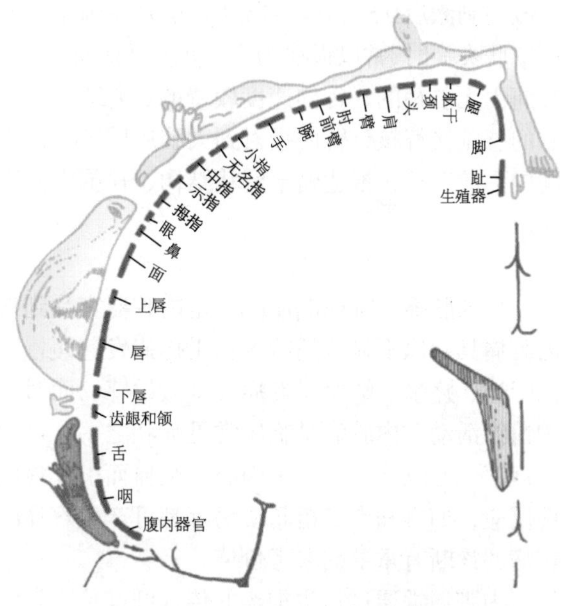

图2–2–9　人体大脑体表感觉投射区

（2）第二感觉区：位于脑的中央前回与岛叶之间。该投射区域的空间安排是正立和双侧的。人类的第二感觉区切除后，并不产生显著的感觉阻碍。

2. 本体感觉区　中央前回既是运动区又是本体感觉的投射区。

3. 内脏感觉投射区　内脏感觉主要是痛觉，其投射区混杂在体表感觉区中。

4. 视觉区　视觉投射区位于大脑半球枕叶距状裂的上下缘。左眼颞侧和右眼鼻侧视网膜的传入纤维投射到左侧枕叶皮质，而右眼颞侧和左眼鼻侧视网膜的传入纤维投射到右侧枕叶皮质。

5. 听觉投射区　听觉投射区位于颞叶的颞横回和颞上回。其投射是双侧性的，即一侧皮质投射区接受双侧耳蜗听觉感受器传来的冲动。

6. 嗅觉和味觉投射区　嗅觉的投射区位于边缘叶的前底部。味觉投射区在中央后回头面部感觉区的下侧。

三、痛觉

痛觉是人体受到伤害性刺激时产生的一种不愉快的感觉，通常伴有情绪变化和防卫反应。许多疾病都表现有疼痛现象，可作为机体受损害时的一种报警信号，但较长时间的剧烈疼痛又会对机体造成折磨和新的伤害。

（一）痛觉感受器

痛觉感受器是游离神经末梢。游离神经末梢直接与组织液接触，易于感受其中化学物质的刺激。各种刺激如果造成组织损伤时，都能产生致痛物质，如K^+、H^+、组胺等，使游离神经末梢去极化，神经冲动传入中枢引起痛觉。

（二）皮肤痛觉

当伤害性刺激作用于皮肤时，可先后引起两种痛觉。先出现的是**快痛**（fastpain），它是受到刺激后很快（大约0.1 s内）出现的尖锐的"刺痛"，特点是产生和消失迅速，定位明确。**慢痛**（slow pain）则是持续时间较长、伴有情绪反应以及心血管和呼吸活动改变的"烧灼痛"，一般在刺激后0.5~1.0 s后出现。伤害性刺激作用于皮肤时，一般先引起快痛，随后产生慢痛，而皮肤炎症时，常以慢痛为主。快痛由有髓鞘的、传导速度较快的$A_δ$类纤维传导，其痛阈较低；慢痛由无髓鞘的、传导速度较慢的C类纤维传导。痛觉有两条上行传导通路：一条是抵达丘脑的感觉接替核，转而投射到大脑皮质第一体表感觉区，引起定位明确的痛觉；另一条在脊髓内弥散上行，抵达脑干网状结构、丘脑内侧和边缘系统，引起定位不明确的慢痛及情绪反应。

（三）内脏痛和牵涉痛

1. **内脏痛**（visceral pain） 是内脏器官受到伤害性刺激时产生的疼痛感觉。和皮肤痛相比，内脏痛具有以下显著的特点：①疼痛发起缓慢，持续时间较长；②定位不清晰；③对于机械性牵拉、痉挛、缺血、炎症等刺激敏感，而对于切割、烧灼等刺激不敏感；④能引起不愉快的情绪活动。内脏痛是临床常见症状之一，可因各种原因引起疼痛，常见的有组织缺血和肌肉痉挛。心绞痛就是一个因心肌缺血而引起疼痛的典型案例。此外，各内脏组织的损伤和炎性反应，如胃和十二指肠溃疡等都可产生疼痛。了解疼痛的部位、性质和时间等规律对某些疾病的诊断有重要的参考价值。

内脏痛觉通过自主神经的传入纤维传入，沿着躯体感觉的同一通路上行，经脊髓丘脑束和感觉投射系统到达大脑皮质。

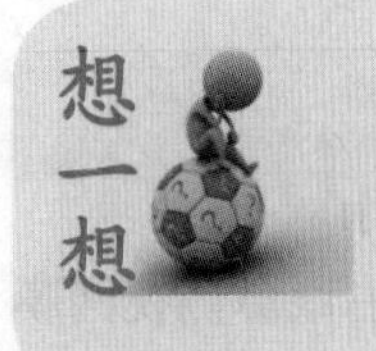

内脏痛和皮肤痛比较有哪些特点？

2. 牵涉痛 某些内脏疾病往往引起远隔的体表部位发生疼痛或痛觉过敏现象，称为**牵涉痛**（referred pain）。

从牵涉痛发生的解剖通路分析认为，可能是患病内脏的传入纤维与发生牵涉痛皮肤部位的传入纤维由同一后根进入脊髓后角，这些纤维可能与相同的后角神经元形成突触联系（会聚学说）。因为一般情况下，痛觉多来自体表，因而大脑误以为原本来自内脏的痛觉是来自体表，从而产生牵涉痛。另一种解释（易化学说）则认为来自内脏和躯体的传入纤维到达脊髓后角与更换神经元的部位很靠近，由内脏传来的痛觉冲动可提高邻近的躯体感觉神经元的兴奋性，从而对体表传入冲动产生易化作用，因而较弱的躯体传入冲动也能引起痛觉（图2-2-10）。目前，倾向于这两种观点对产生牵涉痛都发挥作用。

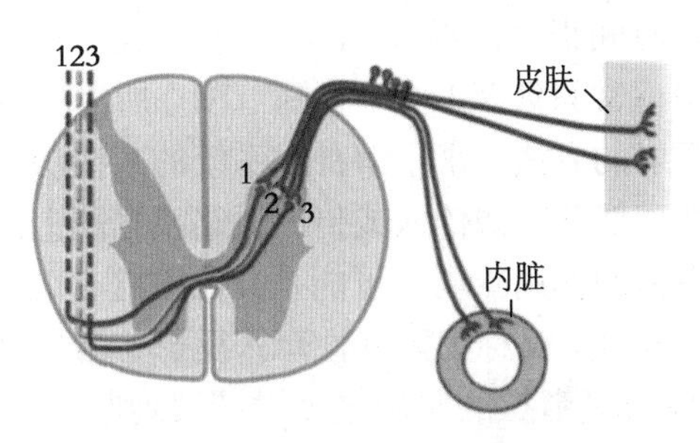

图2-2-10 牵涉痛产生机制示意图

1. 传导体表感觉的后角细胞；2. 传导体表和内脏感觉共用的后角细胞；3. 传导内脏感觉的后角细胞

拓展视野

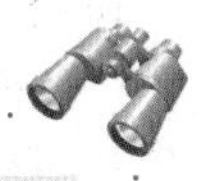

你知道哪些疾病常伴有牵涉痛吗

心绞痛时，可出现心前区和左上臂尺侧疼痛；胆囊炎时，可出现右肩胛部疼痛；阑尾炎时，初期可出现上腹部疼痛；胃溃疡时，可出现左上腹疼痛；肾结石时可引起腹股沟区疼痛。了解牵涉痛的部位，对诊断某些内脏疾病具有重要的参考价值。

第三节 神经系统对躯体运动的调节

任何躯体运动都是在神经系统的控制下进行的。神经系统对躯体运动的调节是在大脑皮质、基底神经节、小脑、脑干和脊髓等中枢神经系统控制下的复杂反射活动。

一、脊髓对躯体运动的调节

（一）脊髓的运动神经元和运动单位

脊髓是躯体运动调节中最基本的反射中枢。在脊髓的前角中存在大量运动神经元，包括 α 运动神经元和 γ 运动神经元，它们末梢释放的递质都是乙酰胆碱。α 运动神经元体积较大，主要支配骨骼肌的梭外肌。当一个 α 运动神经元兴奋时，可引起受支配的所有肌纤维收缩。一个 α 运动神经元及其所支配的全部肌纤维所组成的功能单位称为**运动单位**（motor unit）。γ 运动神经元体积较小，其轴突末梢主要支配骨骼肌的梭内肌，其收缩时可调节肌梭对牵张刺激的敏感性。

（二）牵张反射

1. 牵张反射的类型　骨骼肌受到外力牵拉而伸长时，可引起受牵拉的肌肉反射性收缩，此种反射称为**牵张反射**（stretch reflex）。依据牵拉速度和效应的不同，分为腱反射和肌紧张两种类型。

（1）**腱反射**（tendon reflex）：是指快速牵拉肌腱时发生的牵张反射，它表现为被牵拉肌肉迅速而明显地缩短。如膝反射，当膝关节半屈曲时，叩击髌骨下方的股四头肌肌腱，可使股四头肌发生快速的反射性收缩而发生伸小腿的动作。这些反射都是由叩击肌腱引起，统称为腱反射。腱反射的反射时间很短，约 0.7 ms，只够1次突触传递产生的时间延搁，故腱反射是单突触反射。它的中枢常只涉及1~2个脊髓节段，所以反应的范围仅限于受牵拉的肌肉。临床上常采用检查腱反射的方法，来了解神经系统的某些功能状态。如果腱反射减弱或消失，常提示该反射弧的某个部分，如传入或传出通路或脊髓中枢部分有损伤；而腱反射亢进，说明控制脊髓的高位中枢的作用减弱，可能是高位中枢有病变的指征。

（2）**肌紧张**（muscle tonus）：又称为紧张性牵张反射，指的是由缓慢而持续地牵拉肌腱所引起的牵张反射。它表现为受牵拉的肌肉轻度而持续地收缩，即维持肌肉的紧张性收缩状态，阻止肌肉被拉长。肌紧张是由肌肉中的肌纤维轮流收缩产生的，所以不易发生疲劳，产生的收缩力量也不大，不会引起躯体明显的位移。肌紧张的反射弧与腱反射相似，但它属于多突触反射。在人类，由于直立时的抗重力肌是伸肌，肌紧张主要表现在伸肌。肌紧张是维持姿势最基本的反射活动，也是其他姿势反射的基础。

2. 牵张反射的反射弧　牵张反射的感受器是肌肉中的肌梭，中枢主要在脊髓内，传入和传出纤维都包含在支配该肌肉的神经中，效应器就是该肌肉的肌纤维。因此，牵张反射反射弧的特点是感受器和效应器都在同一块肌肉中（图2-2-11）。肌梭是一种感受肌肉长度变化或牵拉刺激的梭形感受装置，属于本体感受器。其两端细小，中间膨大，外面有一层结缔组织膜，膜内含6~12根特殊的肌纤维，称为梭内肌纤维，而一般的肌纤维称为梭外肌纤维。肌梭附着于肌腱或梭外肌纤维上，与梭外肌纤维平行排列，呈并联关系。梭内肌纤维的收缩成分在两端，中间部分是感受装置，它们呈串联关系。肌梭的传入神经纤维有两种：一种是直径较粗的Ⅰ类纤维；另一种是直径较细的Ⅱ类纤维。两种纤维的传入信号都抵达脊髓前角的 α 运动神经元。

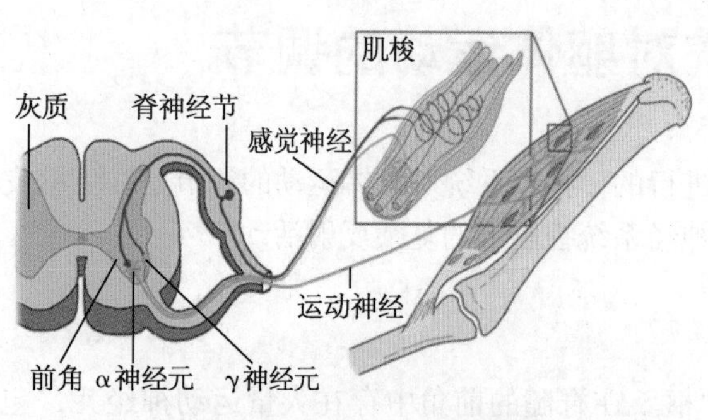

图2-2-11　牵张反射示意图

当梭外肌纤维被牵拉变长时，肌梭也被拉长，其中间部分的感受装置受到的刺激加强，传入冲动增加，反射性地引起同一肌肉收缩，产生牵张反射。图2-2-11显示 γ运动神经元支配梭内肌。当它兴奋时，可使梭内肌从两端收缩，中间部位的感受装置被牵拉从而提高肌梭的敏感性。因此，γ 运动神经元对调节牵张反射具有重要意义。

（三）屈反射和交叉伸肌反射

当肢体皮肤受到伤害性刺激时，可反射性引起受刺激一侧肢体的屈肌收缩，肢体屈曲，这种反射称为屈反射。屈反射使肢体离开伤害性刺激，具有保护性意义。如果受到的刺激很强，则在本侧肢体屈曲的同时，还会出现对侧肢体伸直的反射活动，称为**交叉伸肌反射**（crossed extensor reflex）。对侧肢体的伸直可以支持体重，维持躯体姿势，因此对侧伸肌反射是一种姿势反射。

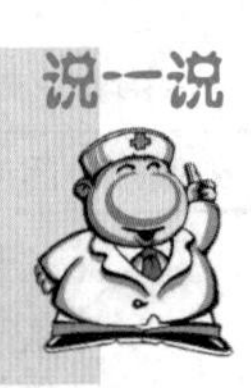

1. 肌紧张和腱反射的生理意义是什么？
2. 牵张反射是如何完成的？
3. 对侧伸肌反射有何生理意义？

二、脑干对肌紧张的调节

脑干对肌紧张有重要的调节作用。用电刺激动物脑干网状结构的不同区域，发现其中有加强肌紧张的区域称为易化区；另有抑制肌紧张的区域称为抑制区。脑干对肌紧张的调节主要是通过脑干网状结构易化区和抑制区的活动来实现的。

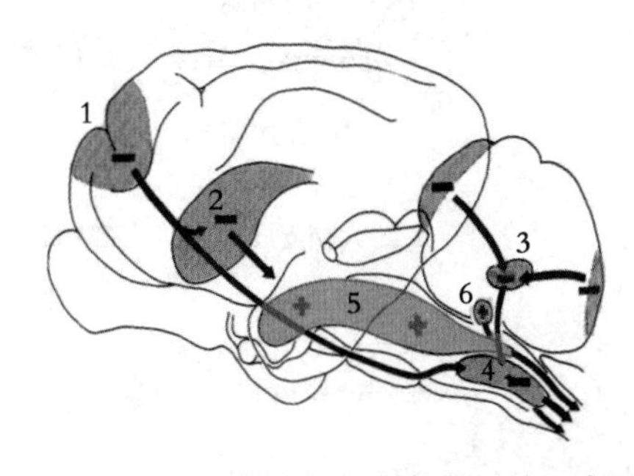

图2-2-12 肌紧张抑制和易化系统示意图

+：易化区；-：抑制区；1. 大脑皮质运动区；2. 纹状体；3. 小脑前叶蚓部；4. 延髓网状结构腹内侧；5. 中脑、桥脑及延髓腹外侧网状结构；6. 前庭核

1. 脑干网状结构易化区　脑干网状结构易化区的范围较广，分布于脑干中央区域，包括延髓网状结构的背外侧部分、桥脑的被盖、中脑的中央灰质及被盖（图2-2-12）。

脑干网状结构易化区的主要作用是加强伸肌的肌紧张和运动。它的活动比较强，并与延髓的前庭核、小脑前叶两侧部共同作用，以加强肌紧张。其作用途径是通过网状脊髓束向下与脊髓前角的 γ 运动神经元联系，使 γ 运动神经元传出冲动增加，梭内肌收缩，肌梭敏感性升高，从而增强肌紧张。另外，易化区对 α 运动神经元也有一定的易化作用。

2. 脑干网状结构抑制区　脑干网状结构抑制区的范围较小，位于延髓网状结构的腹内侧部分（图2-2-12）。它通过网状脊髓束经常抑制 γ 运动神经元，使肌梭敏感性降低，从而降低肌紧张。此外，大脑皮质运动区、纹状体、小脑前叶蚓部等处也有抑制肌紧张的作用。

正常情况下，肌紧张易化区和抑制区在一定水平上保持相对平衡，以维持正常的肌紧张。在动物实验中发现，如在中脑上、下丘之间切断脑干，此时动物会出现四肢伸直、头尾昂起、脊柱挺硬等主要是伸肌（抗重力肌）过度紧张的现象，称**去大脑僵直**。它的发生是因为切断了大脑皮质、纹状体等部位与脑干网状结构抑制区的功能联系，使抑制区活动减弱，而易化区活动相对地占优势，使伸肌紧张加强，引起僵直。当人类的脑干损伤时，也可以出现头后仰、上下肢僵硬、伸直等类似动物去大脑僵直的现象。

三、小脑对躯体运动的调节

小脑区分为前庭小脑、脊髓小脑和大脑小脑3个主要的功能部分（图2-2-13）。它们对躯体运动的调节功能主要表现在以下3个方面。

1. 维持身体平衡　这主要是前庭小脑的功能。前庭小脑主要由绒球小结叶构成，它与前庭器官和前庭神经核有密切联系。其维持身体平衡的反射途径为：前庭器官→前庭神经核→前庭小脑→前庭神经核→脊髓运动神经元→肌肉。临床观察第四脑室肿瘤的患者，由于压迫损伤绒球小结叶，可出现平衡功能严重失调，身体倾斜，站立困难，但其他随意运动仍能协调。可见，前庭小脑对身体平衡的维持具有重要作用（图2-2-13）。

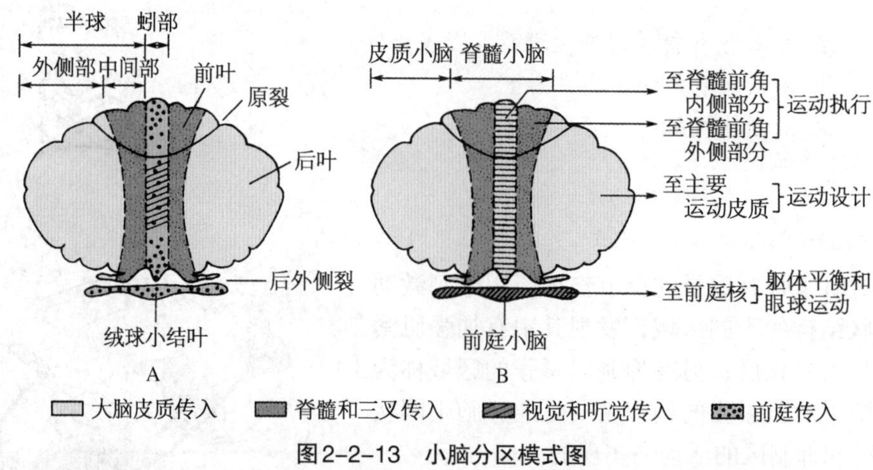

图2-2-13　小脑分区模式图

A. 小脑的分区：以原裂和后外侧裂可将小脑横向分为前叶、后叶和绒球小结叶3个部分，也可纵向分为蚓部、半球的中间部和外侧部3个部分；B. 小脑的功能分区（前庭小脑、脊髓小脑和皮质小脑）

2. 调节肌紧张　这主要是脊髓小脑的功能。脊髓小脑包括小脑前叶和后叶的中间带区，主要接受来自脊髓的本体感觉信息，也接受视觉、听觉等传入信息。小脑前叶与后叶的中间带区都参与肌紧张的调节，包括易化和抑制双重作用。在进化过程中，抑制肌紧张的作用逐渐减弱，而易化肌紧张的作用逐渐加强。因此，人类小脑损伤后，主要表现易化肌紧张作用减弱，造成肌无力等症状。

3. 协调随意运动　这主要是脊髓小脑后叶中间带及皮质小脑的功能。脊髓小脑后叶的中间带与大脑半球构成了与协调运动密切相关的环路联系。这种环路联系可以使随意动作的力量、方向等受到适当的控制，使动作稳定和准确。皮质小脑主要指小脑半球，为后叶的外侧部，它接受大脑皮质广大区域（感觉区、运动区、联络区）传来的信息，并与大脑形成反馈环路，因而皮质小脑主要与运动计划的形成及运动程序的编制有关。

人的各种精巧运动，就是通过大脑皮质与小脑不断进行联合活动、反复协调而逐步熟练起来的。人在学习一个新动作时，最初常常是粗糙而不协调的，这是因为小脑尚未发挥其协调功能。经过反复练习以后，通过大脑皮质与小脑之间不断进行的环路联系活动，小脑针对传入的运动信息及时纠正运动过程中出现的偏差，而贮存了一套运动程序。当大脑皮质要发动某项精巧运动时，可通过环路联系，从小脑中提取贮存的程序，再通过锥体系发动这项精巧运动，使骨骼肌活动协调、动作准确和熟练。临床上，小脑损伤的患者随意运动的力量、方向及准确度将发生变化，动作不是过度就是不及，步态蹒跚。这种小脑损伤后的动作协调障碍称为**小脑性共济失调**。

四、基底神经节对躯体运动功能的调节

基底神经节是指大脑基底部的一些核团，主要包括尾核和壳核（新纹状体）、苍白球（旧纹状体）。此外，丘脑底核、中脑的黑质和红核在结构和功能上与纹状体紧密相连，因此，也常在基底神经节中一并讨论。

纹状体是皮质下控制躯体运动的重要中枢，它与随意运动的稳定、肌紧张的控制、本体感觉传入信息的处理等都有关系。基底神经节损伤的临床表现可分为两大类：一类表现为运动过少而肌紧张增强，如**帕金森病**（Parkinson disease）；另一类表现为运动过多而肌紧张降

低，如**舞蹈病**（chorea）。

1. 帕金森病　主要症状是全身肌紧张增高、肌肉强直、随意运动减少、动作缓慢、面部表情呆板、常出现静止性震颤。**静止性震颤**（static tremor）是由于肢体的协同肌与拮抗肌发生连续的节律性的收缩与松弛所致。患者在安静状态或全身肌肉放松时出现，甚至表现更明显。典型表现是拇指与屈曲的示指间呈“搓丸样”震颤。帕金森病产生机制，目前认为，与患者中脑黑质发生病变有关。由黑质上行抵达纹状体的多巴胺递质系统的功能，在于抑制纹状体乙酰胆碱递质系统的活动。由于黑质病变，其多巴胺递质系统的功能受损，不能正常抑制纹状体内乙酰胆碱递质系统的活动，导致纹状体内乙酰胆碱递质系统的功能亢进，因而出现一系列帕金森病的症状。在临床上使用左旋多巴以增加多巴胺的合成，或应用M-型受体阻断剂，如阿托品，阻断胆碱能神经元的作用均对帕金森病有治疗作用。

2. 舞蹈病　患者主要表现为头部和上肢不自主的舞蹈样动作，肌张力降低。舞蹈病的主要病变部位在纹状体，其中胆碱能神经元和γ-氨基丁酸能神经元的功能减退，而黑质多巴胺能神经元功能相对亢进，从而出现舞蹈病症状。因此，临床上用利血平消耗掉多巴胺类递质，可以缓解舞蹈病患者的症状。

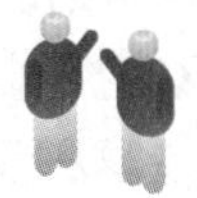

案例讨论

某男性患者，49岁。在候诊室，他的手和手指不停地颤抖、面无表情。当进入医生办公室时，他站起来非常困难、手臂无明显摆动，他慢慢地走进办公室，手一点也不颤抖了。和医生说话时，语言单调，但没有智力缺陷。

请问：1. 为什么该患者会出现运动减少和静止性震颤？

2. 该疾病是神经系统的哪个部分出现障碍所致？

五、大脑皮质对躯体运动的调节

大脑皮质是调节躯体运动的最高级中枢。其信息经下行通路最后抵达位于脊髓前角和脑干的运动神经元来控制躯体运动和面部运动。

（一）大脑皮质的运动区

1. 主要运动区　大脑皮质运动区主要位于中央前回，运动区具有下列功能特征：①对躯体运动的调节支配具有交叉的性质，但在头面部肌肉的支配中，只有面神经支配的眼裂以下和舌下神经支配的舌肌主要受对侧皮质控制，其余的运动则是双侧性支配的。②具有精细的功能定位，功能代表区的大小与运动的精细复杂程度有关。如手和五指所占的代表区几乎与整个下肢所占的代表区大小相等。③运动区定位总体安排是倒置的，但头面部代表区内部的安排仍为正立的（图2-2-14）。

2. 运动辅助区　位于两半球纵裂的内侧壁，扣带回沟以上，一般是双侧性支配。

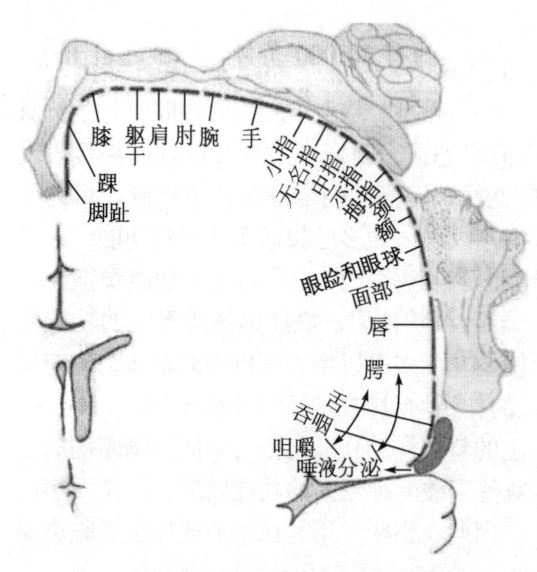

图2-2-14　身体不同部位肌肉在运动皮质的代表区

（二）运动信号下行通路

由大脑皮质发出的运动信号下行通路主要有皮质脊髓束和皮质核束。皮质脊髓束的80%纤维在延髓锥体跨越中线到达对侧，沿脊髓外侧索下行达脊髓前角，此传导束称为皮质脊髓侧束。皮质脊髓侧束的纤维与脊髓前角外侧部的运动神经元构成突触联系，控制四肢远端肌肉，与精细的、技巧性的运动有关。皮质脊髓束其余约20%的纤维在同侧脊髓前索下行，此传导束称为皮质脊髓前束，此束的大部分纤维经白质前连合交叉至对侧，终止于对侧前角运动神经元。皮质脊髓前束的纤维与脊髓前角内侧部的运动神经元发生联系，主要控制躯干以及四肢近端的肌肉，与姿势的维持和粗大运动有关。

人类皮质脊髓侧束受损将出现**巴彬斯基征**（Babinski sign）阳性，即以钝物划足趾外侧时，出现拇趾背屈、其他四趾外展呈扇形散开的体征。临床上可根据此体征来判断皮质脊髓侧束有无受损。此体征实际上是一种较原始的屈反射，由于脊髓受高位中枢的控制，平时这一反射被抑制而不表现出来，皮质脊髓侧束受损后，该抑制解除，故可出现这种反射。婴儿由于该传导束未发育完全以及成人在深睡或麻醉状态下，也可出现巴彬斯基征阳性。

第四节　神经系统对内脏活动的调节

中枢神经系统对内脏活动调节的基本中枢在脊髓和低位脑干，较高级中枢在大脑边缘系统和下丘脑。调节内脏活动的神经系统称**内脏神经**，习惯上又称为**自主神经系统**（autonomic nervous system）。自主神经系统的传出部分，即内脏运动神经，可分为交感神经系统和副交感神经系统，其形态结构及分布范围见第二篇第一章第四节内脏神经相关内容。

一、自主神经的递质和受体

（一）自主神经的递质

1. 乙酰胆碱　末梢能释放乙酰胆碱的神经纤维称为胆碱能纤维。体内交感和副交感神经的节前纤维、副交感神经的节后纤维、支配少数器官（如汗腺、骨骼肌血管）的交感神经节后纤维以及躯体运动神经纤维末梢都释放乙酰胆碱，属于胆碱能纤维。

2. 去甲肾上腺素　末梢能释放去甲肾上腺素的神经纤维称为肾上腺素能纤维。人体内大部分交感神经节后纤维末梢释放去甲肾上腺素，属于肾上腺素能纤维（表2-2-2）。

（二）自主神经的受体

1. 胆碱能受体　是指存在于突触后膜或效应器细胞膜上，能与乙酰胆碱结合而发挥生理作用的特殊蛋白质。胆碱受体可分为两种类型。

（1）毒蕈碱受体：这类受体主要分布于副交感神经节后纤维支配的效应细胞膜上，可以被毒蕈碱激动，产生与乙酰胆碱结合时类似的反应，故称其为毒蕈碱受体（muscarinic receptor,M受体)。乙酰胆碱与M受体结合后，可产生一系列副交感神经末梢兴奋的效应，如心脏活动被抑制；支气管、消化道平滑肌和膀胱逼尿肌收缩；消化腺分泌增加；瞳孔缩小等。阿托品是毒蕈碱型受体的拮抗剂。

表2-2-2 自主神经的递质及其受体

自主神经	递质	支配部位，举例（主要作用）	受体	阻断剂
交感节前纤维	ACh	神经节（兴奋传递）	N_1	六烃季铵
交感节后纤维	ACh	小汗腺（发汗）、骨骼肌血管（舒张）等	M	阿托品
	NE	大多数效应器：心率（加快）	β_1	阿替洛尔
		如血管平滑肌（收缩）	α_1	酚妥拉明
		如血管平滑肌（舒张）	β_2	丁氧胺
副交感节前纤维	ACh	神经节（兴奋传递）	N_1	六烃季铵
副交感节后纤维	ACh	绝大多数效应器，如心率（减慢）	M	阿托品
运动神经元	ACh	骨骼肌（产生收缩活动）	N_2	十烃季铵

（2）烟碱受体：这类受体能被烟碱激动，产生与乙酰胆碱结合时类似的反应，故称为烟碱受体（nicotinic receptor,N受体）。N受体又分为两个亚型：①位于神经节突触后膜上的受体为N_1受体；②存在于骨骼肌运动终板膜上的受体为N_2受体。乙酰胆碱与N_1受体结合后，可引起自主神经节的节后神经元兴奋；如与N_2受体结合，则引起运动终板电位，导致骨骼肌的兴奋。六烃季铵主要阻断N_1受体的功能；十烃季铵主要阻断N_2受体的功能；筒箭毒碱可阻断N_2受体也可阻断N_1受体的功能，故能使肌肉松弛。

2. 肾上腺素能受体　是指体内能与儿茶酚胺类物质（包括肾上腺素、去甲肾上腺素等）结合的受体，其可分为两类。

（1）α肾上腺素能受体：简称α受体。儿茶酚胺与α受体结合后所产生的平滑肌效应有血管收缩、子宫收缩、虹膜辐射状肌收缩及瞳孔散大等。但对小肠为抑制性效应，使小肠的平滑肌舒张。酚妥拉明为α受体拮抗剂。

（2）β肾上腺素能受体：简称β受体。它又可分为β_1和β_2两种。β_1受体主要分布于心脏组织中，其作用有促使心率加快、心肌收缩力加强等。β_2受体分布于支气管、胃、肠、子宫及许多血管平滑肌细胞上，其作用是促使这些平滑肌舒张。普萘洛尔（propranolol，心得安）是常用的β受体拮抗剂，它对β_1和β_2两种受体都有阻断作用。阿替洛尔能阻断β_1受体；丁氧胺则主要阻断β_2受体。

二、自主神经的特征

1. 节前纤维和节后纤维　自主神经由中枢到达效应器之前，需进入外周神经节内换元。因此，自主神经有节前纤维与节后纤维之分。一根交感节前纤维与许多个节后神经元联系；而副交感神经的节前纤维与较少的节后神经元联系。因此刺激交感节前纤维，引起的反应比较弥散；而刺激副交感神经的节前纤维引起的反应比较局限。

2. 双重神经支配　人体多数器官都接受交感和副交感神经双重支配，但交感神经的分布要比副交感神经广泛得多。有些器官如肾上腺髓质、汗腺、竖毛肌、肾、皮肤和肌肉内的血管等，只接受交感神经支配。

3. 功能互相拮抗　交感神经和副交感神经对同一器官的作用常常互相拮抗。例如，迷走神经抑制心的活动，而交感神经则具有兴奋作用。

4. 具有紧张性作用　自主神经对于内脏器官发放低频率神经冲动，使效应器经常维持一定的活动状态，这就是紧张性作用。因此，交感神经和副交感神经都有紧张性。

三、自主神经的主要功能

交感神经和副交感神经对许多器官都有一定的作用，现将自主神经的主要功能按人体系统器官的分类整理如表2-2-3所示。

表2-2-3 自主神经的功能

器官和组织	交感神经	副交感神经
循环器官	心率加快，心肌收缩力加强，腹腔内脏、皮肤血管显著收缩，外生殖器、唾液腺的血管收缩，对骨骼肌血管则有的收缩（肾上腺素能）有的舒张（胆碱能）	心率减慢，心房收缩减弱，少数血管舒张，如外生殖器血管
呼吸器官	支气管平滑肌舒张	使支气管平滑肌收缩，促进呼吸道黏膜腺体分泌
消化器官	抑制胃肠运动，促进括约肌收缩，促进唾液腺分泌黏稠的唾液	促进胃肠道平滑肌收缩及蠕动，促进胆囊运动，促使括约肌舒张，促进唾液腺分泌稀薄唾液，促使胃液、胰液、胆汁的分泌增多
泌尿生殖器官	促进尿道内括约肌收缩，逼尿肌舒张，抑制排尿，对未孕子宫平滑肌引起舒张，对已孕子宫平滑肌则引起收缩	促进膀胱逼尿肌收缩，尿道括约肌舒张，促进排尿
眼	促进虹膜辐射状肌收缩，瞳孔开大	促使虹膜环形肌收缩，瞳孔缩小，使睫状肌收缩，促进泪腺分泌
皮肤	促进汗腺分泌，竖毛肌收缩	
内分泌腺和代谢器官	促进肾上腺髓质分泌激素 促进肝糖原分解和脂肪分解	促进胰岛素分泌

由表2-2-3可以看出，交感神经对全身各个系统和器官几乎都有一定的作用。当它作为一个完整的系统活动时，其主要作用是促使机体迅速适应环境的急骤变化。当人体遭遇紧急情况，如剧痛、失血、恐惧等，将引起交感神经广泛兴奋，表现出一系列交感-肾上腺髓质系统亢进的现象，称为**应急反应**（emergency reaction）（详见第三篇第二章第五节）。

与交感神经相比，副交感神经的活动范围较小，其主要的作用在于促进机体的调整恢复、消化吸收、积蓄能量以及加强排泄和生殖功能等，以保证机体安静时基本生命活动的正常进行。

人体由于同时存在交感和副交感两个系统，它们之间密切联系又相互制约，共同调节内脏活动，使所支配的脏器经常保持动态平衡，以适应整体的需要。

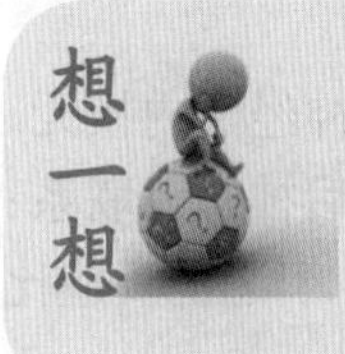

交感神经与副交感神经在内脏调节中的作用是什么？

四、各级中枢对内脏活动的调节

（一）脊髓

脊髓是某些内脏反射活动，如血管运动、排尿、排便、发汗和阴茎勃起反射等的初级中枢，调节这些内脏活动的交感神经及部分副交感神经节前神经元位于脊髓胸段、腰段或骶段。脊髓对内脏活动虽然有一定的调节能力，但必须在高位中枢的控制下，这些反射才能适应正常的生理需要。

（二）脑干

脑干具有许多重要的内脏活动中枢，心血管运动、呼吸运动、胃肠运动和消化腺分泌等的基本反射中枢都位于延髓。因此，延髓被认为是生命中枢的所在部位。此外，中脑还有瞳孔对光反射中枢。

（三）下丘脑

下丘脑在内脏活动的调节中起重要作用。下丘脑是调节内脏活动的较高级中枢，下丘脑的主要功能有以下几个方面。

1. 对摄食行为的调节　从动物实验中得到证实，下丘脑外侧区内存在摄食中枢，而下丘脑腹内侧核中存在饱中枢。一般情况下，摄食中枢与饱中枢之间具有交互抑制的关系。

2. 对水平衡的调节　人体对水平衡的调节包括摄水与排水两个方面。实验证明，下丘脑内控制饮水的区域在外侧区，与摄食中枢靠近；而控制排水的功能是通过改变血管升压素的分泌来实现的。下丘脑内存在着渗透压感受器，可根据血浆渗透压的变化来调节血管升压素的分泌，进而控制肾脏远曲小管和集合管的排水量。

3. 对体温的调节　下丘脑不仅有大量对温度变化敏感的神经元，而且体温调节的基本中枢就位于下丘脑。因此，对于维持体温的相对恒定，下丘脑有着十分重要的作用。

4. 对情绪反应的影响　动物实验中，在间脑水平以上切除大脑的猫可出现一系列交感神经活动亢进的现象，如张牙舞爪、毛发竖起、心跳加速、呼吸加快、瞳孔扩大、血压升高等，好似发怒一样，故称为**假怒**。在平时，下丘脑的这种活动由于受到大脑皮质的抑制，不易表现出来。切除大脑后，抑制被解除，轻微的刺激也可引发假怒。临床上人类的下丘脑疾病也常常出现不正常的情绪反应。

5. 对腺垂体及其他内分泌功能的调节　下丘脑内的有些神经核团可合成多种调节腺垂体功能的肽类物质（下丘脑调节肽），对人体内分泌功能的调节有十分重要的作用。

6. 对生物节律的控制　生物节律是指生物体内的功能活动按一定时间顺序呈现周期性变化的节律，根据周期的长短可划分为日节律、月节律、年节律等。其中日节律表现尤为突出。一些重要的生理功能多呈现昼夜的周期性波动，称为**日周期节律**（circadian rhythm），如动脉血压、体温、血细胞数、某些激素的分泌等。这种日节律的控制中心可能在下丘脑的视交叉上核。它通过视网膜-视交叉上核束与视觉感受装置发生联系，因而能随昼夜光照改变其活动，使体内一些重要的功能活动周期与昼夜交替的周期同步化。

（四）大脑皮质

与内脏活动关系密切的皮质结构是边缘系统和新皮质的某些区域。边缘系统的主要部分环绕大脑两半球内侧形成一个闭合的环，故此得名。边缘系统所包括的大脑部位相当广泛，如梨状皮质、内嗅区、眶回、扣带回、胼胝体下回、海马回、脑岛、颞极、杏仁核群、隔区、视前区、下丘脑、海马以及乳头体都属于边缘系统。边缘系统是调节内脏活动的重要中枢，它可调节呼吸、胃肠、瞳孔、膀胱等的活动，还与情绪、食欲、性欲、生殖和防御等活动有密切关系。

新皮质中的某些区域也与内脏活动密切相关。例如，用电流刺激皮质运动区及其周围区域，除产生不同部位的躯体运动以外，还可分别引起血管舒缩、汗腺分泌、呼吸运动、直肠和膀胱活动等的改变。

第五节　脑的高级功能与电活动

人的大脑除了能产生感觉、控制躯体运动和协调内脏活动外，还有一些更为复杂的功能，如完成复杂的条件反射、学习和记忆、思维、语言、觉醒和睡眠等。大脑活动时，也伴有生物电变化，可用于研究皮质功能活动和临床检查。

一、条件反射

条件反射的理论学说是由著名的生理学家巴甫洛夫提出来的。人和高等动物对内、外环境的适应，都是通过非条件反射和条件反射来实现的。非条件反射只能对环境变化进行简单的适应。它是人生来就有的比较低级的反射活动，由大脑皮质以下的神经中枢（如脑干、脊髓）参与即可完成。而条件反射使人对于环境的变化能够更精确地适应。

（一）条件反射的形成

条件反射（conditioned reflex）是在非条件反射的基础上，个体在生活过程中获得的。例如，给狗喂食会引起唾液分泌，这是非条件反射，食物是非条件刺激。灯光不会使狗分泌唾液，因为灯光与唾液分泌无关，故称为无关刺激。但是，如果喂食前先出现灯光，然后再给食物，经多次重复后，当灯光出现，即使不给狗食物，狗也会分泌唾液，这样就建立了条件反射。在这种情况下，灯光不再是无关刺激，而变成了条件刺激。由条件刺激引起的反射即称为条件反射。在日常生活中，任何无关刺激只要多次与非条件刺激结合，都可能转变成条件刺激而引起条件反射。由此可见，条件反射形成的基本条件是无关刺激与非条件刺激在时间上的结合，这个结合过程称为**强化**。

（二）条件反射的生物学意义

非条件反射的数量对于一个机体来讲是有限的。而条件反射的建立可以增加机体适应环境变化的能力，使机体活动更具有预见性、灵活性、精确性。例如，只有非条件反射，那么仅当食物直接与口腔接触时，才能引起唾液分泌的反应，而食物的形状、气味等都不能起作用。但是，由于有了条件反射，在自然条件下，食物的外形和气味都可以形成条件反射，动物只要看到、嗅到食物，就可以接近食物并吃到食物。另外，当看到危害自身的事物时，就可以避开它。因此，条件反射极大地增强了机体适应环境的能力。

（三）人类条件反射的特点

用上述方法同样可以在人类建立条件反射，但人类由于从事社会性的生活与生产实践，促进了大脑皮质的高度发展，从而也促进了语言的发生和发展。因此，人类还能以语言建立条件反射。

条件反射的刺激信号大体上分为两类：一类是现实的具体信号，如灯光、铃声、食物的形状、气味等，它们都是以信号本身的理化性质来发挥刺激作用的，这类信号称为第一信号；另一类是抽象信号，即语言和文字，它们是以信号所代表的含义来发挥刺激作用的。巴甫洛夫认为，能对第一信号发生反应的大脑皮质功能系统称为**第一信号系统**（first signal system），是人类和动物所共有的；而能对第二信号发生反应的大脑皮质功能系统，称为**第二信号系统**（second signal system），这是人类所特有的，也是人类区别于动物的主要特征。

第二信号系统是在第一信号系统活动的基础上建立的，是个体在后天发育过程中逐渐形成的。人类由于有了第二信号系统活动，就能借助语言和文字来表达思维，并通过抽象思维进行推理，从而大大扩展了认识的能力和范围，以便认识世界和改造世界。从医学角度来看，由于第二信号系统对人体心理和生理活动都能产生重要影响，所以作为医务工作者应注意语言、文字对患者的作用。临床实践表明，语言运用恰当，可以起到治疗疾病的效果；而运用不当，则可能对患者带来不良后果。

人类的条件反射与其他生物相比有何特点？

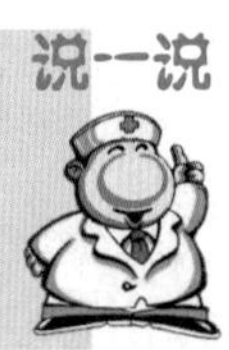

二、学习与记忆

学习和记忆是脑的重要功能之一。学习是指人和动物依赖于经验来改变自身行为以适应环境的神经活动过程，而记忆则是将学习到的信息进行贮存和“再现”的神经活动过程。条件反射的建立就是最简单的学习和记忆过程。

（一）人类的学习与记忆过程

外界通过感官进入人脑的信息数量非常之多，据估计只有1%的信息能较长期地被贮存起来（记忆），而大部分却被遗忘。大脑对信息的贮存要经过多个步骤，可简略地划分为短时性记忆和长时性记忆。在短时性记忆中，信息贮存是不牢固的。例如，刚看过的电话号码，短时间内能记住，但很快便会遗忘，只有反复运用这个号码，则最后才能转入牢固的长时性记忆。

短时性记忆和长时性记忆可进一步分成4个连续的阶段，即感觉性记忆、第一级记忆、第二级记忆和第三级记忆。前两个阶段相当于短时性记忆，后两个阶段相当于长时性记忆。

感觉性记忆是指通过感觉系统获得信息后，首先在脑的感觉区内贮存，这阶段贮存的时间很短，一般不超过1 s，如果没有经过处理很快就会消失。如果信息在这阶段经过加工处理，把那些不连续的、先后进来的信息整合成新的连续的印象，就可以从短暂的感觉性记忆转入第一级记忆。信息在第一级记忆中停留的时间仍很短，平均约几秒钟，如果反复运用，信息便在第一级记忆中循环，从而延长信息在第一级记忆中停留的时间，这样就使信息容易转入第二级记忆之中。第二级记忆是一个持久的贮存系统，记忆的时间从数分钟到数年。有些记忆的痕迹，如自己的名字和每天都在进行操作的手艺等，通过长年累月的运用，是不易遗忘的，这一类记忆贮存在第三级记忆中。

（二）学习和记忆的机制

1. 在神经生理方面　学习和记忆过程需要有众多神经元参与。神经元活动的后放作用可能是感觉性记忆的基础。神经元之间所形成的许多环路，其中海马神经环路（海马→穹隆→下丘脑乳头体→丘脑前核→扣带回→海马）可能与第一级记忆转入第二级记忆有关。在对海马等部位的突触后电生理研究中，可记录到长达数小时、数天，甚至数周的长时程增强现象。因此，不少人把它看做是学习与记忆的神经生理学基础。

2. 在神经生物化学方面　如用嘌呤霉素注入动物的脑内，抑制脑内的蛋白质合成，则动物建立条件反射困难，学习和记忆发生明显障碍，说明学习和记忆与脑内的蛋白质的合成有关。人类的第二级记忆可能与这一类机制关系较大。

3. 在神经解剖方面　永久性的记忆可能与新突触的建立有关。学习和记忆与其相关脑区的突触部位的形态与功能改变关系密切。例如，经迷宫训练的动物，其枕叶皮质锥体细胞上有更多的新突触形成和突触重新排列的现象。实验中观察到，生活在复杂环境中的大鼠，其大脑皮质较厚，而生活在简单环境中的大鼠，则大脑皮质较薄。这说明学习记忆活动多的大鼠，其大脑皮质发达，突触联系也多。

拓展视野

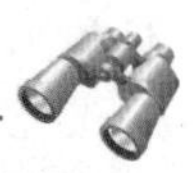

遗 忘 症

临床上由于脑疾患引起的记忆障碍称为遗忘症，包括顺行性遗忘症和逆行性遗忘症。顺行性遗忘症是指患者对新发生的事情不再能形成记忆，而过去已经形成的记忆则依然存在。这类记忆障碍多见于慢性酒精中毒者。逆行性遗忘症是指患者不能回忆发生失忆前的一段时间的经历，但对后来发生的事情仍可以形成新的记忆。一些脑部疾患（如脑震荡、电击等）和麻醉均可引起逆行性遗忘症。

三、大脑皮质的电活动

在大脑皮质可记录到两种不同形式的脑电活动：一种是在无明显刺激情况下，大脑皮质经常性地、自发地产生的节律性电位变化，称为**自发脑电活动**。这种电活动能在头皮上被记录到，记录到的电位变化称**脑电图**（electroencephalogram，EEG）。另一种是感觉传入通路受刺激时，在皮质上某一特定区域引出的形式较为固定的电位变化，称为**皮质诱发电位**。前者主要与非特异性感觉投射系统的活动有关，而后者则主要与特异性感觉投射系统的活动有关。

（一）正常脑电图的波形

正常脑电图的波形大致可分为4类（图2-2-15）。

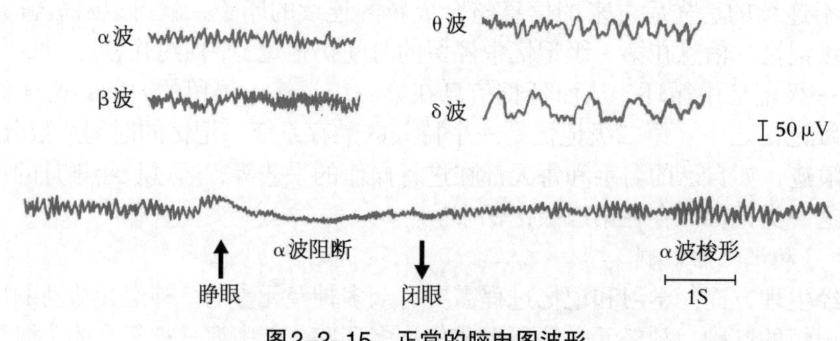

图2-2-15 正常的脑电图波形

1. α 波　α 波在大脑皮质各区普遍存在，但在枕叶最明显，频率为每秒钟8~13次，波幅为20~100 μV。α 波是成年人处于清醒、安静、闭眼状态时的主要脑电波，睁开眼睛或接受其他刺激时，α 波立即消失而呈现快波变化，这一现象称为**α 波阻断**。

2. β 波　在额叶部位较明显，为不规则低幅快波，频率为每秒14~30次，波幅为5~20 μV，一般在睁眼或接受刺激时出现。

3. θ 波　在顶叶和额叶部位较明显，频率为每秒4~7次，波幅为100~150 μV，一般在困倦时出现。

4. δ 波　为大的、不规则的慢波，频率为每秒0.5~3次，波幅为20~200 μV，一般在睡眠时出现。

一般情况下，脑电波随大脑皮质不同的生理情况而变化。当有许多皮质神经元的电活动趋于一致时，就出现低频率高振幅的波形，这种现象称为同步化波（慢波）；当皮质神经元的电活动不一致时，就出现高频率低振幅的波形，称为去同步化波（快波）。脑电波由高振幅的慢波转化为低振幅的快波时，表示兴奋过程的增强；反之，由低振幅的快波转化为高振幅的慢波时，则表示抑制过程的加深。

人类脑电图在安静时的主要波形可随年龄而发生变化。在婴幼儿时期，脑电波频率较成人慢，一般常见到 θ 波，10岁后才逐渐出现 α 波。临床上，癫痫患者或皮质有占位病变（如肿瘤等）的患者，脑电波会发生改变，如癫痫患者常产生异常的高频、高幅脑电波，或在高频、高幅波后跟随一个慢波的综合波形。因此，利用脑电波改变的特点并结合临床资料，可以诊断癫痫或探索肿瘤所在的部位。

（二）脑电波形成的机制

神经元单个的突触后电位变化微弱，不足以引起皮质表面的电位改变，必须有大量神经元同时发生突触后电位时，才能同步起来，引起明显的电位改变。研究表明，脑电波节律的形成有赖于皮质下结构，特别是丘脑的活动。如给丘脑非特异性投射系统每秒8~12次的电刺激，从大脑皮质可引导出同样频率的脑电波变化，类似于 α 波。如果切断与丘脑的联系，则这种脑电活动将大大减弱。当向大脑皮质的传入冲动频率显著增加时，可引起去同步化，出现高频率低振幅的快波；反之，当向大脑皮质的传入冲动减少时，就会引起同步化低频率高振幅的慢波。

（三）皮质诱发电位

刺激感觉传入系统后，即可在大脑皮质相应的感觉区表面引出皮质诱发电位（evoked cortical potential）。

诱发电位一般分为两个部分：①主反应：为一先正后负的电位变化，出现在一定的潜伏期之后。潜伏期的长短取决于刺激部位离皮质的距离、神经纤维的传导速度和所经过的突触数目等因素。②后发放：为一系列正相的周期性电位波动。由于皮质诱发电位常出现在自发脑电活动的背景上,因此很难分辨。但是诱发电位与外加刺激有对应的固定时间关系，而自发脑电活动无这种对应关系。应用计算机将电位变化叠加和平均处理后，能使皮质诱发电位突出地显示出来。用这种方法记录到的电位称为平均诱发电位。临床常用的诱发电位有体感诱发电位、听觉诱发电位和视觉诱发电位等。它对于人类的感觉功能损伤部位的诊断具有一定价值。

四、觉醒与睡眠

觉醒与睡眠是人体维持生命活动所必需的两个不可分割的生理过程，通常随昼夜节律而交替出现。觉醒时机体能从事各种体力和脑力劳动，灵敏地感知周围环境的各种变化，并能及时适应环境的多种变化。睡眠时机体意识暂时丧失，失去对环境的精确适应能力，表现为各种感觉、骨骼肌反射活动和内脏活动等一系列功能低下、消失或改变。经过睡眠，促进机体的精力和体力的恢复。每天所需要的睡眠时间，依年龄、个体而有不同，成年人每天所需睡眠时间为7~9 h，老年人需要5~7 h，新生儿需要18~20 h，儿童需要的睡眠时间10~12h。

（一）觉醒

人体的觉醒主要依赖于脑干网状结构上行激活系统的活动来维持。觉醒状态主要表现在脑电觉醒和行为觉醒两个方面。

1. 脑电觉醒　是指脑电图波形由睡眠时的同步化慢波变为觉醒时的去同步化快波，而在行为上并不一定呈现觉醒状态。

2. 行为觉醒　是指觉醒时的各种行为表现，如各种感觉灵敏、肌肉的紧张性增高、交感神经系统的活动加强和基础代谢增加等。

（二）睡眠

根据睡眠时脑电图的变化，可将睡眠分为慢波睡眠和快波睡眠两种不同的时相。

1. 慢波睡眠　脑电波呈现同步化慢波的睡眠时相称为**慢波睡眠**（slow wave sleep）。慢波睡眠一般表现为：①嗅、视、听和触等感觉功能暂时减退；②骨骼肌反射活动和肌紧张减弱；③伴有一系列自主神经功能的改变，如血压下降、心率减慢、瞳孔缩小、尿量减少、体温下降、代谢率降低、呼吸变慢，胃液分泌可增多而唾液分泌减少，发汗功能增强等。慢波睡眠时，生长激素分泌明显升高，因此慢波睡眠有利于促进生长，促进体力恢复。

2. 快波睡眠　脑电波呈现去同步化快波的睡眠时相称为**快波睡眠**（fast wave sleep）。快波睡眠时各种感觉功能进一步减退，以致唤醒阈提高；骨骼肌反射活动和肌紧张进一步减弱，肌肉几乎完全松弛；常伴有眼球快速运动、部分躯体抽动。因此快波睡眠又称为**异相睡眠**（paradoxical sleep）或**快速动眼睡眠**（rapid eye movement sleep）。人类在此睡眠时相还伴有血压升高、心率加快、呼吸加快而不规则等。在快波睡眠期间，如果将其唤醒，被试者往往会报告他正在做梦。快波睡眠是正常生活中所必需的生理活动过程，如连续几天当被试者在睡眠过程中一出现快波睡眠就将其唤醒，则被试者会出现容易激动等心理活动改变以及记忆力和理解力减退。动物实验还发现，异相睡眠期间，脑内蛋白质合成增加。因此一般认为异相睡眠与促进精力的恢复有关，并有利于建立新的突触联系而促进学习和记忆活动。

但是，快波睡眠期间会出现间断的阵发性表现，这可能与某些疾病在夜间发作有关，如心绞痛、哮喘、阻塞性肺气肿缺氧发作等。有人报道，患者在夜间心绞痛发作前常先做梦，梦中情绪激动，伴有呼吸加快、血压升高、心率加快，以致心绞痛发作而觉醒。

3. 睡眠过程中两个时相互相交替　成年人入睡后，首先进入慢波睡眠，持续80~120 min后转入快波睡眠，后者维持20~30 min又转入慢波睡眠。整个睡眠过程中，这种转化反复4~5次，且越接近睡眠后期，快波睡眠持续时间越长。在成年人，慢波睡眠和快波睡眠均可直接转为觉醒状态，但在觉醒状态下只能先进入慢波睡眠，而不能直接进入快波睡眠。

4. 睡眠机制　睡眠不是脑活动的简单抑制，而是一个主动过程。有人认为，在脑干尾端存在一个能引起睡眠和脑电波同步化的中枢，称为**上行抑制系统**。这一中枢向上传导可作用于大脑皮质，并与上行激动系统的作用相拮抗，从而调节睡眠与觉醒的相互转化。目前认为，慢波睡眠可能与脑干内5-羟色胺递质系统活动有关，快波睡眠可能与脑干内5-羟色胺和去甲肾上腺素递质系统活动有关。

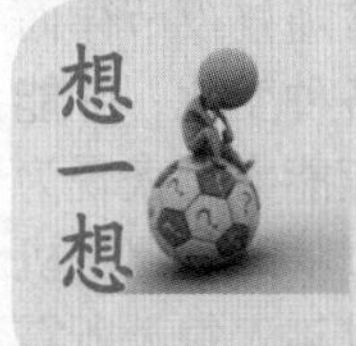

两个睡眠时相的特征和生理意义是什么？

（杨智昉）

第三章 作用于神经系统的药物

学习目标

◆ **学习目的：** 通过学习本章内容，为临床护理相关课程奠定学习基础。

◆ **知识要求：** 掌握毛果芸香碱、新斯的明、阿托品、肾上腺素、去甲肾上腺素、异丙肾上腺素、普奈洛尔、地西泮、氯丙嗪、吗啡、哌替啶、阿司匹林和苯妥英钠等药物的药理作用、临床应用、不良反应及用药监护。熟悉东莨菪碱、山莨菪碱、麻黄碱、多巴胺、酚妥拉明、对乙酰氨基酚、布洛芬、卡马西平、苯巴比妥、乙琥胺、地西泮和丙戊酸钠等药物的特点。了解上述药物的作用机制。

◆ **能力要求：** 能正确使用药物；正确执行医嘱；学会吗啡急性中毒的鉴别及解救；学会惊厥、癫痫发作的处理。

第一节 传出神经系统药物的基本作用和分类

一、传出神经系统药物的基本作用

（一）直接作用于受体

药物直接与胆碱受体或肾上腺素受体结合后，如果产生与乙酰胆碱（Ach）或肾上腺素（NA）相似的作用，就分别称为拟胆碱药或拟肾上腺素药。如果结合后不产生或较少产生似递质的作用，反而阻断递质或拟似药与受体结合，产生与递质相反的作用，就分别称为抗胆碱药和抗肾上腺素药。多巴胺（DA）能激动多巴胺受体，也能激动肾上腺素受体，故仍分类为拟肾上腺素药。

（二）影响递质的生物合成、代谢转化、转运和贮存

1. 影响递质的生物合成　密胆碱能抑制乙酰胆碱的生物合成；α－甲基酪氨酸能抑制肾上腺素的生物合成；卡比多巴能抑制多巴胺及肾上腺素的生物合成。

2. 影响递质的代谢转化　抗胆碱酯酶药通过抑制胆碱酯酶（AchE）的活性，防止AchE

水解，产生拟胆碱作用，称为间接拟胆碱药，如新斯的明。

3. 影响递质的释放　有些药物通过促进神经末梢释放递质而发挥作用。如氨甲酰胆碱除直接作用于胆碱受体外，还可促进胆碱能神经末梢释放乙酰胆碱而发挥拟胆碱作用。麻黄碱和间羟胺除直接激动肾上腺素受体外，亦可通过促进去甲肾上腺素能神经末梢释放肾上腺素而发挥拟肾上腺素作用。

4. 影响递质贮存　有些药物通过影响递质在神经末梢的再摄取和贮存而发挥作用。如利血平由于抑制囊泡对肾上腺素的主动再摄取，并能损伤囊泡膜，使囊泡中的肾上腺素不能贮存而外弥散，导致囊泡内的递质逐渐耗竭，使去甲肾上腺素能经冲动的传导障碍，呈现出抗肾上腺素能神经作用。

二、传出神经系统药物的分类

根据作用方式和对受体及其亚型作用的选择性，可将常用传出神经系统药物分类如表2-3-1所示。

表2-3-1　传出神经系统药物的分类及代表药

拟似药	代表药	拮抗药	代表药
胆碱受体激动药		**胆碱受体阻断药**	
M、N受体激动药	乙酰胆碱	M受体阻断药	阿托品
M受体激动药	毛果芸香碱	M_1受体阻断药	哌仑西平
N受体激动药	烟碱	N_1受体阻断药	美加明
		N_2阻断剂	筒箭毒碱
抗胆碱酯酶药	新斯的明	**胆碱酯酶复活药**	碘解磷定
肾上腺素受体激动药		**肾上腺素受体阻断药**	
α受体激动药	去甲肾上腺素	α受体阻断药	酚妥拉明
α、β受体激动药	肾上腺素	$α_1$受体阻断药	哌唑嗪
β受体激动药	异丙肾上腺素	β受体阻断药	普萘洛尔
$β_1$受体激动药	多巴酚丁胺	$β_1$受体阻断药	阿替洛尔
$β_2$受体激动药	沙丁胺醇		

第二节　拟胆碱药

一、胆碱受体激动药

毛果芸香碱

毛果芸香碱（pilocarpine）又名匹鲁卡品，是从毛果芸香属植物中提出的生物碱，现也能人工合成。

【药理作用】

1. 眼

（1）缩瞳：由于激动瞳孔括约肌上的M受体，使瞳孔括约肌收缩，瞳孔缩小。

（2）降低眼内压：房水回流障碍可致眼内压升高，眼内压持续升高可致青光眼。毛果芸香碱的缩瞳作用使虹膜向中心拉紧，虹膜根部变薄，前房角间隙扩大，房水易于通过巩膜静脉窦而进入血液循环，使眼内压降低。

（3）调节痉挛：用毛果芸香碱时，睫状肌的环形纤维向瞳孔中心方向收缩，悬韧带松弛，晶状体变凸，屈光度增加，从而使远距离物体不能成像在视网膜上，故视远物时模糊不清，只能视近物，称为**调节痉挛**。

2. 腺体　毛果芸香碱10~15 mg皮下注射，使腺体分泌增加，以汗腺和唾液腺分泌增加最为明显。

【临床应用】

1. 青光眼　毛果芸香碱对闭角型青光眼疗效较好，用药后由于缩瞳，使前房角间隙扩大，眼内压迅速降低，从而缓解或消除青光眼的各种症状。对开角型青光眼也有一定疗效。

2. 虹膜炎　与扩瞳药交替使用，以防止虹膜与晶状体粘连。

【不良反应与用药监护】毛果芸香碱吸收过量可出现受体过度兴奋症状，可用阿托品对抗。滴眼时，应压迫内眦的鼻泪管，以免药液经鼻黏膜吸收。药物应避光保存，否则遇光易变质。应告知患者，滴用本药后可出现视物模糊，故用药后应避免驾驶、机械操作或高空作业。老年性白内障、有视网膜脱离病史、无晶体眼和急性结膜炎等患者禁用。

二、胆碱酯酶抑制剂

新斯的明

【体内过程】新斯的明（neostigmine）口服吸收少而不规则。一般口服剂量为皮下注射量的10倍以上。不易透过血-脑屏障，故无明显中枢作用。溶液滴眼时，不易透过角膜进入前房，故其对眼的作用较弱。

【药理作用】新斯的明对心血管、腺体、眼和支气管平滑肌的作用较弱；对胃肠道和膀胱平滑肌的兴奋作用较强；对骨骼肌的兴奋作用最强，是因为通过3个环节发挥作用：①抑制胆碱酯酶；②直接激动骨骼肌运动终板上的N_2受体；③促进运动神经末梢释放乙酰胆碱。

【临床应用】

1. 重症肌无力　是一种自身免疫性神经肌肉传递功能障碍的慢性疾病，其主要症状是骨骼肌出现进行性肌无力，表现为眼睑下垂，肢体无力，咀嚼和吞咽困难，严重者可致呼吸困难。皮下或肌内注射新斯的明后，经10~30 min即可出现显著疗效，可维持2~4 h。除严重和紧急情况需注射给药外，一般多采用口服给药。

2. 手术后腹气胀和尿潴留　此药能兴奋胃肠道平滑肌及膀胱逼尿肌，促进排气和排尿。

3. 肌松药过量中毒　可用于非去极化型骨骼肌松弛药如筒箭毒碱过量时的解毒。

4. 其他　如阵发性室上性心动过速。

【不良反应及用药监护】

（1）治疗量时不良反应较少，可引起恶心、呕吐、腹痛、心动过缓、肌肉震颤等。过量时可导致“胆碱能危象”，表现为大量出汗、大小便失禁、瞳孔缩小、睫状肌痉挛、前额疼痛和心律失常。

（2）禁用于机械性肠梗阻、尿路梗阻及支气管哮喘患者。

（3）注射给药后，应严密观察药物不良反应。治疗尿潴留时，如给药后1 h不排尿，应改用其他措施，如导尿。

毒扁豆碱

毒扁豆碱（pyridostigmine）又称依色林，是从毒扁豆种子中提取的一种生物碱，也能人工合成。本药吸收后，通过抑制胆碱酯酶，产生完全拟乙酰胆碱的作用，如兴奋胃肠道和支气管平滑肌，对骨骼肌和中枢神经系统，小剂量兴奋，大剂量抑制。毒扁豆碱滴眼后，能缩小瞳孔，降低眼内压，收缩睫状肌而引起调节痉挛等。现主要局部用于治疗青光眼。

有机磷酸酯类

有机磷酸酯类（organophosphates）包括对硫磷、内吸磷、甲拌磷、马拉硫磷、乐果、敌敌畏、敌百虫等农业杀虫剂和沙林、索曼、塔崩等化学战争武器。该类药物毒性很大，易引起中毒，临床治疗价值不大，主要具有毒理学意义。

【中毒机制】有机磷酸酯类可与AchE牢固结合，形成难以水解的磷酰化AchE，使AchE失去水解乙酰胆碱的能力，造成体内乙酰胆碱大量积聚，激动胆碱受体，引起一系列胆碱能神经功能亢进的中毒症状。若不及时抢救，AchE可在数分钟或数小时内“老化”。此时即使用AchE复活药，也难以恢复酶的活性，必须等待新生的AchE出现，才能水解乙酰胆碱。

【中毒表现】

1. 急性中毒　轻度中毒以M样症状为主，中度中毒可同时出现M样和N样症状，严重中毒除M样和N样症状外，还有显著的中枢神经系统症状。

（1）M样症状：瞳孔缩小、视物不清、流涎、大汗淋漓、呼吸困难、恶心、呕吐、腹痛、腹泻、大小便失禁、心率减慢、血管扩张和血压下降。

（2）N样症状：心率加快、血压升高，肌束颤动、肌无力甚至肌麻痹。

（3）中枢症状：表现为先兴奋后抑制，如兴奋、躁动不安、幻觉、甚至抽搐、惊厥，进而出现昏迷、呼吸抑制和循环衰竭等。

2. 慢性中毒　多发生在长期接触有机磷酸酯类的人员。突出表现为血浆AchE活性持续下降，而临床症状不明显，类似于神经衰弱综合征的表现。

3. 其他　迟发性神经损害。

【常用解毒药物】对慢性中毒应以预防为主，避免长期接触有机磷酸酯类，加强劳动保护。对急性中毒需要选择特异性解毒药解救，主要用M受体阻断药和胆碱酯酶复活药。

拓展视野

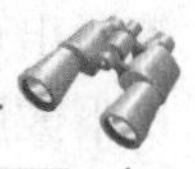

有机磷农药急性中毒的治疗进展

长托宁是近年发展起来的抗胆碱药，它对外周和中枢的M、N胆碱受体均有阻断作用。在数千例抢救有机磷农药急性中毒的对比观察中，长托宁起效时间与阿托品相同，但因其作用强大而持久，且具有中枢作用，故用药剂量和次数比阿托品少，毒副作用小，治愈率高，反跳率低，配合胆碱酯酶复活药氯磷定及其综合抢救措施，可明显提高有机磷农药急性中毒的抢救水平。

第三节　M受体阻断药

一、阿托品及阿托品类生物碱

阿托品

【体内过程】阿托品（atropine）口服后迅速经胃肠道吸收，生物利用度约为80%，1 h

后作用达高峰。吸收后分布于全身组织。80%的药物在12h内经尿排泄。局部滴眼时此药通过房水循环排出较慢，故其作用可持续数天。

【药理作用】

1. 抑制腺体分泌 唾液腺和汗腺对阿托品最敏感，支气管腺体也较敏感，用药后呼吸道分泌明显减少。较大剂量虽可抑制胃液分泌，但对胃酸分泌的影响较小。

2. 对眼作用

（1）扩瞳：阿托品能阻断瞳孔括约肌上的M受体，使去甲肾上腺素能神经支配的瞳孔扩大肌功能占优势，导致瞳孔扩大。

（2）升高眼内压：由于瞳孔扩大，使虹膜退向四周边缘，前房角间隙变窄，阻碍房水回流，使房水滞留而升高眼内压。

（3）调节麻痹：阿托品能使睫状肌松弛而退向外缘，并使悬韧带拉紧，晶状体固定在扁平状态，屈光度降低，不能将近距离的物体清晰地成像于视网膜上，故视近物模糊不清，只适于看远物。这一作用称为**调节麻痹**。

3. 松弛内脏平滑肌 阿托品能松弛许多内脏平滑肌，当平滑肌处于过度活动或痉挛时，其松弛作用最显著。它可抑制胃肠道平滑肌的痉挛，降低蠕动的幅度和频率，缓解胃肠绞痛。可缓解支气管平滑肌、膀胱逼尿肌和输尿管平滑肌痉挛。对胆囊、胆管的解痉作用较弱，对子宫平滑肌的影响较小。对胃肠道括约肌的作用取决于其功能状态，如幽门括约肌痉挛时，阿托品有解痉作用，但较弱且不恒定。

4. 解除迷走神经对心脏的抑制 治疗剂量的阿托品（0.5 mg）常可使部分患者的心率短暂地减慢。较大剂量（1~2 mg）时，由于阿托品阻断窦房结的M_2受体，因而解除了迷走神经对心脏的抑制作用，使心率加快。

5. 扩张血管改善微循环作用 较大剂量可引起皮肤血管扩张，表现为皮肤潮红、温热，尤以面颈部较为显著。在病理情况下，当微循环的小血管痉挛时，大剂量的阿托品有明显的解痉作用，可改善微循环，恢复重要器官的血流供应，缓解组织缺氧状态。

6. 中枢兴奋作用 阿托品可兴奋大脑中枢，临床常用剂量（0.5~1.0 mg）可轻度地兴奋迷走神经中枢，使呼吸速率加快，偶见呼吸深度增加。

【临床应用】

1. 解除平滑肌痉挛 可用于各种内脏绞痛。对胃肠绞痛及膀胱刺激症状，如尿频、尿急等疗效较好。其松弛膀胱逼尿肌的作用可用于治疗小儿遗尿症。对胆绞痛及肾绞痛的疗效较差，故在治疗这两种绞痛时，常与镇痛药哌替啶合用，以增强疗效。

2. 抑制腺体分泌 用于全身麻醉前给药，如乙醚麻醉前皮下注射阿托品0.5 mg，可减少乙醚刺激引起的呼吸道唾液分泌，防止分泌物阻塞呼吸道及发生吸入性肺炎。也可用于严重盗汗和流涎症。

3. 眼科应用 虹膜睫状体发炎时，可用0.5%~1%阿托品溶液滴眼，使虹膜括约肌和睫状肌松弛，活动减少，有利消炎和止痛，与毛果芸香碱交替使用还可预防虹膜与晶状体粘连。验光配眼镜时，可用阿托品滴眼，使睫状肌的调节功能充分麻痹，晶状体固定，以便能准确地检验出晶状体的屈光度。此外，在检查眼底时，亦可用阿托品扩瞳，以利检查。此药的扩瞳作用可持续1~2周，调节麻痹也可持续2~3 d，视力恢复较慢，目前常用作用较短的后马托品。

4. 抗心律失常 可用于治疗迷走神经过度兴奋所致的窦性心动过缓、窦房阻滞、房室阻滞等缓慢型心律失常。

5. 抗休克　可用于多种感染中毒性休克，如中毒性细菌性痢疾、爆发型流行性脑脊髓膜炎、中毒性肺炎所致的感染中毒性休克。大剂量阿托品能解除小动脉痉挛，改善微循环，增加重要器官组织的血流灌注量，并增加回心血量，使血压回升，从而使休克好转。由于阿托品副作用较多，目前多用山莨菪碱取代之。

6. 其他　解救如有机磷酸酯类中毒。

【不良反应及用护监护】一般治疗量（0.5~1 mg）时，常见的副作用有口鼻咽喉干燥，出汗减少、视物模糊、心悸、皮肤干燥潮红、眩晕、排尿困难、便秘等。通常于停药后均可逐渐消失，无需特殊处理。过量中毒时，除上述症状加重外，还可出现高热、呼吸加快、烦躁不安、谵妄、幻觉和惊厥等。严重中毒时，可由中枢兴奋转入抑制状态，出现昏迷和呼吸麻痹等。阿托品的最小致死量成人为80~130 mg，儿童约为10 mg。

阿托品类生物碱

阿托品类生物碱包括山莨菪碱和东莨菪碱，其作用特点如表2-3-2所示。

表2-3-2　阿托品类生物碱的作用特点

药物	作用	临床应用	不良反应
山莨菪碱	具有与阿托品类似的药理作用，但其抑制唾液分泌和扩瞳作用仅为阿托品的1/20~1/10。因不易进入中枢，故其中枢兴奋作用很弱。可对抗乙酰胆碱所致的平滑肌痉挛和抑制心血管作用，此作用与阿托品相似而稍弱，但其对血管痉挛的解痉作用的选择性相对较高	主要用于感染性休克，也可用于内脏平滑肌绞痛	与阿托品相似，但其毒性较低
东莨菪碱	抑制腺体分泌和中枢神经系统抑制作用	麻醉前给药，晕动病、妊娠呕吐及放射病呕吐，对帕金森病也有一定疗效	与阿托品相似，但其毒性较低

拓展视野

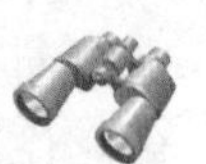

杨氏（杨国栋）1+1戒断法的临床实践

杨氏1+1戒断法主要应用东莨菪碱，辅以小剂量抑制皮质下兴奋的药物治疗海洛因依赖。其特点是药物本身不成瘾，静脉注射3 min起效，5~10 min可控制戒断症状，达到戒毒剂量时，对大脑皮质有一定抑制作用，使患者处于浅睡状态，在治疗过程中主观没有痛苦体验。东莨菪碱可以抑制迷走神经兴奋，降低胃酸分泌，促进胃液中吗啡入血，从而改善微循环，增加血液流速，增加组织供养以利于机体恢复，同时肝血流量增加，吗啡的代谢增加。因东莨菪碱是中等强度的肝药酶诱导剂，可以促进肝脏对吗啡的代谢，此作用是其他戒断药物所不具备的。在临床上，东莨菪碱联合纳曲酮可缩短疗程，达到快速脱毒的目的。

二、颠茄生物碱的合成、半合成代用品

阿托品用于眼科疾病时，作用时间较大，用于内科疾病时副作用较多。针对这些缺点，通过改变其化学结构，合成了不少代用品，其中包括扩瞳药、解痉药和选择性M受体阻断药。

1. 合成扩瞳药　目前临床主要用于扩瞳的药物有后马托品（homatropine）、托吡卡胺（tropicamide）、环喷托酯（cyclopentolate）和尤卡托品（eucatropine）等，各药滴眼后作用的比较如表2-3-3所示。

表2-3-3　几种合成扩瞳药作用的比较

药　物	浓　度（%）	扩瞳作用		调节麻痹作用	
		高峰(min)	消退（d）	高峰(min)	消退（d）
阿托品	1.0	30~40	7~10	1~3	7~12
后马托品	1.0~2.0	40~60	1~2	0.5~1	1~2
托吡卡胺	0.5~1.0	20~40	0.25	0.5	<0.25
环喷托酯	0.5	30~50	1	1	0.25~1
尤卡托品	2.0~5.0	30	1/12~1/4	无作用	

2. 合成解痉药　作用特点如表2-3-4所示。

表2-3-4　合成解痉药的作用特点

分　类	药　物	作用特点
季铵类解痉药	异丙托溴铵(ipratropium bromide)	为非选择性的M胆碱受体阻断药，注射给药具有扩张支气管平滑肌作用，也具有与阿托品类似的加快心率和抑制呼吸道腺体分泌的作用。气雾剂吸入给药可治疗慢性阻塞性肺部疾病
	溴甲东莨菪碱（scopolamine methylbromide）	无东莨菪碱的中枢作用，药效稍弱于阿托品，口服吸收少，作用时间较阿托品长，常用口服量（2.5 mg）时，作用可维持6~8 h，主要用于胃肠道疾病的治疗
	溴甲后马托品（homatropine methylbromide）	是后马托品的季铵类衍生物，抗毒蕈碱作用比阿托品弱，但神经节阻滞作用比较强。主要与二氢可待因酮组成复方制剂作为镇咳药，也可缓解胃肠绞痛及辅助治疗消化性溃疡
叔铵类解痉药	甲磺酸苯扎托品（benzatropine mesylate） 盐酸苯海索（trihexyphenidyl hydrochloride）	可进入中枢，其中枢的抗胆碱作用可用于帕金森病和抗精神病引起的锥体外系副作用的治疗

第四节　肾上腺素受体激动药

一、α、β受体激动药

肾上腺素

肾上腺素（adrenaline，Adr）是肾上腺髓质嗜铬细胞分泌的主要激素，药用的肾上腺素制剂由家畜肾上腺提取或人工合成。口服后，部分药物在碱性消化液中被破坏，部分在肠黏膜和肝中迅速氧化结合而失活，不能达到有效血药浓度，故不作口服给药。皮下注射肾上腺素时能收缩局部血管，而影响其吸收速度，起效较慢，作用维持时间较长，约1 h。肌内注射肾上腺素后，其吸收远较皮下注射为快，作用可维持10~30 min。

【药理作用】

1. 心脏　肾上腺素激动心肌、窦房结和传导系统的β_1受体，对心肌的收缩性、兴奋性、传导性和自律性均产生强大的兴奋作用。使心肌的收缩力显著增强，增强心输出量，心率加快和传导加速。肾上腺素对心脏有兴奋作用，起效迅速而强烈，是一个快速强效的心脏兴奋剂。肾上腺素剂量过大或给药速度过快均可使病情加重、恶化或引起不同程度的心律失常，如期前收缩（早搏）、心动过速，甚至心室纤颤。

2. 血管　肾上腺素可激动血管平滑肌上的 α_1受体和 β_2受体。由于不同部位血管上受体的密度和种类不同，肾上腺素对不同部位血管的药理效应也不一致。肾上腺素主要作用于小动脉和毛细血管前括约肌，产生强大的血管收缩作用，而对静脉和大动脉的收缩作用较弱，这可能和血管上的受体密度不同有关。皮肤和黏膜血管上分布有大量的 α_1受体，肾上腺素强烈地收缩该部位的血管，使血流减少。内脏血管具有 α 受体和 β 受体的双重分布，肾上腺素可显著地收缩肾血管和肠系膜血管，而对脑及肺血管收缩作用甚弱。有时，在整体的调解下这些血管反而表现舒张。在肾上腺素作用下，冠状血管舒张，血流增加。

3. 血压　肾上腺素对血管总外周阻力影响与其剂量密切相关（图2–3–1），小剂量和治疗量的肾上腺素使心肌收缩力增强、心率加快、心输出量增加，故收缩压升高。同时能舒张骨骼肌血管，使舒张压不变或下降。脉压增大有利于血液对各组织器官的灌注。大剂量肾上腺素除强烈兴奋心脏外，还可使血管平滑肌的 α_1受体兴奋占优势，特别是皮肤、黏膜、肾脏和肠系膜血管强烈收缩，使外周阻力显著增高，收缩压和舒张压均升高。其典型血压改变往往呈双向反应，即给药后迅速出现明显的升压作用，继而出现微弱的降压反应，后者作用持续时间较长。如事先给予 α 受体阻断药，肾上腺素的升压作用可被翻转，呈现明显的降压反应，充分表现了肾上腺素对血管 β_2受体的激活作用。肾上腺素亦作用于肾小球旁器细胞的 β_1受体，促进肾素分泌，影响血压。

4. 平滑肌　肾上腺素通过激动支气管平滑肌的 β_2受体，可松弛支气管平滑肌，使支气管扩张。

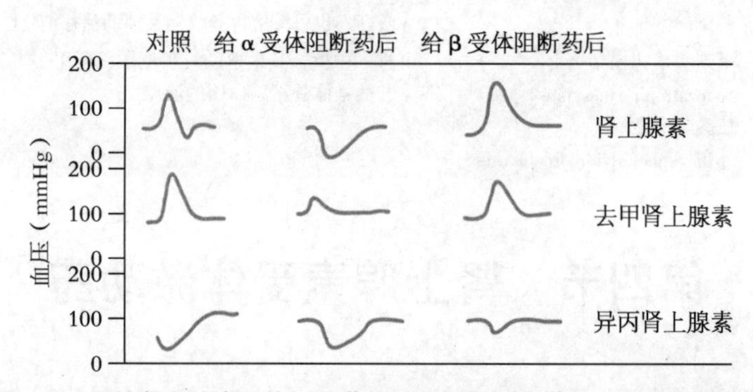

图2–3–1　给肾上腺素受体阻断药前后儿茶酚胺类药物对犬血压的作用

5. 代谢　通过兴奋 β_2受体，抑制胰岛素的分泌，促进糖原分解和降低外周组织摄取葡萄糖，使肝糖原和肌糖原减少，使血糖升高和血中乳酸增加。此外，尚能激活三酰甘油酶，使脂质代谢加强，血中游离脂肪酸含量升高，组织耗氧量明显增加。

【临床应用】

1. 心脏骤停　用于溺水、中枢抑制药中毒、麻醉和手术过程中的意外、急性传染病和心脏传导阻滞引起的心脏骤停。在进行胸外心脏按压、人工呼吸和纠正酸中毒等措施的同时，可应用肾上腺素作心室内注射，具有起搏作用。

2. 过敏性休克　表现为大量小血管床扩张和毛细血管通透性增强，引起全身血容量降低、血压下降、心率加快、心肌收缩力减弱以及支气管平滑肌痉挛引起的呼吸困难等症状。

肾上腺素能明显地收缩小动脉和毛细血管前血管，使毛细血管的通透性降低，改善心脏功能和解除支气管痉挛，从而迅速有效地缓解过敏性休克的临床症状。此时应迅速皮下注射肾上腺素，危急患者亦可用生理盐水稀释10倍后缓慢静脉注射。

3. 支气管哮喘急性发作　肾上腺素除能解除哮喘时的支气管平滑肌痉挛外，尚可抑制组织和肥大细胞释放过敏反应物质，如组胺、白三稀等，以及通过对支气管黏膜血管的收缩作用减轻气道水肿和渗出，从而使支气管哮喘急性发作得到迅速的控制。

4. 局部应用　将肾上腺素加入普鲁卡因或利多卡因等局麻药中，使注射部位周围血管收缩，延缓局麻药的吸收，增强局麻效应，延长局麻作用时间，减少局麻药吸收中毒的发生。

【不良反应及用药监护】

（1）治疗量可致烦躁、焦虑、头痛、心悸、出汗、皮肤苍白、血压升高；剂量过大可出现血压剧烈上升,甚至可出现脑出血和室颤。

（2）本品注射时，需十分谨慎，如有差错，可致患者猝死，应注意：①剂量必须精确，皮下和肌内注射时最好用1 ml注射器；②皮下或肌内注射时应注意抽回血，以免误入血管；③注射速度不可太快，以免血压骤升；④静脉或心内注射时，必须用0.9%氯化钠注射液稀释后才能注射，否则有引起血压骤升和脑出血的危险。

（3）注射给药后应密切监护患者，除观察疗效外，还应密切监测血压、心率。

（4）高血压、脑动脉硬化、缺血性心脏病、心力衰竭、甲状腺功能亢进和糖尿病患者禁用。老年人慎用。

多巴胺

多巴胺（dopamine，DA）为去甲肾上腺素的前体，药用的多巴胺是人工合成品。其化学性质不稳定，口服无效，消除迅速（$t_{1/2}$为1~2 min），临床均采用静脉滴注给药。外源性DA不易通过血－脑屏障，故对中枢神经系统无作用。

【药理作用】

1. 血管和血压　治疗量多巴胺激动血管α受体，使皮肤黏膜血管收缩、血压升高，舒张压无明显变化。

2. 心脏　高浓度的多巴胺可激动心脏β_1受体，并能促进肾上腺素能神经末梢释放NA，具有较强的正性肌力作用，使心肌收缩力增强，心输出量增加。

3. 肾脏　低浓度多巴胺可激动肾脏DA_1受体，使肾血管扩张，肾血流和肾小球的滤过率也增加。此外，多巴胺尚能直接抑制肾小管重吸收钠，可排钠利尿。但大剂量多巴胺仍可兴奋肾血管α受体而致肾血管收缩，使肾血流减少。

【临床应用】主要用于治疗各种休克，如感染中毒性休克、心源性休克及出血性休克等。特别对心肌收缩功能低下、少尿或无尿患者更为适宜。如能及时补足血容量，纠正酸中毒，则疗效更好。多巴胺与利尿药配伍应用，可治疗急性肾衰竭，使尿量增加。

【不良反应及用药监护】治疗量的多巴胺不良反应轻微，可有恶心、呕吐。但如静脉滴注速度过快，可出现心动过速，甚至诱发心律失常、头痛和高血压。一旦出现上述症状，应减慢滴速或停药。静滴部位药液漏出血管外，可导致局部组织缺血、坏死。在静滴过程中应监测血压、心率、尿量及静滴部位的情况。治疗休克时，需先补充血容量。高血压、动脉硬化、冠心病、甲状腺功能亢进症患者禁用。

麻黄碱

麻黄碱（ephedrine）是从中药麻黄中提取的生物碱。药用麻黄碱为人工合成品。麻黄碱化学性质稳定，在消化道中不易破坏，口服吸收好，药理作用持久，一次给药均可维持3~6 h。

【药理作用】

1. 心脏、血管和血压　麻黄碱使皮肤黏膜和内脏血管收缩，骨骼肌、冠状动脉和脑血管舒张，其升压作用缓慢而持久，脉压增大。麻黄碱能激动心脏 β_1受体，使心肌收缩力增强，心输出量增加，在整体条件下，由于血压升高，反射性兴奋迷走神经，心率不变或稍减慢。

2. 支气管　松弛支气管平滑肌作用较肾上腺素弱，起效缓慢但持久。

3. 中枢神经系统　麻黄碱可以通过血－脑屏障，具有明显的中枢兴奋作用。较大剂量麻黄碱可引起兴奋不安、焦虑、震颤和失眠等。

【临床应用】

（1）防治硬膜外麻醉和蛛网膜下隙麻醉引起的低血压。

（2）充血性鼻塞：麻黄碱具有较强的黏膜血管收缩作用，可使鼻黏膜水肿和渗出减轻，改善鼻塞症状。

【不良反应及用药监护】较大剂量可引起兴奋不安、焦虑、失眠等，晚间服用宜加用镇静催眠药，以对抗中枢兴奋症状。老年患者和前列腺肥大者易引起急性尿潴留，用药前应先排尿。

二、α 受体激动药

去甲肾上腺素

去甲肾上腺素（noradrenaline）是去甲肾上腺素能神经末梢释放的主要递质，肾上腺髓质亦少量分泌。药用去甲肾上腺素是人工合成品，不易口服。由于其对皮肤黏膜血管的强大收缩作用，皮下注射易引起局部组织缺血、坏死，故临床上去甲肾上腺素仅作静脉滴注给药。

【药理作用】

1. 血管　去甲肾上腺素激动血管平滑肌上的 α_1受体，引起强大的血管收缩作用，使小动脉和小静脉收缩。其中皮肤黏膜血管收缩最明显，其次是肾、肠系膜、脑和肝脏血管，甚至对肌肉血管也有收缩作用，使外周阻力明显增高，脏器血流减少，但使冠状血管扩张。这是去甲肾上腺素兴奋心脏，产生大量心肌的代谢产物，如腺苷等引起冠状扩张所致。另外，也与血压升高，提高冠状动脉灌注压有关。

2. 心脏　去甲肾上腺素亦可激动心脏的 β_1受体，使心肌收缩力增强，心输出量增加，心率加快、传导加速，自律性增高和心肌耗氧量增加。但作用强度较肾上腺素弱，在整体条件下，由于药物的强烈血管收缩作用，外周阻力明显增高，增加了心脏的射血阻力，同时反射性地引起心率变慢，所以每分钟心输出量无改变或略下降。

3. 血压　当小剂量去甲肾上腺素的收缩血管作用不明显时，由于药物兴奋心脏，使收缩压明显增高，舒张压略升，脉压增大。大剂量时去甲肾上腺素几乎使所有血管强烈收缩，外周阻力明显增高，故收缩压和舒张压均增高，脉压变小，组织的血流灌注减少。

【临床应用】

1. 药物中毒性低血压　中枢抑制药，如全麻药、镇静催眠药及吩噻嗪类抗精神病药等中毒可引起低血压，用去甲肾上腺素静脉滴注，可使血压回升，维持或接近正常水平。

2. 神经性休克的早期　应用小剂量去甲肾上腺素静滴，使收缩压维持在12 kPa左右，以保证心、脑和肾等重要器官的血流灌注。若大剂量去甲肾上腺素长时间静脉滴注给药，由于强烈的血管收缩作用，会加剧休克的微循环障碍，对休克治疗极为不利。

3. 上消化道出血　将去甲肾上腺素稀释后口服，使食道或胃血管收缩，产生局部止血作用。

【不良反应及用药监护】

1. 不良反应

（1）急性肾衰竭：去甲肾上腺素用药剂量过大，时间过长，则可引起肾血管剧烈收缩，可致肾脏损伤，产生少尿、无尿和急性肾衰竭。

（2）组织缺血性坏死：去甲肾上腺素长时间静脉滴注、浓度过高或药液外漏时，可使注射部位血管剧烈收缩，引起皮肤苍白、疼痛，甚至缺血性坏死。此时，可局部热敷，并用普鲁卡因或 α 受体阻断药，如酚妥拉明做局部浸润注射，使血管扩张，预防组织坏死。

2. 用药护理

（1）宜以5%葡萄糖或葡萄糖氯化钠注射液稀释，不宜用生理盐水稀释，一般不与其他药物混合静滴。

（2）给药期间应注意：①应随时监测血压，根据血压情况调整滴速；②观察记录每小时尿量，如尿量 < 30 ml/h，应报告医师，如尿量 < 25 ml/h，应停药；③认真观察中枢神经系统状态，如有中枢缺氧症状，可立即常规吸氧；④密切观察末梢循环状态，经常观察患者皮肤的温度及颜色，以免发生局部组织坏死。

（3）高血压病、动脉硬化症、冠心病、少尿或无尿及微循环严重障碍的休克患者禁用或慎用。

间羟胺

间羟胺（metaraminol）又称阿拉明，可直接激动 α_1受体，对 β 受体作用很弱或几无作用。与去甲肾上腺素比较，间羟胺的主要特点是：①收缩血管、升高血压的作用较弱而持久；②肾血管收缩作用较弱，较少引起急性肾衰竭；③心脏兴奋的作用较弱，可使休克患者的心输出量增加；④对心率影响不明显，很少引起心律失常；⑤化学性质稳定，除静脉给药外，也可肌内注射。休克早期和低血压临床应用间羟胺取代去甲肾上腺素治疗早期休克和低血压。

三、β 受体激动药

异丙肾上腺素

异丙肾上腺素（isoprenaline）为人工合成品，口服无效，一般作静脉注射或静脉滴注，亦可作舌下或喷雾吸入给药。

【药理作用】

1. 心脏　异丙肾上腺素对心脏 β_1受体具有强大的兴奋作用，使心肌收缩力增强、心输出量增加、心率加快，心肌耗氧量明显增加。与肾上腺素比较，异丙肾上腺素对心肌的正性肌力和正性频率作用更强些。异丙肾上腺素主要兴奋窦房结，而对心肌的自律性影响较弱，故较少产生心律失常。

2. 血管　异丙肾上腺素主要激动血管的 β_2受体，表现为骨骼肌血管明显舒张，肾、肠系膜血管和冠脉不同程度的舒张，血管总外周阻力降低。

3. 血压　由于对心脏和血管的作用结果，使收缩压升高，舒张压下降，脉压明显增大。

大剂量异丙肾上腺素静脉注射时，可引起血压明显降低。

4. 支气管　异丙肾上腺素可激动 β_2 受体，使平滑肌松弛，当支气管平滑肌处于痉挛状态时，其解痉挛作用更为明显。

5. 代谢　通过激动 β 受体，促进糖原和脂肪的分解，使血糖升高。血中游离脂肪酸含量增高，组织耗氧量增加。

肾上腺素与异丙肾上腺素共同的临床用途有哪些？

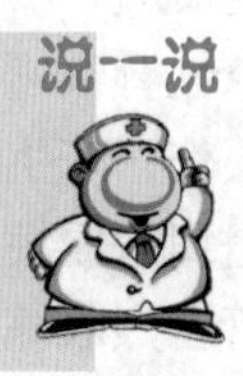

【临床应用】

1. 心脏骤停　用于治疗各种原因如溺水、电击、手术意外或药物中毒等造成的心脏骤停，异丙肾上腺素对停搏的心脏具有起搏作用，使心脏复跳，同时对心肌的自律性影响较少，故较少诱发心室纤颤。

2. 房室传导阻滞　异丙肾上腺素具有强大的加速传导作用，舌下或静脉滴注给药使房室传导阻滞明显改善。

3. 支气管哮喘急性发作　气雾吸入或舌下给药，可迅速控制支气管哮喘急性发作，疗效快而强。

4. 休克　在补足血容量的基础上，异丙肾上腺素对中心静脉高和心输出量低下的休克患者具有一定的疗效。但不能明显改善组织的微循环障碍，能显著地增加心肌耗氧量和心率，对休克不利，目前临床已少用。

【不良反应及用药监护】常见的反应有心悸、头痛、头晕。对缺氧患者易引起心律失常或加剧心绞痛。

第五节　肾上腺素受体阻断药

一、α 受体阻断药

酚妥拉明

【体内过程】酚妥拉明（phentolamine）口服生物利用度低，30 min后血药浓度达高峰，药物在体内迅速代谢，作用时间短暂，为1~1.5 h。酚妥拉明口服给药的作用仅为注射给药的20%，一般均为注射给药。

【药理作用】

1. 血管　静脉注射酚妥拉明时，由于阻断血管平滑肌的 α 受体和直接舒张血管平滑肌作用，使血管明显扩张，外周血管阻力降低，血压下降，肺动脉压下降尤为明显。

2. 心脏　酚妥拉明兴奋心脏，使心肌收缩力增强，心率加快和心输出量增加。这一方面由于药物扩张血管，血压下降所致；另一方面由于此药阻断去甲肾上腺素能神经末梢突触前膜 α_2 受体，促进神经末梢释放NA所致。

3. 其他　酚妥拉明有拟胆碱作用、组胺样作用及抑制5-羟色胺的多重作用。

【临床应用】

（1）治疗外周血管痉挛性疾病，如肢端动脉痉挛的雷诺综合征、血栓闭塞性脉管炎和冻伤后遗症。

（2）长期静脉滴注去甲肾上腺素或静脉滴注去甲肾上腺素外漏时，可致皮肤苍白和剧烈疼痛，此时可用酚妥拉明10 mg溶于10~20 ml生理盐水中做局部浸润注射。

（3）治疗休克：酚妥拉明能扩张血管，降低外周阻力，增加心输出量，从而使机体的血液重新分布，改善内脏组织血流和解除微循环障碍。但给药前必需补足血容量，否则可使血压下降。

（4）治疗心力衰竭：其作用机制是解除心功能不全时小动脉和小静脉的反射性收缩，降低血管外周阻力，降低心脏前后负荷和心室充盈压，增加心输出量，使心功能不全、肺水肿得以改善。

（5）用于肾上腺嗜铬细胞瘤的鉴别诊断和手术中突然发生的高血压危象。

【不良反应及用药监护】大量酚妥拉明可引起直立性低血压，注射给药可引起心动过速、心律失常和诱发或加剧心绞痛。酚妥拉明的不良反应尚有腹痛、恶心、呕吐等，可诱发或加剧消化道溃疡病。冠心病、胃炎和胃、十二指肠溃疡患者慎用。用药后让患者静卧30 min，以防发生直立性低血压。起床时，应嘱其先缓慢坐起，3~5 min后再下床站立。给药期间，应注意监测血压及心率变化，必要时做心电图。

二、β受体阻断药

目前临床常用的β受体阻断药已有几十余种。根据药物对β_1和β_2受体选择性的不同，可将β受体阻断药分为两大类。

（一）非选择性β受体阻断药

本类药物对β_1和β_2受体的选择性不高，具有相似程度的阻断作用，如普萘洛尔、吲哚洛尔、阿普洛尔、氧烯洛尔、索他洛尔、噻吗洛尔和纳多洛尔等。

（二）选择性β受体阻断药

本类药物对β_1受体具有选择性阻断作用，而对β_2受体的阻断作用很弱或几无作用。实验证明，美托洛尔对β_1受体的选择性比普萘洛尔大10~20倍，阿替洛尔和醋丁洛尔比普萘洛尔大2~3倍。

【药理作用】如图2-3-2所示。

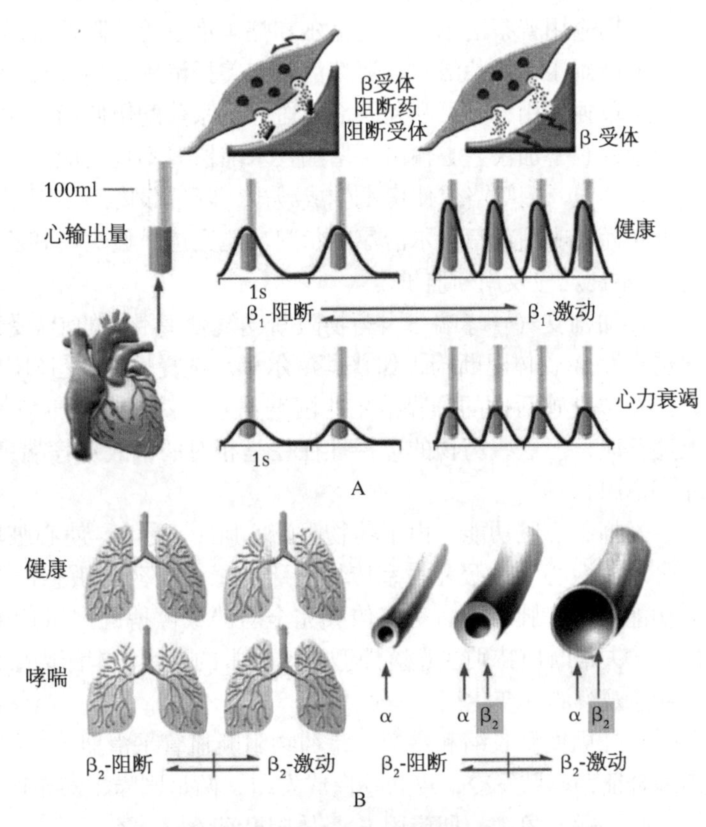

图2-3-2　β受体阻断药的主要作用

A. β受体阻断药对心脏功能的作用；B. β受体阻断药对支气管和气管的作用

1. β受体阻断作用　通过阻断β受体，可抑制心脏、降低血压、抑制代谢及收缩支气管。

2. 内在拟交感活性　有些β受体阻断药尚有一定程度的激动β受体的作用，即为内在拟交感活性。其引起的β受体激动效应往往被β受体阻断效应所掩盖，不易表现出来。如实验动物，预先应用利血平将体内儿茶酚胺耗竭，使药物的β受体阻断作用无从发挥，这时再用内在拟交感活性的β受体阻断药，其β受体激动作用便可表现出来而使心率加快、心输出量增加。在体内有儿茶酚胺存在的条件下，则阻断β受体而对抗儿茶酚胺的β型作用。具有内在拟交感活性的β受体阻断药引起的心脏抑制往往比不具有内在拟交感活性的β受体阻断药为弱。

3. 膜稳定作用　有些β受体阻断药尚具有麻醉作用和奎尼丁样作用。这两种作用都是由于稳定细胞膜，使细胞膜对阳离子的通透性降低所致，故称膜稳定作用。

4. 代谢　脂肪的分解可能与β_1、β_3受体激动有关，β受体阻断药可抑制儿茶酚胺和拟肾上腺素药引起的脂肪分解，降低游离脂肪酸含量。糖原分解和α及β_2受体有关，普萘洛尔对正常人的血糖无影响，但可抑制肾上腺素引起的高血糖反应，抑制心肌和骨骼肌的糖原分解，尚可延缓用胰岛素后血糖水平的恢复。

【临床应用】

1. 心律失常　β受体阻断药对多种原因引起的室上性和室性心律失常有效，尤其对运动或情绪紧张、激动所致的心律失常或因心肌缺血、强心苷中毒引起的心律失常疗效较佳。

2. 心绞痛　β受体阻断药对冠心病具有良好的疗效，使心绞痛发作减少和运动耐力改善。早期应用普萘洛尔、美托洛尔和噻吗洛尔等可降低心肌梗死后的复发率和猝死率。

3. 高血压　普萘洛尔、阿替洛尔和美托洛尔等均可有效地控制慢性高血压，患者耐受良好。可单独使用，亦可和利尿剂或血管扩张药配伍使用，能提高降压疗效，并减轻血管扩张药引起的心率加快、心输出量增加及水潴留等不良反应。

4. 其他　噻吗洛尔使房水生成减少，降低眼内压，用于治疗原发性开角型青光眼。临床上近年尚有应用普萘洛尔治疗甲状腺功能亢进、偏头痛和乙醇中毒。

【不良反应及用药监护】

1. 加剧支气管哮喘　因药物阻断支气管平滑肌的β_2受体，故伴有支气管哮喘患者禁用非选择性β受体阻断药，如普萘洛尔等。选择性β_1受体阻断药美托洛尔、阿替洛尔以及具有内在拟交感活性的吲哚洛尔、阿普洛尔等药物对支气管平滑肌的作用较弱，一般不引起上述反应，但这些药物的选择性往往是相对的，故对哮喘患者仍可能引起呼吸困难等症状，亦应慎用。

2. 抑制心脏功能　由于药物阻断心脏β_1受体，使心脏功能全面被抑制，特别是心功能不全、窦性心动过缓和房室传导阻滞的患者对药物敏感性增高，更易产生。甚至引起重度心功能不全、肺水肿、房室传导完全阻滞或停搏的严重后果。若同时服用维拉帕米或用于抗心律失常时应特别注意缓慢型心律失常的发生。本药因个体差异大，应从小剂量开始给药，并注意观察心率变化。

3. 外周血管收缩和痉挛　是药物阻断血管平滑肌β_2受体的结果。可引起间歇跛行或雷诺综合征，四肢发冷，皮肤苍白或发绀，两足剧痛，甚至产生脚趾溃烂和坏死。

4. 反跳现象　长期应用β受体阻断药突然停药后常可引起原来病情加重，如血压上升、严重心律失常或心绞痛发作次数增加，甚至产生急性心肌梗死和猝死。此种现象称为反跳现象。此外，在病情控制后必须逐渐减量停药。

5. 眼－皮肤黏膜综合征　主要表现为干眼症、结膜炎、角膜溃疡及皮肤病变等。

此外，严重心功能不全、窦性心动过缓、重度房室传导阻滞和支气管哮喘者禁用。心肌梗死及肝功能不全者慎用。

拓展视野

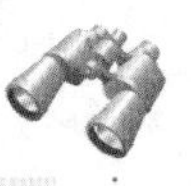

嗜铬细胞瘤与高血压危象

肾上腺髓质及交感神经节中的嗜铬细胞无限生长即形成嗜铬细胞瘤。该肿瘤细胞可持续性或阵发性向血液及组织释放肾上腺素和去甲肾上腺素，导致患者出现持续性或阵发性高血压、头痛、出汗、心悸及代谢紊乱等一系列临床症状。手术切除肿瘤为本病的根治措施。但术前患者若骤发高血压危象（血压急剧升高、剧烈头痛、头昏、视力模糊、气促、心动过速，甚至出现心绞痛、肺水肿、高血压脑病等表现），应立即使用药物抢救。可用酚妥拉明5 mg加入5%葡萄糖溶液20 ml缓慢静脉推注，同时密切观察血压，当血压降至160/100 mmHg左右时即停止推注，后以10~50mg酚妥拉明溶于5%葡萄糖氯化钠溶液500 ml中缓慢静脉滴注。一般病例需40~60 mg方可控制。

第六节　局部麻醉药

局部麻醉药简称局麻药，能局部应用于神经末梢或神经干周围，暂时性阻断神经冲动的发生和传导，使患者在意识清醒而局部无痛状态下接受手术。常用局麻药根据其结构可分为酯类局麻药（如可卡因、普鲁卡因和丁卡因）及酰胺类局麻药（如利多卡因、布比卡因等）。根据局麻作用持续时间可分为3类：短效、中效和长效局麻药。

普鲁卡因

【药理作用】普鲁卡因（procaine）属酯类局麻药，亲脂性低、不易穿透黏膜。

【临床应用】常注射用于浸润麻醉、传导麻醉、蛛网膜下隙麻醉及硬膜外麻醉，一般不做表面麻醉。浸润麻醉用0.5%~1%等渗溶液。传导麻醉、蛛网膜下隙麻醉及硬膜外麻醉均可用2%溶液。蛛网膜下隙麻醉一次不宜＞200 mg；也用于损伤部位的局部封闭，可缓解炎症或损伤部位的症状。

【不良反应及用药监护】

（1）误入血管或用量过大可能引起中毒反应，中枢先兴奋（烦躁不安、惊厥等）后抑制（昏迷、呼吸抑制等），并可导致血压下降，严重中毒时呼吸停止，甚至心脏停止跳动。

（2）少数人对普鲁卡因过敏，表现为皮疹、荨麻疹、哮喘，甚至过敏性休克。用药前应询问患者有无过敏史，首次使用时应做皮肤过敏试验。但皮试有假阴性，使用时应注意观察，并作好抢救准备，一旦有过敏症状，立即停药，及时给予肾上腺素、抗过敏药和吸氧等。

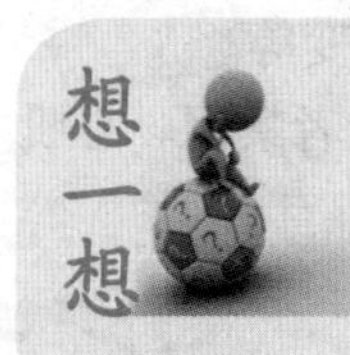

对普鲁卡因皮试阳性、有过敏史或过敏体质者可改用利多卡因，不宜使用丁卡因，为什么？

（3）蛛网膜下隙麻醉及硬膜外麻醉时可能引起血压下降。应密切注意血压变化，术前肌内注射麻黄碱、阿拉明等可预防血压下降。及时调整患者体位，术后6 h内去枕平卧、多饮水可减轻头痛等症状。

（4）注意毒性反应，严密监测呼吸、心率、血压和中枢神经系统反应的变化，呼吸麻痹往往先于心血管毒性，中毒时要注意维持呼吸，及时采取措施控制。中毒早期可加压给氧、输液、给予地西泮抗惊厥等抢救。

（5）普鲁卡因注射液中常加入0.1%的肾上腺素（每100 ml加0.2~0.5 ml），既可延长局麻时间，又可减少吸收中毒的可能性。但指、趾、鼻尖和阴茎环行浸润麻醉时勿加肾上腺素，以免引起组织坏死。也不用于有肾上腺素禁忌证的患者。

拓展视野

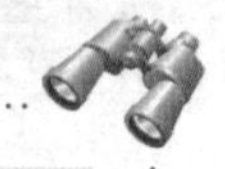

局部麻醉的方法

1. 表面麻醉　将局麻药直接滴、喷或涂于黏膜表面，使黏膜下神经末梢麻醉。适用于眼、鼻、咽喉、气管、尿道等黏膜部位的浅表手术或检查。

2. 浸润麻醉　将局麻药注射在皮下或手术野附近组织，使局部神经末梢被麻醉。适用于浅表的小手术。

3. 传导麻醉　将局麻药注射到神经干附近，阻滞其传导，产生相应区域的麻醉。常用于四肢、面部、口腔等手术。

4. 蛛网膜下隙麻醉　将局麻药经腰椎间隙注入蛛网膜下隙，直接作用于脊神经根、背根神经节及脊髓表面部分，产生麻醉作用。适用于下腹部、下肢、盆腔及肛门会阴部位的手术。

5. 硬脊膜外麻醉　将麻醉药液注入硬脊膜外腔，使经此腔穿出椎间孔的神经根麻醉。其麻醉范围广，常用于胸腹部手术。

丁卡因

【药理作用】丁卡因（tetracaine）与普鲁卡因同属酯类局麻药。作用较持久，亲脂性高，穿透力强，局麻作用及毒性均比普鲁卡因强10倍。

【临床应用】丁卡因常用作表面麻醉、蛛网膜下隙麻醉及硬膜外腔麻醉。不同局麻方法时，浓度要求不同。表面麻醉用0.25%~1%溶液；传导麻醉、蛛网膜下隙麻醉及硬膜外麻醉可用0.2%溶液；腰麻不宜超过16 mg。

【不良反应及用药监护】对普鲁卡因过敏者不宜使用丁卡因。因其易吸收且毒性较大，一般不用于浸润麻醉。中毒反应多因药液在局部浓度过高所致，用药前应核对药名和浓度。

如误入血管也可导致中毒反应，注射给药时应试抽回血。出现中毒症状，应采取维持呼吸与循环功能的措施进行抢救。

利多卡因

利多卡因（lidocaine）属于酰胺类局麻药。与等剂量的普鲁卡因相比，利多卡因麻醉作用快、强而持久。可用于各种局部麻醉：浸润麻醉用0.25%~0.5%溶液；表面麻醉、传导麻醉、硬膜外麻醉均可用1%~2%溶液，一次极量500 mg。主要用于传导麻醉和硬膜外麻醉，尤其用于对普鲁卡因过敏者。静脉给药还可治疗室性心律失常。

布比卡因

布比卡因（bupivacaine）是目前常用局麻药中作用时间较长的药物，为5~10 h。其作用强度较利多卡因强4~5倍，安全范围大，无明显扩血管作用。为较安全的长效局麻药。主要用于浸润麻醉、传导麻醉和硬膜外麻醉。浸润麻醉用0.25%溶液；传导麻醉用0.25%~0.5%溶液；硬膜外麻醉用0.5%~0.75%溶液。一次极量200 mg，一天极量400 mg。因对黏膜穿透力及扩散力较弱，不适用于表面麻醉。

第七节　镇静催眠药

镇静催眠药（sedative-hypnotics）是一类作用于中枢神经系统，能缓和激动、消除躁动、引起镇静，并促进和维持近似生理性睡眠的药物。某些镇静催眠药小剂量表现出镇静作用，而较大剂量则可产生催眠作用，故统称为镇静催眠药。

常用的镇静催眠药可分为3类：①苯二氮䓬类；②巴比妥类；③其他类。

一、苯二氮䓬类

苯二氮䓬类（benzodiazepines，BDZ）多数为1，4-苯并二氮䓬的衍生物，具有镇静催眠作用的药物较多，其中长效类包括地西泮、氟西泮；中效类包括氯氮䓬（利眠宁）、奥沙西泮；短效类包括三唑仑等。

地西泮

地西泮（diazepam）又称安定（valium），为苯二氮䓬类的代表药物，也是目前临床上最常用的镇静催眠药及抗焦虑药。

【体内过程】口服后吸收迅速而完全，约1 h血药浓度达高峰。临床多采用口服或静脉注射给药。其脂溶性高，易透过血-脑屏障和胎盘屏障。地西泮与血浆蛋白结合率高达95%以上，可通过胎盘和乳汁排出，因此产前及哺乳期妇女禁用（图2-3-3）。

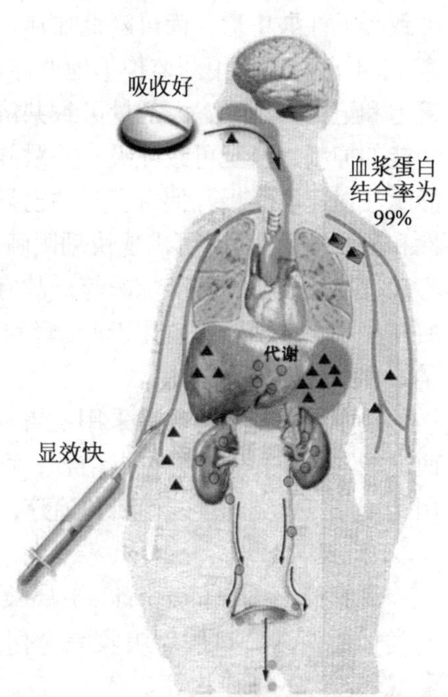

图2-3-3　地西泮的体内过程

【药理作用及临床应用】如图2-3-4所示。

1. 抗焦虑作用　小剂量地西泮即具有良好的抗焦虑作用，对各种原因引起的焦虑均有显著疗效，可消除焦虑患者的恐惧、紧张、忧虑和不安以及由焦虑而引起的失眠、心悸、出汗和震颤等症状。临床用于治

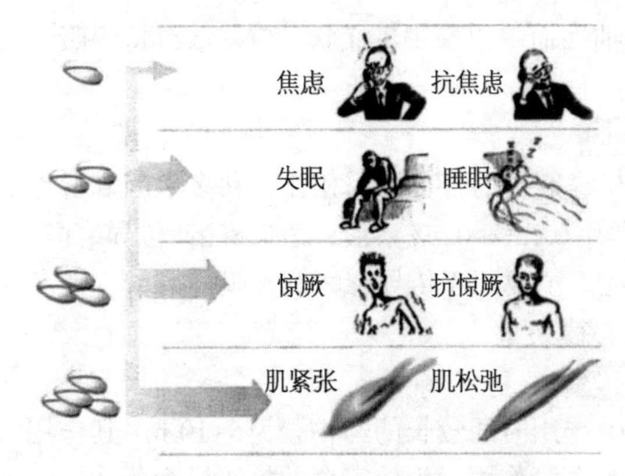

图2-3-4　地西泮的作用和临床应用

疗焦虑症及各种原因引起的焦虑状态，间断性严重焦虑者应选用中、短效类药物，而持续性焦虑状态则应选用长效类药物。

2. 镇静催眠作用　地西泮可明显缩短入睡时间，延长睡眠持续时间，减少觉醒次数，具有镇静催眠作用。主要延长非快动眼睡眠的第2期，对快动眼睡眠的影响不明显，大剂量也不引起全身麻醉。作为镇静催眠药应用，近年来已替代巴比妥类药物，成为临床最常用的镇静催眠药，具有以下优点：①对呼吸影响小，治疗指数高，安全范围较大；②停药后出现反跳性快动眼睡眠时相的延长较巴比妥类轻；③因其对肝药酶几无诱导作用，不影响其他药物的代谢；④依赖性、停药后的戒断症状较轻；⑤嗜睡、运动失调等一般副作用较轻。较大剂量地西泮还可致短暂性记忆缺失，可用于麻醉前给药，其镇静作用可减轻患者对手术的恐惧情绪，并减少麻醉药用量，减少不良反应而增强麻醉药的安全性。临床上常用于麻醉前给药、内窥镜检查前用药等。

3. 抗惊厥、抗癫痫作用　地西泮能对抗戊四唑、印防己毒素等引起的阵挛性惊厥，具有抑制癫痫病灶异常放电扩散的作用。临床上用于治疗破伤风、子痫、小儿高热惊厥以及药物中毒性惊厥。癫痫持续状态时首选地西泮静脉注射给药，能迅速缓解症状，疗效显著。

4. 中枢性肌肉松弛作用　地西泮具有较强的中枢性肌肉松弛作用，临床用于治疗脑卒中（脑血管意外）、脊髓损伤等引起的中枢性肌肉强直，还能缓解关节局部病变、腰肌劳损和内镜检查等所引起的肌肉痉挛。

5. 其他　一般剂量对正常人呼吸功能无影响，较大剂量可轻度抑制肺泡换气功能，有时可致呼吸性酸中毒，尚可降低血压、减慢心率。

【不良反应及用药监护】地西泮毒性较小，安全范围大。最常见的不良反应是嗜睡、头晕、乏力和记忆力下降，大剂量可致共济失调。静脉注射速度过快或剂量过大可引起呼吸和循环功能的抑制，甚至可致呼吸、心跳停止。同时应用其他中枢抑制药时可显著增强其毒性，故静脉注射速度宜慢。偶可引起注射局部疼痛或血栓性静脉炎。长期应用可产生耐受性、依赖性和成瘾性，停药时可出现快动眼睡眠时相延长的反跳现象和戒断症状，如失眠、焦虑、兴奋、心动过速及震颤，甚至惊厥等。故宜短期或间断性用药，停药时应逐渐减少剂量，以免出现戒断症状。地西泮不宜用于肝、肾和呼吸功能不全者，老年患者、驾驶员、高空作业者应慎用。孕妇和哺乳期妇女忌用。

地西泮急性中毒时除采用洗胃和对症治疗措施外，还应采用特效拮抗药氟马西尼。氟马西尼能与苯二氮䓬特异位点结合，竞争性拮抗苯二氮䓬受体激动剂的中枢效应。临床上主要用于苯二氮䓬类过量的诊断和治疗，能有效地改善急性中毒所致的呼吸和循环功能的抑制。

氯氮䓬

氯氮䓬（chlordiazepoxide）属长效苯二氮䓬类镇静催眠药。氯氮䓬的药理作用及不良反应类似地西泮。口服后吸收完全但起效较缓慢。消除$t_{1/2}$为7~13 h。临床主要用于抗焦虑、催眠和乙醇戒断症状等。

硝西泮

硝西泮（nitrazepam）属中效苯二氮䓬类镇静催眠药，具有镇静催眠、抗惊厥和抗癫痫等作用。其可引起近似生理性睡眠，醒后无明显后遗作用。能减轻或消除高热惊厥患者的抽搐发作；与其他抗惊厥药合用可治疗混合型癫痫，对婴儿痉挛及阵发性肌痉挛的疗效较好。口服易吸收，消除$t_{1/2}$约为26 h，能通过血－脑屏障和胎盘屏障，亦可从乳汁分泌。不良反应可有嗜睡、倦怠、宿醉和共济失调等，偶见幻觉、失眠等。长期应用会产生依赖性。禁用于肺功能不全者，老年人慎用。服药期间应禁酒。

三唑仑

三唑仑（triazolam）属短效苯二氮䓬类镇静催眠药，是临床最为常用的催眠药之一。其诱导入睡迅速，无宿醉现象，用药后极少蓄积。$t_{1/2}$为2~3 h。临床用于失眠症的治疗。常见的不良反应有嗜睡、头晕和头痛，较大剂量时尚可见对记忆和行为活动的影响，长期用药可产生依赖性。

二、巴比妥类

巴比妥类具有强弱不等的镇静催眠等中枢抑制作用。常用巴比妥类药物及其分类如表2–3–5所示。

表2–3–5　巴比妥类药物分类及特点的比较

分类	药物	显效时间(h)	作用持续时间（h）	消除方式	主要用途
长效	巴比妥	0.5~1	8~12	主要自肾脏排泄，部分经肝脏代谢	镇静催眠
	苯巴比妥	0.5~1	6~8	部分自肾脏排泄，部分经肝脏代谢	抗惊厥
中效	戊巴比妥	0.25~0.5	3~6	主要经肝脏代谢	抗惊厥
	异戊巴比妥	0.25~0.5	3~6	主要经肝脏代谢	镇静催眠
短效	司可巴比妥	0.25	2~3	主要经肝脏代谢	镇静催眠、抗惊厥
超短效	硫喷妥	皮下注射立即显效	0.25	经肝脏代谢	静脉麻醉

【体内过程】口服或肌内注射均易吸收，迅速分布于全身组织和体液，易透过胎盘屏障。药物进入脑组织的速度与药物的脂溶性呈正比，如硫喷妥的脂溶性极高，最易通过血－脑屏障，静脉注射后立即显效。但其作用时间很短，仅维持约15 min，因其可迅速自脑组织再分布至外周脂肪组织。而脂溶性较高的药物司可巴比妥则主要在肝脏中代谢而失效，故作用持续时间短。脂溶性较小的药物苯巴比妥主要以原形药物自肾脏排泄，故作用持续时间长，且尿液pH值对其排泄的影响较大。碱化尿液可使苯巴比妥的解离增多，经肾小管的重吸收减少，排泄增加；反之，酸化尿液则使排泄减少。故苯巴比妥中毒时，应采用碳酸氢钠碱化尿液以促进药物的排泄。

【药理作用】

1. 中枢抑制作用　巴比妥类对中枢神经系统具有普遍性抑制作用，随着给药剂量的增加，其中枢抑制作用逐渐增强，表现为镇静、催眠、抗惊厥和抗癫痫，甚至麻醉等作用。较大剂量时可明显抑制心血管系统的功能，剂量过大可麻痹呼吸中枢而致死。

2. 诱导肝药酶　巴比妥类可诱导肝药酶，加速自身及其他经肝药酶代谢药物的代谢速度，长期联合用药应调整剂量。

【临床应用】

1. 镇静和催眠　小剂量巴比妥类药物具有镇静作用，能缓解患者的紧张状态；中等剂量可缩短入睡时间，减少觉醒次数，延长睡眠时间而产生催眠作用。长期应用停药后可有快动眼睡眠时相“反跳性”延长，使发生于此时相的做梦增多，导致睡眠障碍，迫使患者继续用药，从而产生依赖性和成瘾性。目前临床上巴比妥类作为催眠药已经被苯二氮䓬类所取代。

2. 抗惊厥　大于催眠剂量的巴比妥类可具有抗惊厥作用。临床用于治疗小儿高热、破伤风、子痫、脑膜炎、脑炎及中枢兴奋药引起的惊厥。巴比妥类也可用于癫痫大发作和癫痫持续状态的治疗，一般选用苯巴比妥钠或异戊巴比妥。

3. 麻醉及麻醉前给药　如硫喷妥等静脉注射时能产生短暂的麻醉作用。长效及中效巴比妥类亦可作为麻醉前给药，以消除患者手术前的恐惧情绪，但疗效不及地西泮。

【不良反应及用药监护】

1. 后遗效应　服用催眠剂量的巴比妥类后，次日晨可出现头晕、困倦、嗜睡、精神不振及定向障碍等临床症状，称为“宿醉”现象，这是药物的后遗效应。

2. 耐受性　短期内反复应用巴比妥类可表现为药效逐渐降低，即产生耐受性。

3. 依赖性　长期连续服用巴比妥类可使患者产生依赖性和成瘾性。一旦突然停药，可于停药12~16 h后出现戒断症状，如兴奋、失眠、焦虑、震颤、肌肉痉挛和惊厥发作等。

4. 呼吸抑制　催眠剂量的巴比妥类即可对呼吸功能不全者产生显著影响，大剂量则可明显抑制呼吸中枢，呼吸深度抑制是巴比妥类药物中毒致死的主要原因。

5. 急性中毒　口服5~10倍催眠剂量的巴比妥类可导致中度急性中毒，15~20倍则可引起严重急性中毒。主要表现为深度昏迷、呼吸高度抑制、血压下降、体温降低、休克以及肾衰竭等。呼吸抑制是急性中毒导致死亡的主要原因。解救措施：清除毒物，维持呼吸与循环功能的稳定，保持呼吸道通畅和给氧，必要时行人工呼吸；可碱化尿液以加速巴比妥类药物的排泄，严重中毒病例应采用透析疗法。

> 巴比妥类药物过量中毒时，抢救措施除洗胃外，主要是维持呼吸和循环功能，还可用碳酸氢钠碱化尿液。根据药物跨膜转运的规律分析，用碳酸氢钠碱化尿液的目的是什么？

说一说

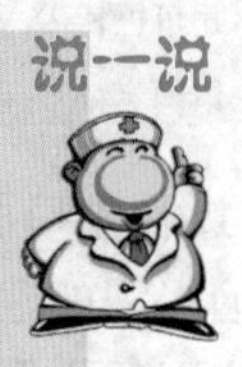

分娩期和哺乳期妇女，甲状腺功能低下、低血压、发热、贫血、出血性休克及老年患者等慎用。支气管哮喘、严重肝功能不全、严重呼吸功能不全、过敏等患者禁用。

三、其他镇静催眠药

水合氯醛

水合氯醛（chloral hydrate）口服吸收快，催眠作用显效快，不缩短快动眼睡眠时相，无宿醉的后遗效应，可用于治疗顽固性失眠或对其他催眠药疗效不佳者。大剂量可用于子痫、破伤风以及小儿高热惊厥等的治疗。安全范围较小，使用时应注意。水合氯醛具有强烈的黏膜刺激性，极易引起恶心、呕吐等胃肠道反应。过量可损害心、肝和肾等实质性脏器。现临床多以直肠给药，可减少刺激性。久用可产生耐受性和成瘾性。

甲丙氨酯

甲丙氨酯（meprobamate）又名眠尔通，临床主要用于失眠及神经官能症的治疗，尤其适用于老年患者。有依赖性，偶见过敏反应，癫痫患者禁用。

褪黑素

褪黑素（melatonin）又名脑白金，是大脑松果体分泌的激素。能调节人体昼夜睡眠节律，改善睡眠质量。用于各种类型的睡眠障碍，尤适用于航空时差及昼夜节律性睡眠失调者。

佐匹克隆

佐匹克隆（zopiclone）又名忆梦返，是新一代非苯二氮䓬类催眠药物。主要特点为：起效快、维持时间长，能减少梦境，提高睡眠质量，且无明显的耐受性和依赖性。

唑吡坦

唑吡坦（zolpidem）又名思诺思，是新一代催眠药。催眠的特点与佐匹克隆相似，但镇静催眠作用更强，不易产生依赖性。对认知、记忆的影响较苯二氮䓬类小。

拓展视野

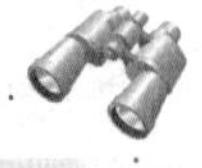

褪　黑　素

褪黑素主要是由哺乳动物和人类的松果体产生的一种吲哚类激素。其合成呈现昼夜性的节律改变，夜间分泌较多。还与年龄有很大关系，3月龄时分泌量才增加，随着年龄增大而逐渐下降。近年来国内外研究表明，褪黑素可使入睡时间缩短，睡眠中觉醒次数明显减少，浅睡阶段缩短，深睡阶段延长，次日早晨唤醒阈值下降，有助于改善失眠症。此外，褪黑素还有较强的调节时差、抗衰老、调节免疫和抗肿瘤作用等。美国FDA认为褪黑素可作为普通的膳食补充剂。我国先后批准了20多种含有褪黑素的保健食品。褪黑素的调节免疫、抗肿瘤和抗衰老等方面的保健功能有待进一步的开发。

第八节　中枢兴奋药

中枢兴奋药（central stimulants）是能作用于中枢神经系统，提高其功能活动的一类药物。根据作用部位可分为3类：①主要兴奋大脑皮质的药物，代表药物为咖啡因等；②主要兴奋延髓呼吸中枢的药物，代表药物为尼可刹米等；③主要兴奋脊髓的药物，代表药物为士的宁等。本章主要介绍前两类药物。

咖啡因

【体内过程】咖啡因（caffeine）口服或注射均能吸收，吸收后可迅速进入中枢神经系统，亦可见于唾液及乳汁中，尚可通过胎盘屏障。在肝脏代谢，主要以代谢产物的形式经肾脏排出。

【药理作用】

1. 中枢神经系统　咖啡因对中枢神经系统的兴奋作用与剂量相关，小剂量服用（50~200 mg）能兴奋大脑皮质，表现为睡意消失、精神兴奋、思维活跃、疲劳减轻等，可使工作效率明显提高。增加剂量可直接兴奋呼吸中枢，使呼吸加深、加快，尤其在中枢抑制状态时作用明显；同时兴奋延髓血管运动中枢，升高血压；对迷走神经的兴奋作用则减慢心率。

更大剂量兴奋脊髓，使反射亢进，引起惊厥等。

2. 心血管系统　大剂量咖啡因对心脏的直接作用为可加快心率、增强心肌收缩力而使心输出量增加；并可直接松弛血管平滑肌，扩张血管；但直接收缩脑血管，增加脑血管阻力，减少脑血流量。

3. 其他　咖啡因还能舒张支气管平滑肌，增加肾小球滤过率等。

【临床应用】临床用于治疗中枢抑制状态，如严重传染病、镇静催眠药等中枢抑制药中毒引起的昏睡、呼吸和循环的抑制等。

【不良反应】治疗剂量时不良反应少见。剂量稍大可引起激动、不安、失眠、心悸、头痛、恶心等；中毒剂量则可致惊厥。

哌甲酯

哌甲酯（methylphenidate）又名利他林。口服吸收好，血浆 $t_{1/2}$ 为2 h。本品中枢兴奋作用能解除轻度中枢抑制及疲乏，也能兴奋精神和活跃思维等，较大剂量兴奋呼吸中枢。临床主要用于治疗巴比妥类及其他中枢抑制药中毒引起的中枢抑制状态，也可用于小儿遗尿症及儿童多动症等的治疗。不良反应少，大剂量可致血压升高，甚至惊厥。

匹莫林

匹莫林（pemoline）的药理作用与哌甲酯相似，但作用持续时间长。临床主要用于儿童多动症、轻度抑郁和发作性睡眠病等。不良反应可有失眠、眼球震颤等。

甲氯芬酯

甲氯芬酯（meclofenoxate）主要兴奋大脑皮质，并能促进脑细胞代谢。临床用于治疗颅脑外伤性昏迷，对脑动脉硬化及中毒等所引起的意识障碍、儿童精神迟钝及小儿遗尿症等也有效。其作用出现缓慢，需反复应用。

尼可刹米

尼可刹米（nikethamide）可直接兴奋呼吸中枢，又能通过刺激颈动脉体化学感受器反射性兴奋呼吸中枢。临床用于各种原因所致的呼吸抑制，常注射给药，作用温和，但持续时间短。治疗剂量尼可刹米副作用少，过量可致血压升高、心动过速、咳嗽、呕吐、出汗，甚至惊厥等。

二甲弗林

二甲弗林（dimefline）又名回苏灵，直接兴奋呼吸中枢，效力强于尼可刹米。能显著改善呼吸，临床主要用于治疗各种原因引起的中枢性呼吸抑制。不良反应可出现恶心、呕吐等。过量易致惊厥。

洛贝林

治疗量的洛贝林（lobeline）能刺激颈动脉体和主动脉体化学感受器反射性地兴奋呼吸中枢。其特点为作用短暂，但安全范围大，不易引起惊厥。临床上主要用于治疗新生儿窒息、小儿感染性疾病等引起的呼吸衰竭及一氧化碳中毒等。剂量过大可导致心动过缓、房室传导阻滞等，亦可出现心动过速。

贝美格

贝美格（megimide，美解眠）能直接兴奋呼吸中枢，作用迅速、短暂。临床作为解救巴比妥类药物中毒的辅助药物。

第九节 抗癫痫药和抗惊厥药

癫痫是脑局部病灶的神经元产生阵发性异常高频放电并向周围脑组织扩散所引起的慢性神经系统疾病，临床表现为突然发作、短暂的运动、感觉功能或精神异常，并且反复发作。根据癫痫发作时的临床症状，可作如下分型（表2-3-6）。癫痫的治疗以药物为主，通过减少病灶神经元的异常放电或阻止其异常放电的扩散，从而控制癫痫的发作。

表2-3-6 癫痫的分型及临床特征

发作类型	临床特征
局限性发作	
单纯局限性发作	局部肢体运动或感觉异常，可持续20~60 s
复合性局限性发作（神经运动性发作）	发作时常伴有无意识的活动，如唇抽动、摇头等。每次发作持续0.5~2 min
全身性发作	
失神性发作（小发作）	多见于儿童，短暂的意识突然丧失和动作中断，每次发作约持续30 s
肌阵挛性发作	可发生于婴儿、儿童和青春期，肢体肌群可发生短暂的休克样抽动
强直-阵挛性发作(大发作)	意识突然丧失，全身强直-阵挛性抽搐，数分钟后中枢神经系统功能进入全面抑制
癫痫持续状态	指大发作持续状态，反复抽搐，持续昏迷，不及时抢救可危及生命

一、抗癫痫药

苯妥英钠

【体内过程】苯妥英钠（sodium phenytoin）口服吸收不规则（图2-3-5），连续服用6~10 d才能达到有效血药浓度（10~20 μg /ml）。主要经肝药酶代谢，经肾脏排泄。消除速度与血药浓度密切相关，血药浓度低于10 μg /ml 时，以一级动力学方式消除，$t_{1/2}$约为20 h；血药浓度继续增高时，则以零级动力学方式消除，$t_{1/2}$亦延长。临床应注意剂量个体化。苯妥英钠具有刺激性，不宜作肌内注射，癫痫持续状态可采用静脉注射。

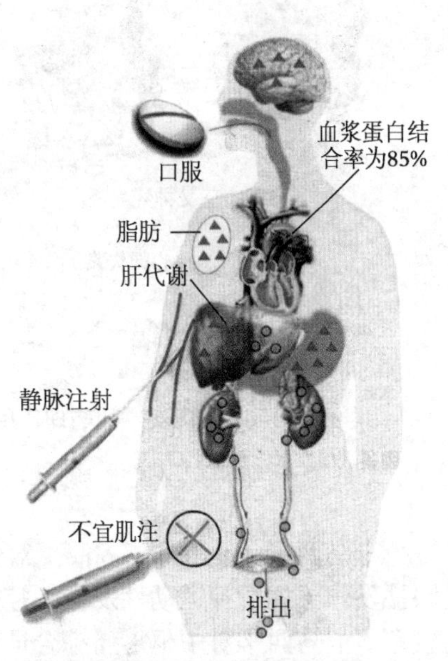

图2-3-5 苯妥英钠的体内过程

【药理作用】治疗量的苯妥英钠对中枢神经系统无镇静催眠作用时，即可发挥抗癫痫作用（图2-3-6）。但其仅能阻止异常放电向周围脑组织的扩散，而不能抑制癫痫病灶异常放电的产生。

苯妥英钠的作用机制是具有细胞膜稳定作用，可降低细胞膜对Na^+和Ca^{2+}的通透性，从而抑制Na^+和Ca^{2+}的内流，导致细胞膜的兴奋性降低。

【临床应用】

1. 抗癫痫　苯妥英钠是治疗癫痫大发作和部分局限性发作的首选药。亦可用于精神运动性发作，但对小发作（失神发作）无效。

2. 治疗中枢疼痛综合征　苯妥英钠可用于三叉神经、舌咽神经痛等的治疗，可减轻疼痛，减少发作次数。

3. 抗心律失常　对强心苷中度所致室性心律失常的疗效较好，为首选药。

【不良反应及用药监护】如图2-3-7所示。

1. 局部刺激性　苯妥英钠对胃肠道有直接刺激作用，口服引起食欲减退、恶心、呕吐和腹痛等胃肠道症状，餐后服用可减轻；静脉注射可引起静脉炎。

2. 急性毒性反应　苯妥英钠过量引起的急性中毒可表现为眼球震颤、复视及共济失调等，甚至出现语言障碍、精神错乱以及昏睡和昏迷等。

3. 慢性毒性反应　长期应用能引起齿龈增生，发生率约20%，多发生于儿童及青少年。一般不影响继续用药，注意口腔卫生以及经常按摩齿龈可适当减轻。多于停药3~6个月后自行消退。长期用药还可导致叶酸缺乏，引起巨幼红细胞性贫血，可用甲酰四氢叶酸治疗有效。因其能诱导肝药酶，加速维生素D的代谢，长期应用后可使儿童患者发生佝偻病样的改变，成年患者可见骨软化症。

4. 过敏反应　少数患者可发生皮疹、粒细胞缺乏、血小板减少、再生障碍性贫血及肝坏死。长期用药应勤查血象和肝功能。

5. 其他反应　可致畸胎，故孕妇慎用。偶见女性多毛症、男性乳房增大和淋巴结肿大等。静脉给药过快可导致心律失常、血压下降等心血管功能的抑制。久用骤停可诱发癫痫发作或癫痫持续状态。

【药物相互作用】苯妥英钠经肝药酶代谢且本身又是肝药酶的诱导剂，可受肝药酶诱导剂（如苯巴比妥和卡马西平）及肝药酶抑制剂（如氯霉素、异烟肼）的影响，又可加速其他多种药物的代谢。

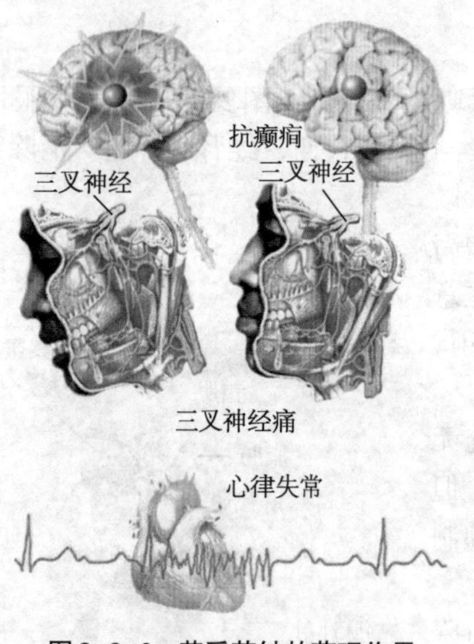

图2-3-6　苯妥英钠的药理作用

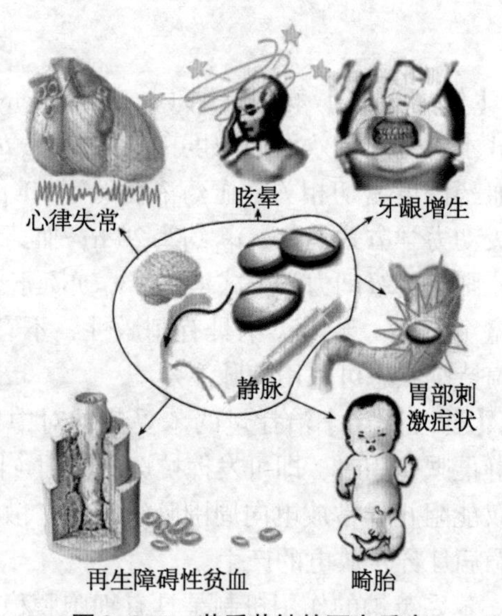

图2-3-7　苯妥英钠的不良反应

卡马西平

卡马西平（carbamazepine）对各种类型的癫痫均有效，为广谱抗癫痫药物，对复合性局限性发作（如精神运动性发作）疗效较好，对大发作也有效，对小发作（失神性发作）效果较差。卡马西平对中枢疼痛综合征疗效较好，亦可用于治疗锂盐无效的躁狂症者。

其常见的不良反应为眩晕、视力模糊、恶心、呕吐等，少数患者可出现共济失调、手指震颤、皮疹以及粒细胞和血小板减少等，偶见再生障碍性贫血。

丙戊酸钠

丙戊酸钠（sodium valproate）为广谱抗癫痫药，对各种类型的癫痫均有一定疗效。临床上对大发作的疗效不及苯妥英钠和苯巴比妥，对小发作疗效优于乙琥胺。但因其具有肝脏毒性，一般不作为首选药应用。

丙戊酸钠的不良反应较轻，常见的有恶心、呕吐和食欲减退等胃肠道反应，亦可见嗜睡、平衡失调、乏力、精神不集中和震颤等中枢神经系统的反应。严重的毒性反应为肝功能损害，发生率约为25%，故用药期间应定期检查肝功能。孕妇慎用。

乙琥胺

乙琥胺（ethosuximide）临床主要用于治疗小发作（失神性发作），为防治小发作的首选药。对其他类型癫痫无效。乙琥胺的作用机制可能与抑制神经元的Ca^{2+}通道有关。

其常见不良反应为胃肠道反应、中枢神经系统症状（如头痛、头晕、困倦、嗜睡及欣快等）。对原有精神病史者可引起精神行为的异常。偶见嗜酸性白细胞增多症或粒细胞缺乏症，严重者可发生再生障碍性贫血，用药期间应勤查血象。

苯巴比妥

苯巴比妥（phenobarbital）用于防治癫痫大发作及治疗癫痫持续状态。对单纯性局限发作及精神运动性发作亦有效，但对小发作、婴儿痉挛效果差。

扑米酮

扑米酮（primidone）的化学结构类似苯巴比妥，口服后吸收迅速而完全。对大发作及局限性发作疗效较好，与苯妥英钠和卡马西平合用具有协同作用。临床仅用于其他药物不能控制的患者，用药期间应定期检查血象。严重肝、肾功能不全者禁用。

氯硝西泮

氯硝西泮（clonazepam，氯硝安定）为苯二氮䓬类药物。口服吸收良好，1~4 h血药浓度达高峰，血浆t1/2为24~36 h。临床用于治疗癫痫小发作等各种类型的癫痫，静脉注射也可治疗癫痫持续状态。对肌阵挛性发作和婴儿痉挛也有效。其常见不良反应有嗜睡、头晕、运动失调、眼球震颤、视力模糊及儿童行为异常等，亦可见厌食、恶心、呕吐以及支气管和唾液腺分泌增加。久服骤停可增加癫痫发作可能，甚至诱发癫痫持续状态。

> **注意　抗癫痫药的合理应用**
>
> （1）单纯型癫痫选用一种有效药即可。一般来说，癫痫大发作首选苯妥英钠，也可应用苯巴比妥、卡马西平等；小发作首选乙琥胺等，癫痫持续状态首选地西泮静脉注射。抗癫痫药物的应用一般先从小剂量开始，逐渐增加剂量，直至达到理想疗效时维持治疗。
>
> （2）混合型癫痫可联合应用抗癫痫药物，但应注意药物的相互作用。
>
> （3）1年内偶发1~2次的患者一般无需应用药物预防。
>
> （4）在治疗过程中不应随意更换药物或停药，即使症状完全控制后，也至少维持用药2~3年后再逐渐停药，否则会导致复发。
>
> （5）长期应用抗癫痫药物时，需注意毒副作用的发生，应定期进行相应的临床检验和观察。

二、抗惊厥药

惊厥是不同病因引起中枢神经系统过度兴奋的表现，其症状为全身骨骼肌强烈而不随意的收缩，呈强直性或阵挛性抽搐。常见原因有高热、子痫、破伤风、癫痫大发作及某些药物中毒等。临床常用巴比妥类、地西泮或水合氯醛治疗，亦可注射硫酸镁。本节仅介绍硫酸镁。

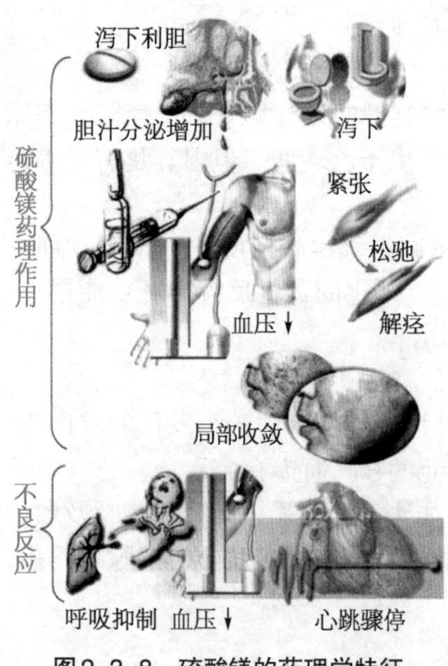

图2-3-8　硫酸镁的药理学特征

硫酸镁

硫酸镁（magnesium sulfate）口服给药时具有导泻及利胆作用；注射给药时则可引起中枢抑制和骨骼肌松弛。

Ca^{2+}在机体内神经冲动的传递和骨骼肌收缩过程中发挥着重要的作用（图2-3-8）。当神经冲动到达运动神经末梢时，Ca^{2+}可促进贮存乙酰胆碱的囊泡膜和突触前膜融合，形成裂孔，以出胞的方式释放乙酰胆碱至突触间隙，以激动位于突触后膜上的受体而产生效应。Mg^{2+}与Ca^{2+}的化学性质相似，具有相互竞争作用，可特异性地拮抗Ca^{2+}的作用，干扰乙酰胆碱的释放，阻滞神经肌肉接头的传递，使骨骼肌松弛。血液中正常Mg^{2+}的浓度为2~3.5 mg/100 ml，当低于此浓度时，神经及肌肉组织的兴奋性就会升高。

临床注射硫酸镁时可引起骨骼肌松弛、血管扩张和血压下降，同时产生中枢抑制作用。临床上主要用于治疗各种原因所致的惊厥，尤其对子痫具有较好的抗惊厥作用。亦可用于高血压危象。

硫酸镁过量可引起呼吸抑制、血压剧降，甚至死亡。腱反射消失是呼吸抑制的先兆，故用药期间应定时检查腱反射。药物过量中毒时应立即实施人工呼吸，并缓慢静脉注射氯化钙或葡萄糖酸钙进行抢救，以拮抗Mg^{2+}的作用。

第十节　抗帕金森病药

一、拟多巴胺药

左旋多巴

【体内过程】左旋多巴（levodopa, *L*-dopa）口服后主要经小肠的芳香族氨基酸主动转运系统迅速吸收，胃的排空速率、胃液的pH值及同服食物等均可影响其吸收速率。入血后95%以上的左旋多巴被外周的多巴脱羧酶脱羧生成多巴胺，而外周的多巴胺不能透过血-脑屏障，大约仅有1%的原形药物能进入脑循环，在脑内转变为多巴胺而发挥治疗作用。应用外周脱羧酶的抑制剂能明显增加左旋多巴通过血-脑屏障进入脑内的含量。左旋多巴在体内的主要代谢物为3,4-二羟基苯乙酸和高香草酸，可迅速经肾脏排泄。血浆$t_{1/2}$为1~3 h。

【药理作用及临床应用】

1. 治疗帕金森病　左旋多巴通过血-脑屏障进入脑内，在多巴脱羧酶的作用下转变成多巴胺，多巴胺可迅速被纹状体等组织摄取和贮存，以补充纹状体中多巴胺的不足，增强多巴胺能神经功能，抑制胆碱能神经元的功能，由此产生治疗帕金森病的作用。

左旋多巴对多数帕金森病患者具有显著疗效，但一般用药2~3周后才出现症状的改善，1~6个月获得最大疗效。左旋多巴对轻症及年轻患者疗效较好，对重症患者的效果较差；一般发病初期用药症状改善明显；在控制症状方面，对肌肉僵直及运动迟缓的疗效好，能增加行走的灵活性和面部表情，减轻发音困难和流涎等；对震颤的缓解作用弱，需用药一定时间后才能见效；不易改善痴呆症状。

左旋多巴广泛用于治疗帕金森病的患者，对其他原因引起的帕金森综合征也有效。但左旋多巴对氯丙嗪等吩噻嗪类抗精神病药所致的帕金森综合征无效。

左旋多巴治疗帕金森病只是替代和维持治疗，一般用药治疗的7~8年内疗效稳定，但因其不能阻止疾病的进展，长期疗效会逐年减低。

拓展视野

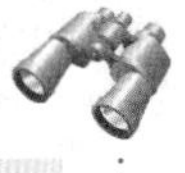

帕 金 森 病

帕金森病（Parkinson's disease，PD）又称为震颤麻痹，是一种慢性神经退行性疾病。其症状表现为静止时手、头或口不自主地震颤，肌肉僵直、运动缓慢以及姿势平衡障碍等，导致生活不能自理。随着老龄社会的来临，帕金森病患病率在世界范围内日益增高。据世界帕金森病协会资料显示，目前全球帕金森病患者超过400万，而我国则约有170万人。每年4月11日为“世界帕金森病日”。

2. 治疗肝性脑病（肝昏迷） 应用左旋多巴后能在脑内生成去甲肾上腺素，改善肝功能障碍时伪递质替代正常神经递质去甲肾上腺素的作用，使肝昏迷的患者从昏迷转为清醒状态。但这只是对症治疗，作用短暂，无根治作用。

【不良反应及用药监护】

1. 胃肠道反应 治疗早期多数患者出现厌食、恶心、呕吐及上腹部不适等。继续治疗可逐渐减轻或消失。偶见消化性溃疡、出血或穿孔。

2. 心血管系统反应 少数患者早期出现轻度直立性低血压，有些可有头晕等反应，继续用药可减轻，还可引起心动过速等心律失常。

3. 不自主的运动 约有半数患者在长期用药后出现不自主的异常运动，表现为张口、伸舌及头颈部扭动等。长期应用左旋多巴者还可出现“开-关”现象，多发生于白天，患者突然多动不安（开），随后出现肌强直性运动不能（关），严重妨碍患者的正常生活。

4. 精神障碍 可出现焦虑、幻觉、妄想、躁狂、失眠及抑郁等。

卡比多巴

卡比多巴（carbidopa）单独应用治疗帕金森病无效。但具有较强的L-芳香氨基酸脱羧酶抑制作用，且不能透过血-脑屏障进入脑内，故与左旋多巴合用，可减少左旋多巴在外周组织中脱羧形成的多巴胺，同时使较多的左旋多巴进入脑内黑质-纹状体通路而发挥治疗作用。因此左旋多巴与卡比多巴合用，可减少左旋多巴的临床用量，提高疗效，减少其不良反应。一般合用的剂量比值为1:10。

二、中枢抗胆碱药

苯海索

苯海索（trihexyphenidyl）又称作安坦，能阻断中枢神经系统的胆碱受体而减弱黑质-纹状体通路中的胆碱能神经功能，改善帕金森病震颤症状的效果好。口服易吸收，不良反应与阿托品相似，但较弱。青光眼、前列腺肥大者慎用。

苯扎托品

苯扎托品（benzatropine）又称苄托品，具有抗胆碱、抗组胺和局部麻醉作用，能抑制大脑皮质。临床用于治疗帕金森病和药物引起的帕金森综合征。

三、其他

金刚烷胺

金刚烷胺（amantadine）口服易吸收，血浆$t_{1/2}$为10~28 h。与左旋多巴合用治疗帕金森病。其可能促进黑质-纹状体内残存的多巴胺能神经末梢释放DA。金刚烷胺的不良反应较轻，偶见失眠、眩晕和昏睡。长期应用金刚烷胺下肢可出现网状青斑。

溴隐亭

溴隐亭（bromocriptine）可直接激动多巴胺受体。口服吸收完全，血浆$t_{1/2}$为6~8 h。临床仅用于不能耐受左旋多巴治疗的帕金森患者。

培高利特

培高利特（pergolide）可直接激动多巴胺受体，主要用于治疗不能耐受左旋多巴的患者，或与左旋多巴合用治疗帕金森病。不良反应与溴隐亭相似。

第十一节　抗精神失常药

精神失常是一类由多种原因引起的精神活动障碍性疾病，表现为认知、情感、行为和意识等的异常，包括精神分裂症、躁狂症、抑郁症和焦虑症等。治疗这些疾病的药物统称为抗精神失常药。根据其作用及临床应用，可分为抗精神病药（antipsychotic drugs）、抗躁狂症药（antimanic drugs）、抗抑郁症药（antidepressants）及抗焦虑药（antianxiolytics）。

拓展视野

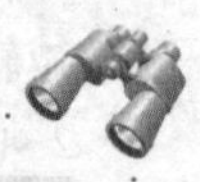

精神分裂症

精神分裂症是危害人类健康的一大顽疾，在世界人口中的患病率大约是1%。该病病程长，部分患者产生人格缺损或社会性残疾，直接损害社会生产力，给国家、家庭造成医疗管理上和经济上的沉重负担。WHO指出该病是当今世界上导致残疾的第四大原因。精神分裂症的终身患病概率为7.0‰ ~9.0‰，平均为8.6‰。我国人口中精神疾病的患病率从20世纪70年代的3.2‰上升至15.56‰。因此，精神疾病在当今乃至今后理应引起人们更多的关注。每年的10月11日是“世界精神卫生日”。

一、抗精神病药

精神分裂症是以思维、情感、行为之间不协调为主要特征，表现为精神活动与现实相脱离的一类精神病。主要分两种类型：Ⅰ型以阳性症状为主（幻觉、妄想）；Ⅱ型以阴性症状为主（情感淡漠，主动性缺乏）。临床主要应用抗精神病药物进行治疗。

（一）吩噻嗪类

氯丙嗪

【体内过程】氯丙嗪（chlorpromazine）口服吸收慢且不规则（图2-3-9），肌内注射吸收迅速。可分布于脑、肺、肝、脾及肾中，能蓄积于脂肪组织。脑内浓度可达血浆浓度的10倍。主要在肝脏代谢，经肾脏排泄。用药时注意给药剂量个体化；老年患者的体内消除和代谢均减慢，应减量应用。

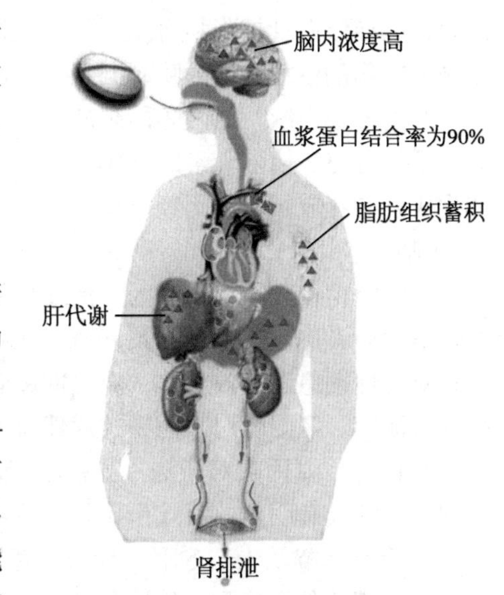

图2-3-9　氯丙嗪的体内过程

【药理作用】

1. 中枢神经系统

（1）抗精神病作用：又称为神经安定作用。精神分裂症是由于中脑-边缘系统和中脑-皮质系统的D_2样受体功能亢进所致。吩噻嗪类药物，如氯丙嗪，抗精神病的主要机制是阻断中脑-边缘系统和中脑-皮质系统的D_2样受体。氯丙嗪对中枢神经系统具有较强的抑制作用，能明显减少动物的自发活动，易诱导其入睡，加大剂量也不引起麻醉；氯丙嗪还能减少动物的攻击行为，如可使凶顽的猴驯服。正常人口服治疗量氯丙嗪，可表现为镇静、活动减少、感情淡漠、注意力下降及对周围事物不感兴趣等，周围环境安静时易诱导入睡，但易唤醒。精神分裂症患者应用氯丙嗪呈现明显的抗精神病作用，能迅速控制兴奋躁动症状，连续用药能逐渐消除幻觉、妄想及精神运动性兴奋等精神分裂症患者的阳性症状，使患者情感和理智恢复正常，生活能自理。但对患者的情感淡漠和缺乏主动性等阴性症状则改善较差。

拓展视野

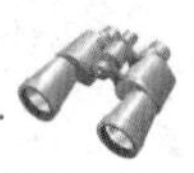

脑内多巴胺（DA）能神经

1. 黑质-纹状体通路　与锥体外系运动功能有关。
2. 结节-漏斗通路　调节某些激素的释放。
3. 中脑边缘系统通路　与觉醒、记忆、情绪、动机和行为有关。
4. 中脑皮质通路　与认知、交往和应激反应有关。

（2）镇吐作用：氯丙嗪具有较强的镇吐作用，小剂量时阻断延脑催吐化学感受区的D_2受体，可对抗DA受体激动剂去水吗啡所致的呕吐反应；大剂量时直接抑制呕吐中枢。亦能抑制位于延脑的呃逆中枢调节部位。

（3）对体温调节的影响：氯丙嗪能较强地抑制下丘脑体温调节中枢，使机体体温调节功能减弱或失灵，特点是使机体的体温随外界环境温度的变化而变化，表现为不仅降低发热者的体温，而且能降低正常体温。如配合物理降温可使体温降至正常温度以下；如天气炎热，氯丙嗪又可使体温高于正常体温。

（4）加强中枢抑制药的作用：与镇静催眠药、麻醉药、镇痛药及乙醇等合用时，可使上述药物的中枢抑制作用加强，联合用药时应予以注意。

2. 自主神经系统　氯丙嗪阻断α受体，同时能抑制血管运动中枢，并直接舒张血管平滑肌，可导致血管扩张和血压下降。但连续用药具有耐受性，且不良反应较多，因而不能用于高血压病的治疗。氯丙嗪阻断M受体的作用弱。

3. 内分泌系统　氯丙嗪能阻断下丘脑结节－漏斗部的D_2受体，减少下丘脑催乳素释放抑制因子的分泌，使催乳素的分泌增加，可引起乳房肿胀及泌乳等；还可减少卵泡雌激素及黄体生成素的释放，引起闭经、排卵延迟等反应；氯丙嗪还能减少糖皮质激素的分泌。

【临床应用】

1. 治疗精神分裂症　氯丙嗪治疗精神分裂症主要针对幻觉、妄想和精神运动性兴奋，能有效消除患者的攻击性行为及兴奋、躁狂状态，但对情感淡漠和缺乏主动性等阴性症状则较差；对急性期患者疗效显著，对慢性患者的疗效较差；只能缓解症状，需长期用药，甚至维持终生治疗。氯丙嗪对其他精神病伴有的兴奋、躁动、幻觉及妄想等症状也有效。

2. 镇吐　氯丙嗪对药物（如强心苷和吗啡等）、胃肠炎、尿毒症、放射病及恶性肿瘤等引起的呕吐具有明显的镇吐作用。亦可用于妊娠呕吐，但对晕动症引起的呕吐无效。

3. 低温麻醉及人工冬眠　配合物理降温（冰浴等），氯丙嗪可使患者体温降至正常体温以下，可用于低温麻醉，以降低心、脑、肾等重要器官的耗氧量，利于手术中避免因缺血、缺氧对组织器官造成的损伤。临床应用氯丙嗪与哌替啶、异丙嗪组成“冬眠”合剂，使机体进入“冬眠”状态，能使患者处于深睡、低体温、低基础代谢及低组织耗氧量的状态，增强机体对缺氧的耐受力，减轻伤害性刺激对机体的损害。多辅助用于严重创伤、中枢性高热、感染性休克、惊厥及甲状腺危象等疾病的治疗。

4. 其他　对顽固性呃逆也有显著疗效。

【不良反应及其用药监护】

1. 一般不良反应　有中枢抑制作用，如嗜睡、淡漠及疲乏无力等；阻断M受体，如口干、无汗、眼内压升高、视力模糊及便秘等；阻断α受体，如鼻塞、血压下降等。注射给药后易出现直立性低血压，故应卧床休息约2 h后缓慢起立。

2. 锥体外系反应　为长期大剂量应用氯丙嗪时最常见的副作用，包括：①帕金森综合征：患者有肌张力增高、面容呆板、动作迟缓、肌肉震颤及流涎等；②静坐不能：患者坐立不安、反复徘徊；③急性肌张力障碍：患者舌、面、颈及背部肌肉痉挛，出现强迫性张口、伸舌、斜颈、呼吸运动障碍及吞咽困难等；④迟发性运动障碍：患者口－面部产生不自主的刻板运动，出现吸吮、舔舌、咀嚼三联征等。

前3种反应可能是氯丙嗪阻断黑质－纹状体通路的D_2样受体，减弱纹状体中的DA能神经功能而导致胆碱能神经功能过强引起的。发生后轻者减少药量或停药即可减轻，严重者可应用中枢抗胆碱药苯海索缓解。但对于迟发性运动障碍应用抗胆碱药反使症状加重，停药可减轻，有报道应用抗精神病药氯氮平能使之减轻。

3. 过敏反应　可见皮疹、接触性皮炎等，偶见肝损害、黄疸、溶血性贫血和再生障碍性贫血等。

4. 心血管系统反应　可表现为心电图的异常，有P–R间期或Q–T间期延长，T波低平或倒置，甚至心动过速、室性心律失常等。

5. 内分泌系统反应　长期用药还会引起乳腺增大、泌乳、闭经和抑制儿童生长等内分泌系统的紊乱。

6. 其他反应　少数患者可出现癫痫或惊厥，也能引起精神异常。

7. 急性中毒　一次吞服大剂量氯丙嗪即可致急性中毒，患者表现为昏睡、血压下降至休克水平，并出现心动过速及心电图异常（如P-R间期或Q-T间期延长，T波低平或倒置）。抢救措施应立即给予对症治疗。升压应选用去甲肾上腺素，而不能应用肾上腺素，因氯丙嗪能翻转肾上腺素的升压作用为降压作用。

氯丙嗪禁用于青光眼、乳腺增生症及乳腺癌患者。有癫痫史患者应慎用。

其他吩噻嗪类药物，如奋乃静（perphenazine）、氟奋乃静（fluphenazine）及三氟拉嗪（trifluoperazine）的中枢镇静作用较弱，但锥体外系反应较氯丙嗪为强。奋乃静对慢性精神分裂症的疗效好，氟奋乃静和三氟拉嗪用于治疗精神分裂症偏执型和慢性精神分裂症。硫利达嗪（thioridazine）具有明显的镇静作用，锥体外系反应轻。

（二）硫杂蒽类

氯普噻吨

氯普噻吨（chlorprothixene）镇静及控制焦虑作用强，抗幻觉、妄想作用弱于氯丙嗪，并具有较弱的抗抑郁、抗肾上腺素和抗胆碱作用。适用于伴有焦虑、抑郁情绪的精神分裂症患者、焦虑性神经官能症及更年期抑郁症患者等。

（三）丁酰苯类

氟哌啶醇

氟哌啶醇（haloperidol）抗精神病作用很强，控制各种精神运动性兴奋及慢性症状的疗效较好。锥体外系反应发生率高且严重。

氟哌利多

氟哌利多（droperidol）在临床上主要与芬太尼合用，用于神经安定镇痛术及神经安定麻醉，以利于小手术，如烧伤清创、内镜及造影等检查的进行。

（四）其他类

五氟利多

五氟利多（penfluridol）是口服应用的长效抗精神病药，一次用药疗效约可维持7 d。具有较强的抗精神病作用，适用于急、慢性精神分裂症，尤其对慢性患者有较好的疗效。

舒必利

舒必利（sulplride）对紧张型精神分裂症疗效佳，对长期应用其他药物无效的难治性病例也有一定疗效。锥体外系不良反应较轻。

氯氮平

氯氮平（clozapine）的抗精神病作用强，可用于其他药物治疗无效的病例。其突出优点是几乎无锥体外系反应。严重的不良反应为粒细胞减少，甚至粒细胞缺乏。

二、抗躁狂症药

碳酸锂

碳酸锂（lithium carbonate）口服吸收迅速而完全，给药后2~4 h血药浓度达高峰。Li^+（锂离子）先分布于细胞外液，再逐渐蓄积于细胞内。锂盐因通过血－脑屏障进入脑组织和神经细胞发挥作用需要一定的时间，故显效较慢。碳酸锂主要自肾脏排泄，约80%由肾小球滤过的锂在近曲小管与Na^+竞争重吸收，因此增加Na^+的摄入可促进锂的排泄，而当机体缺钠或肾小球滤过率降低时，可引起体内锂潴留导致中毒。

治疗剂量的碳酸锂对正常人的精神及行为活动无明显影响。但对躁狂症患者可使其情感、思维及言语动作等恢复正常，尤其对急性躁狂和轻度躁狂症的疗效显著。碳酸锂抗躁狂作用的确切机制目前尚不清楚，但主要是Li^+发挥药理作用。

碳酸锂安全范围较窄，治疗量的血药浓度为0.8~1.5 mmol/L，当血药浓度超过2 mmol/L，即可出现中毒症状。开始用药时可有胃肠道症状、疲乏、震颤、口干、多尿等，继续用药一般可逐渐减轻，仅震颤持续存在。较严重的中毒反应包括精神紊乱、肌张力增高、反射亢进、明显震颤、惊厥，直至意识障碍、昏迷及死亡。锂盐中毒应静脉给予生理盐水以加速锂盐的排泄。

三、抗抑郁症药

丙米嗪

【药理作用】

1. 中枢神经系统　正常人应用治疗量的丙米嗪（imipramine）后可出现头晕、目眩、安静、困倦和血压稍降，以及口干、视力模糊等反应。连续应用后症状可能加重，导致注意力不集中和思维能力的下降。但给予抑郁症患者连续用药后，则可出现情绪提高、精神振奋和言语动作恢复正常，一般连续应用2~3周后疗效显著，故不宜作为应急治疗用药。

丙米嗪抗抑郁作用的机制尚未阐明，可能是其抑制NA、5-HT的再摄取，增加突触间隙的NA浓度，促进突触传递功能的结果。

2. 自主神经系统　治疗量丙米嗪能明显阻断M受体，产生视力模糊、口干、便秘和尿潴留等阿托品样症状。

3. 心血管系统　治疗量丙米嗪可降低血压，引起心动过速等，并对心肌具有奎尼丁样的直接抑制效应。心电图显示T波倒置或低平。

【临床应用】临床用于治疗各种原因引起的抑郁症，其中对内源性抑郁症、更年期抑郁症效果较好，对精神分裂症的抑郁症状效果较差。可试用于儿童遗尿症的治疗。

【不良反应及其用药监护】最常见的不良反应为抗胆碱作用，可表现为口干、扩瞳、视力模糊、便秘、排尿困难和心动过速等，还可出现无力、肌肉震颤等症状。偶见粒细胞缺乏等过敏反应。前列腺肥大及青光眼患者禁用。原有心血管疾病者慎用。

阿米替林

阿米替林（amitriptyline）的药理作用及临床应用与丙米嗪相似，对5-HT再摄取的抑制作用较强，具有明显的镇静和抗胆碱作用。不良反应与丙米嗪相似但较严重。

地昔帕明

地昔帕明（desipramine）能强效、选择性地抑制NA的再摄取，为抑制5-HT再摄取的100倍以上；具有轻度镇静作用，拮抗H_1受体作用强，拮抗α受体和M受体作用弱。临床对轻、中度的抑郁症疗效好。口服给药吸收迅速，2~6 h血药浓度达高峰，血浆蛋白结合率为90%，在肝脏代谢，主要自尿中排泄，少量经胆汁排出。不良反应较丙米嗪少，但心血管系统的反应与丙米嗪相似。

马普替林

马普替林（maprotiline）选择性抑制NA的再摄取，对5-HT的再摄取基本无影响。抗胆碱作用、镇静作用、对血压的影响等与丙米嗪相似。治疗抑郁症一般在用药2~3周后才充分发挥作用。口服后吸收缓慢、完全，分布广泛，血浆蛋白结合率约为90%。能延长Q-T间期，加快心率。可见口干、便秘、眩晕、头痛、心悸等不良反应。

去甲替林

去甲替林（nortriptyline）抑制NA再摄取的作用远高于对5-HT再摄取的抑制。对抑郁症患者具有催眠作用，但可缩短REM睡眠时相。临床治疗内源性抑郁症效果优于反应性抑郁症，与其他三环类抗抑郁药相比显效更快。口服后吸收完全，$t_{1/2}$为18~60 h。肾功能不良患者也可安全应用。但其镇静、抗胆碱、降低血压等作用以及对心脏的影响均比丙米嗪为弱，可引起直立性低血压和心率加快。

普罗替林

普罗替林（protriptyline）为中枢和外周选择性NA的再摄取抑制剂，对5-HT系统几乎无影响。临床能有效地用于抑郁症的治疗，充分发挥疗效需2~3周。此药口服吸收良好，体内分布广泛，血浆$t_{1/2}$为54~124 h。较大剂量时产生对心脏的不良反应。

阿莫沙平

阿莫沙平（amoxapine）可选择性抑制NA的再摄取，作用与丙米嗪类似，其镇静、抗胆碱作用均较丙米嗪为弱。抗抑郁作用比阿米替林显效快，用药1周后即显示临床疗效。大剂量应用时可出现运动障碍和泌乳等不良反应。

氟西汀

氟西汀（fluoxetine）能强效而选择性地抑制5-HT的再摄取。临床主要用于脑内5-HT缺乏所致的抑郁症，也可用于病因不明而其他药物疗效不佳或不能耐受其他药物的抑郁症患者。应用时口服吸收良好，血浆蛋白结合率为80%~95%；给予单个剂量时血浆消除$t_{1/2}$为48~72 h。不良反应偶见恶心、呕吐、头痛、、乏力、失眠、厌食、体重下降、震颤、惊厥等。肝、肾功能不全者慎用。心血管疾病和糖尿病患者亦应慎用。

帕罗西汀

帕罗西汀（paroxetine）为强效5-HT再摄取抑制剂，通过增加突触间隙的递质浓度而治疗抑郁症。口服吸收良好，血浆$t_{1/2}$为21 h。常见不良反应为口干、便秘、视力模糊、头痛、震颤及恶心等。停用时可出现停药反应。禁与单胺氧化酶（MAO）抑制剂联合应用。

舍曲林

舍曲林（sertraline）用于各种类型抑郁症的治疗，对强迫症也有效。主要不良反应为口干、恶心、出汗、腹泻及震颤等。

四、抗焦虑症药

焦虑症是一种以急性焦虑反复发作为临床特征，伴有自主神经系统功能紊乱的疾病。目前临床常用的药物有苯二氮䓬类（详见本篇第三章第七节）等。

第十二节　中枢镇痛药

中枢镇痛药是一类作用于中枢神经系统，能选择性缓解或消除疼痛，同时减轻不愉快情绪反应，临床上用于剧痛治疗的药物。长期应用可导致耐受性、依赖性和成瘾性，故又被称为麻醉性镇痛药，其中多数药物属于麻醉品管理的范畴。

一、阿片生物碱类药

阿片是罂粟科植物罂粟未成熟蒴果浆汁的干燥物（图2-3-10），含有具有镇痛作用的吗啡类和松弛平滑肌作用的异喹啉类生物碱。

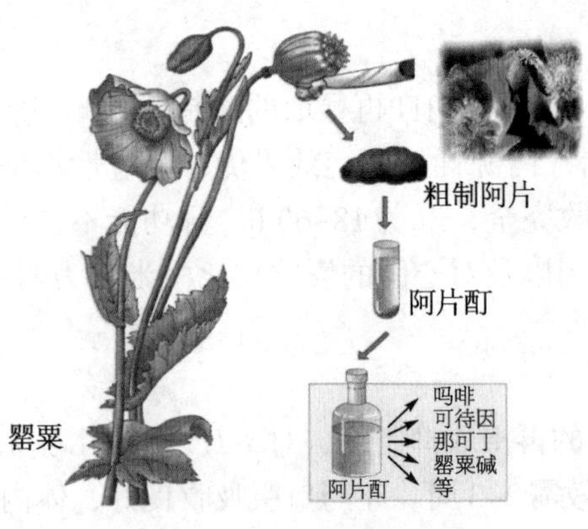

图2-3-10 阿片的来源

吗啡

吗啡（morphine）是阿片生物碱中的主要镇痛成分，1806年由德国学者Sertüner分离，并命名。

【体内过程】吗啡能通过胃肠道、鼻及肺吸收，但口服的首关消除效应强，生物利用度低，一般均采用注射给药。吸收后可分布于全身各组织器官。仅少量透过血-脑屏障进入中枢神经系统。主要经肝脏代谢，部分代谢产物吗啡-6-葡萄糖苷酸比吗啡的生物活性更强。主要经肾脏排泄，也可自乳汁及胆汁排出。吗啡血浆$t_{1/2}$为2.5~3 h。

【药理作用】

1. 中枢神经系统

（1）镇痛和镇静作用：吗啡具有强大的选择性镇痛作用。皮下注射5~10 mg能明显减轻或消除各种疼痛；对慢性、持续性钝痛的疗效优于急性、间断性的锐痛；镇痛的同时对意识和听觉、视觉及触觉等其他感觉无明显影响；具有镇静作用，能消除患者伴有的不愉快情绪反应；可引起欣快感；外界环境安静时尚可诱导入睡。

（2）抑制呼吸：治疗剂量的吗啡能使呼吸频率减慢，潮气量减小。产生机制是吗啡能明显降低呼吸中枢对CO_2的敏感性，抑制脑桥呼吸调整中枢的结果。

（3）镇咳作用：治疗量的吗啡可抑制咳嗽中枢产生较强的镇咳作用。

（4）其他作用：吗啡具有缩瞳作用，也可导致恶心和呕吐等。

2. 心血管系统　治疗量的吗啡能促进组胺释放和抑制血管运动中枢，扩张动脉和静脉，易致直立性低血压。此外，吗啡抑制呼吸作用可致体内CO_2潴留而使脑血管扩张，颅内压升高。

3. 平滑肌　治疗量吗啡能产生止泻及致便秘作用。

4. 其他　吗啡对机体细胞和体液免疫功能均有抑制作用，但长期给药可出现耐受性。

【临床应用】

1. 镇痛　吗啡主要用于治疗急性锐痛，尤其对其他镇痛药治疗无效的疼痛，如严重创伤、骨折及晚期恶性肿瘤疼痛等的效果好。对胆绞痛和肾绞痛等内脏绞痛需合用阿托品等M受体阻断药。吗啡因具有镇静、减轻疼痛及扩张外周血管的作用，可用于心肌梗死引起的心前区剧痛的治疗，但用药的前提是血压必须在正常水平。

2. 心源性哮喘　心源性哮喘是急性左心衰竭引起的肺水肿，患者因肺换气功能降低出现呼吸困难、烦躁和有窒息感等症状。（吗啡治疗心源性哮喘的机制如图2-3-11所示。

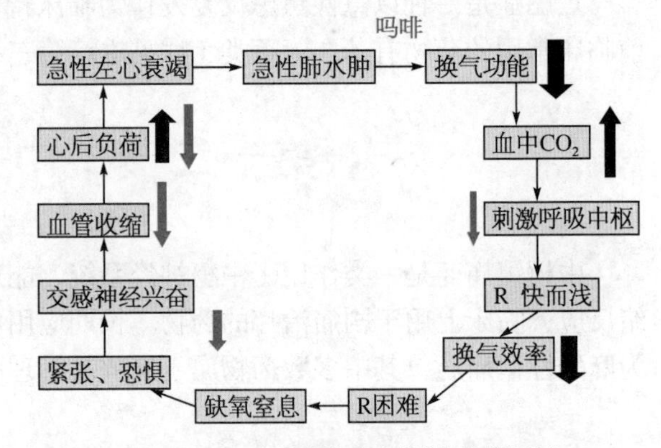

图2-3-11 吗啡治疗心源性哮喘机制

黑色箭头代表急性肺水肿各病理指标；红色箭头代表用药后指标

3. 止咳　吗啡止咳作用强大，但因成瘾性强，一般不作为镇咳药用于临床。

4. 止泻　吗啡具有较强的止泻作用，临床可用含少量吗啡的阿片酊制成复方制剂用于治疗严重单纯性腹泻，如脂肪泻、恶性肿瘤引起的非感染性腹泻等。

【不良反应及用药监护】

1. 一般不良反应　治疗量吗啡引起的一般不良反应可有嗜睡、眩晕、皮肤潮红、荨麻疹、上腹不适、恶心和呕吐、便秘、尿潴留、呼吸抑制、胆绞痛、直立性低血压及免疫抑制等。鼓励患者多食粗粮，多饮水，并可用缓泻剂。

2. 耐受性和成瘾性　吗啡连续应用可出现耐受性。耐受性的产生迫使患者增加吗啡的用药剂量、缩短给药时间间隔，以至于成瘾，表现为躯体的依赖性，一旦停药可出现戒断症状。密切观察患者依赖性和耐受性的发生，并注意观察早期中毒症状，出现症状应及时报告医生并停药。严格按照麻醉药品管理条例的规定保管和使用。

3. 急性中毒　吗啡过量可导致急性中毒，表现为昏迷、少尿、血压下降、体温降低、瞳孔极度缩小（可呈针尖样瞳孔），甚至呼吸高度抑制，导致死亡等。可应用人工呼吸、吸氧等措施及阿片受体拮抗剂抢救。阿片受体拮抗剂常用纳洛酮和纳曲酮。此两药临床主要用于阿片类过量中毒的抢救，能对抗阿片类药物过量中毒所致的呼吸抑制和血压下降等反应，起效迅速，作用确实。纳洛酮一般注射给药，$t_{1/2}$为1.1 h；纳曲酮口服的$t_{1/2}$为2.7 h。

颅脑外伤及颅内占位性病变患者，分娩止痛、哺乳妇女及新生儿，支气管哮喘、痰液过多、肺心病、昏迷及休克患者禁用。

拓展视野

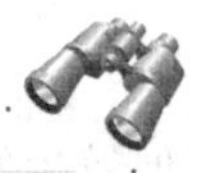

吸毒多久会成瘾

每个吸毒人员对毒品成瘾时间的长短，往往与其所用毒品的性质、类别、毒性强弱、吸毒方式、吸食剂量、次数和吸毒者个人的心理素质、身体耐受程度以及文化素质、社会环境等诸多因素直接有关。一般来讲，毒性强的成瘾快，毒性弱的成瘾慢。吗啡、海洛因如采用静脉注射的方式，每天2次，每次0.1g，2~3 d即可成瘾。

可待因

可待因（codeine）口服易吸收，其脂溶性高于吗啡，更易进入中枢神经系统。其镇痛作用约为吗啡的1/12，镇咳作用为吗啡的1/4。血浆$t_{1/2}$为2~4 h，无明显的镇静作用，也不引起便秘、尿潴留及直立性低血压，欣快感和成瘾性低于吗啡。临床主要作为中枢性镇咳药，用于干咳无痰的患者；也用于中等疼痛的镇痛。

二、人工合成的阿片类镇痛药

吗啡虽然具有很强的镇痛作用，但其易成瘾的特点限制其广泛用于临床治疗。因此，镇痛作用较强、成瘾性较小的人工合成镇痛药逐渐取代吗啡应用于临床。

哌替啶

哌替啶（pethidine）又称度冷丁，为目前临床常用的人工合成镇痛药。

【体内过程】一般采用皮下注射或肌内注射给药。血浆蛋白结合率约为60%，主要经肝脏代谢成哌替啶酸和去甲哌替啶，后者具有中枢兴奋作用，可在中毒时引起惊厥。主要自肾脏排泄，能通过胎盘屏障，亦可自乳汁分泌，$t_{1/2}$为3 h。

【药理作用】哌替啶主要激动阿片受体，作用与吗啡基本相同（表2-3-7）。

表2-3-7　哌替啶的作用特点

部　位	作用及特点
中枢神经	镇痛（效力约为吗啡的1/7~1/10）、镇静、欣快感、呼吸抑制作用弱于吗啡；无明显镇咳作用
平滑肌	中度提高胃肠平滑肌及括约肌张力，可引起胆绞痛，但较少引起便秘和尿潴留，也无止泻作用；对子宫无明显影响，不延长产程
心血管	同吗啡
成瘾性	成瘾较慢，戒断症状持续时间较短

【临床应用】

1. 镇痛　哌替啶对各种原因引起的疼痛均具有明显的镇痛作用，成瘾性弱于吗啡，故目前临床上已替代吗啡用于各种原因引起的剧烈疼痛，对胆绞痛、肾绞痛等需合用阿托品。产妇临产前2~4 h不宜应用哌替啶。

2. 心源性哮喘　亦可代替吗啡治疗心源性哮喘。

3. 麻醉前给药　哌替啶具有镇痛作用，能消除患者对手术的紧张和恐惧情绪，以减少麻醉药的用量。

4. 人工冬眠　与氯丙嗪、异丙嗪和哌替啶组成“冬眠”合剂。

【不良反应】治疗量哌替啶能引起眩晕、口干、恶心、呕吐、心悸、直立性低血压等，但较少发生便秘和尿潴留。过量中毒亦可明显抑制呼吸。偶见震颤、肌肉抽搐及惊厥。长期应用易产生耐受性和成瘾性。禁忌证与吗啡相同。

芬太尼

芬太尼（fentanyl）的镇痛作用约为吗啡的80倍，起效迅速，持续时间短，临床主要用于各种原因引起的剧痛。与全麻药或局麻药合用，可增强麻醉效果，减少麻醉药的用量，用于神经安定镇痛术。芬太尼也能产生欣快、呼吸抑制和成瘾性，大剂量可致肌肉僵直。禁忌证同吗啡。

美沙酮

美沙酮（methadone）口服具有明显的镇痛作用，血浆蛋白结合率为89%，血浆$t_{1/2}$为35 h。药理作用与吗啡相似，镇痛效力及持续时间与吗啡相当，呼吸抑制、镇咳、致便秘和胆绞痛作用与吗啡相似，但稍弱。成瘾性发生慢且轻。临床用于各种剧痛，亦可用于替代吗啡等进行戒毒治疗。

说一说

美沙酮为什么可以用于进行戒毒治疗？

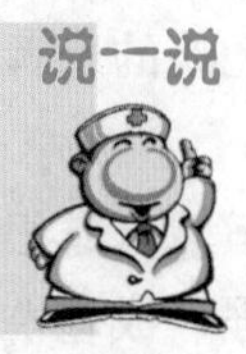

喷他佐辛

喷他佐辛（pentazocine）口服和注射给药吸收良好，血浆$t_{1/2}$为4.5 h。主要经肝脏代谢、肾脏排泄。其镇痛效力为吗啡的1/3，抑制呼吸的强度为吗啡的1/2。可减少胃肠道平滑肌的运动，但对胆道括约肌的作用弱。大剂量给药能升高血压、加快心率，增加平均动脉压，增加心脏做功，加重心脏负担。剂量达60~90 mg时可引起烦躁、焦虑及幻觉等精神症状，可应用纳洛酮缓解。成瘾性很小，属非限制性镇痛药。临床主要用于慢性剧痛患者。不良反应常见出汗、镇静、眩晕及恶心等，大剂量可致呼吸抑制、心率加快、血压升高等。发生呼吸抑制可应用纳洛酮对抗。

三、其他镇痛药

曲马朵

曲马朵（tramadol）口服吸收快而完全，血浆$t_{1/2}$为5 h，主要经肝脏代谢和肾脏排泄。曲马朵镇痛效力与哌他佐辛相当，镇咳作用强度约为可待因的1/2，几乎无呼吸抑制作用。临床主要用于中、重度疼痛及外科手术。不良反应为眩晕、恶心、呕吐和出汗等。

罗通定

罗通定（rotundine）口服吸收效果较好，镇痛作用强于解热镇痛药，对慢性钝痛及内脏痛的疗效好，临床主要用于缓解一般性头痛、脑震荡后头痛及内脏痛等。无明显成瘾性。临床治疗量一般无严重不良反应，但大剂量可抑制呼吸。

拓展视野

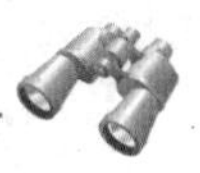

三级阶梯止痛疗法

WHO提出将来在全世界范围内“使癌症患者不痛”的目标。卫生部于1991年4月下达了关于我国开展“癌症患者三级止痛阶梯治疗工作”的指标。

癌痛患者三级阶梯止痛疗法就是在对癌痛性质与原因作出正确的评估后，根据癌症患者疼痛的原因与性质适当选用相应的镇痛药。

1. 轻度疼痛　解热镇痛抗炎药（阿司匹林、布洛芬、消炎痛栓剂等）。
2. 中度疼痛　弱阿片类药（可待因、曲马多等）。
3. 重度疼痛　强阿片类药（吗啡、哌替啶等）。

在用药过程中尽量选择口服给药途径；有规律按时给药而不是按需（只在痛时）给药；剂量个体化，需要时可加辅助药物，如解痉药、精神治疗（抗抑郁药或抗焦虑药）。还可采用针灸止痛，严重骨肿瘤疼痛尚可采用放射治疗。

第十三节　解热镇痛抗炎药

解热镇痛抗炎药是一类具有解热、镇痛，大多数还有较强抗炎、抗风湿作用的药物。它们在化学结构上虽属不同类别，但都可抑制体内前列腺素（prostaglandin，PG）的生物合成。阿司匹林是这类药物的代表。解热镇痛抗炎药的作用及作用机制如下。

（1）解热作用：解热镇痛抗炎药能降低发热者的体温，而对正常者几乎没有影响，且不受环境温度的影响（图2-3-12）。

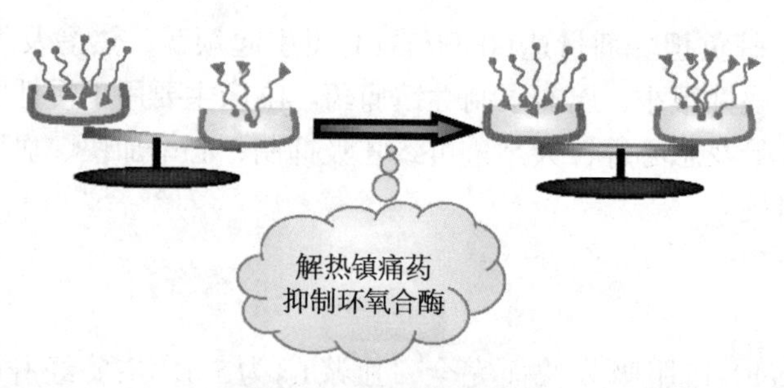

图2-3-12 解热的机制

解热镇痛药抑制中枢环节酶，减少PG合成与释放，使体温调节点恢复正常

（2）镇痛作用：解热镇痛药有中等强度镇痛作用，对临床常见的慢性钝痛，如头痛、牙痛、神经痛、肌肉或关节痛、痛经等有良好镇痛效果；对各种严重创伤性剧痛及内脏平滑肌绞痛无效；不产生欣快感与成瘾性，故临床广泛应用。

（3）抗炎作用：大多数解热镇痛药都有抗炎作用，对控制风湿性及类风湿关节炎的症状有肯定疗效，但不能根治，也不能防止疾病发展及并发症的发生。

阿司匹林

【体内过程】阿司匹林（aspirin）又称乙酰水杨酸，口服后小部分在胃，大部分在小肠吸收。1~2 h后血药浓度达峰值。在吸收过程中与吸收后，迅速被胃黏膜、血浆、红细胞及肝中的酯酶水解为水杨酸。因此，阿司匹林血浆浓度低，血浆$t_{1/2}$约15 min。水解后以水杨酸盐的形式迅速分布至全身组织，也可进入关节腔及脑脊液，并可通过胎盘。水杨酸与血浆蛋白结合率高，可达80%~90%。水杨酸经肝药酶代谢，大部分代谢物与甘氨酸结合，少部分与葡糖醛酸结合后，自肾排泄（图2-3-13）。

【作用及临床应用】

1. 解热镇痛及抗炎抗风湿　解热、镇痛作用较强，常用于头痛、牙痛、肌肉痛、神经痛、痛经及感冒发热等；抗炎、抗风湿作用也较强，可使急性风湿热患者用药后于24~48 h内退热，关节红、肿及剧痛也明显缓解。由于控制急性风湿热的疗效迅速而确实，也可用于鉴别诊断。对类风湿关节炎也可迅速镇痛，消退关节炎症，减轻关节损伤，目前仍是首选药。用于抗风湿最好用至最大耐受剂量，一般成人每天3~5 g，分4次于饭后服。

注意

应用解热镇痛药时应注意：

（1）对热度过高和持久发热者可使用解热药。

（2）不可用量过大，尤其是对老人和小儿 。

（3）解热镇痛药的应用是对症治疗，应结合病因进行治疗

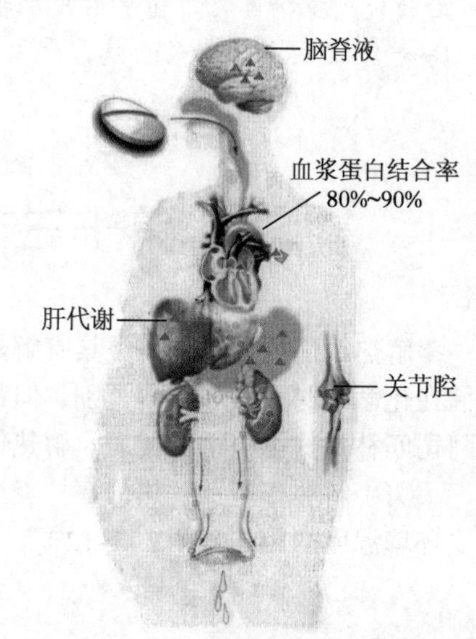

图2-3-13 阿司匹林的体内过程

2. 抑制血小板聚集 阿司匹林低浓度时可抑制血小板中TXA_2的生成而抗血小板聚集及抗血栓形成。但在高浓度时，可促进血栓形成。采用小剂量阿司匹林（50~100 mg）用于防止血栓形成。治疗缺血性心脏病，包括稳定型、不稳定型心绞痛及进展性心肌梗死能降低病死率及再梗死率。

【不良反应及用药监护】

1. 胃肠道反应 最常见。口服可直接刺激胃黏膜，引起上腹不适、恶心、呕吐。较大剂量则刺激延脑催吐化学感应区，可致恶心及呕吐。长期服用（抗风湿治疗）可引起胃溃疡及不易察觉的胃出血。原有溃疡病者，症状加重。饭后服药，将药片嚼碎，同服抗酸药，如碳酸钙，或服用肠溶片可减轻或避免以上反应。内源性PG对胃黏膜有保护作用，如将PGE_2与阿司匹林同服，可减少后者引起的胃出血，其疗效与PGE_2的剂量成比例，提示阿司匹林致溃疡可能与它抑制胃黏膜合成PG有关。胃溃疡患者禁用。

2. 过敏反应 偶见皮疹、荨麻疹、血管神经性水肿、过敏性休克。某些哮喘患者服阿司匹林或其他解热镇痛药后可诱发哮喘，称为“阿司匹林哮喘”。

3. 凝血障碍 一般剂量阿司匹林就可抑制血小板聚集，延长出血时间。大剂量（5 g/d以上）或长期服用还能抑制凝血酶原形成，延长凝血酶原时间，应用维生素K可以预防。严重肝损害、低凝血酶原血症、维生素K缺乏等均应避免服用阿司匹林。术前1周应停用。

4. 水杨酸反应 阿司匹林剂量过大（5 g/d以上）时，可出现头痛、眩晕、恶心、呕吐、耳鸣、视听力减退，总称为水杨酸反应，是水杨酸类中毒的表现。

5. 瑞夷综合征 据国外报道患病毒性感染伴有发热的儿童或青年服用阿司匹林后有发生瑞夷综合征的危险，表现为严重肝功能不良合并脑病，虽少见，但可致死，应慎用。

6. 其他 与香豆素类药物合用可增强抗凝作用，易致出血；与甲磺丁脲合用可增强其降血糖作用，易致低血糖反应；与肾上腺皮质激素合用，诱发溃疡作用增强；与呋噻米合用，因竞争肾小管排泄系统而使水杨酸排泄减少，可造成蓄积中毒。

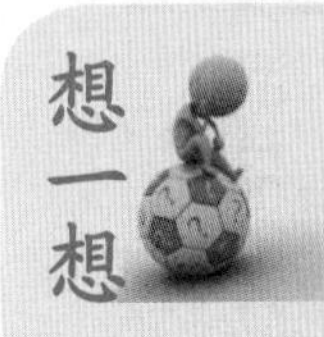

哪些药物对支气管哮喘的患者禁用？为什么？

对乙酰氨基酚

对乙酰氨基酚（acetaminophen）又名扑热息痛，是非那西丁的体内代谢产物。对乙酰氨基酚的解热镇痛作用与阿司匹林相当，但抗炎作用极弱，仅在超过镇痛剂量时才有一定抗炎作用，其机制不清楚。临床用于解热镇痛。因无明显胃肠刺激，适合于不宜使用阿司匹林的头痛、发热患者。常用剂量安全可靠。偶见皮肤黏膜过敏反应。长期使用极少数人可致肾毒性，如肾乳头坏死和慢性间质性肾炎等。过量误服（成人一次 > 10~15 g）可致严重肝脏损害。

保泰松

保泰松（phenylbutazone）通过抑制体内PG合成而发挥作用，抗炎抗风湿作用强而解热镇痛作用较弱。主要用于风湿性及类风湿关节炎、强直性脊柱炎，尤以急性进展期疗效较好。由于本药的不良反应多且严重，如胃肠道反应、水钠潴留、过敏反应等，故已少用。

吲哚美辛

吲哚美辛（indomethacin）又称消炎痛，具有显著的抗炎抗风湿和解热镇痛作用。其抗炎镇痛效果明显强于阿司匹林，抗急性风湿病及类风湿关节炎的疗效与保泰松相似，约2/3患者能获明显改善。对强直性关节炎、骨关节炎和急性痛风性关节炎也有效。还可用于恶性肿瘤引起的发热及其他难以控制的发热。由于本药不良反应多，仅用于其他药物疗效不显著的病例，且剂量不宜过大，一天总量不超过200 mg。如果连用2~4周仍不见效者，应改用其他药物。

应用治疗量的吲哚美辛后有35%~50%的患者发生不良反应，约20%患者因不能耐受而被迫停药。主要不良反应为：①胃肠道反应，包括食欲减退、恶心、呕吐、腹痛、腹泻、诱发和加重溃疡，甚至造成出血或穿孔；②中枢神经系统反应，如头痛、眩晕的发生率也较高，偶有精神失常；③抑制造血系统，可发生粒细胞减少，血小板减少，偶有再生障碍性贫血；④过敏反应常见为皮疹，也可发生"阿司匹林哮喘"。

本药禁用于孕妇和儿童，以及哮喘、溃疡病、精神失常、癫痫、帕金森病和肾病患者。

布洛芬

布洛芬（ibuprofen）又称芬必得。有较强的抗炎抗风湿及解热镇痛作用，但抗炎作用更突出。主要用于风湿性及类风湿关节炎和骨关节炎，也可用于一般解热镇痛，如头痛、牙痛、痛经、肌肉痛等。本类药即使长期使用患者也多能耐受。胃肠反应低于阿司匹林。个别患者有皮肤黏膜过敏、血小板减少、头痛、头晕及视力障碍等不良反应。

双氯芬酸

双氯芬酸（diclofenac）能抑制PG合成而具有解热、镇痛和抗炎作用。主要用于风湿性和类风湿关节炎。不良反应主要为胃肠道反应，包括溃疡和出血等，偶见眩晕、头痛、皮疹、溶血性贫血。溃疡患者、肝或肾功能损害者及孕妇慎用。

常用解热镇痛药复方制剂的药物成分如表2-3-8所示。

表2-3-8　常用解热镇痛药复方制剂的药物成分（单位：毫克/片）

药名	扑尔敏	对乙酰氨基酚	咖啡因	右美沙芬	伪麻黄	苯丙醇胺	氨基比林
泰诺	2	325		15	30		
康泰克	4					50	
克感敏	2	126	30				100
去痛片		126	50				150
感冒灵	3	250	30				

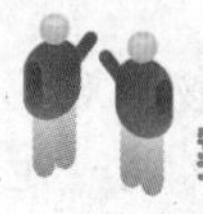

案例讨论

某男性患者，30岁。主诉突发腰部绞痛，如刀割样，向下腹部、外阴部和大腿内侧放射，肾区叩击痛，伴有面色苍白、出冷汗、脉搏快而弱、血压下降。诊断为肾结石。

Rp：盐酸吗啡注射液5 mg×1；用法：5 mg，静脉注射，立即。

请问：1. 吗啡的常见不良反应有哪些？

2. 吗啡用药中的护理措施有哪些注意事项？

（包辉英）

第三篇

内分泌系统

内分泌腺是一种特殊的腺体，体积和重量都很小，无导管，又称无管腺。人体主要的内分泌腺有垂体、甲状腺、甲状旁腺、肾上腺、胰岛、性腺、松果体和胸腺等。内分泌腺有丰富的血液供应和内脏神经分布，其结构和功能活动有显著的年龄变化。内分泌组织为一些细胞团，分散存在于某些器官内，如胰腺内的胰岛、睾丸内的间质细胞、卵巢内的卵泡和黄体等。内分泌腺和内分泌组织细胞能分泌高效能的生物活性物质，此种化学物质称为激素（hormone）。

在整体情况下，许多内分泌腺与神经系统紧密联系、相辅相成，共同调节着机体的功能活动，特别是在新陈代谢、生殖、生长与发育的调节以及内环境稳态维持等方面内分泌系统起着重要作用。

第一章

内分泌系统结构

学习目标

◆ **学习目的：** 通过学习内分泌系统各器官的位置和结构特点，为学习内分泌系统所描述的各重要激素的功能及用药护理等打下基础。

◆ **知识要求：** 熟悉内分泌系统的组成；甲状腺的位置和形态、微细结构特点及其分泌的激素；肾上腺皮质分带及各带细胞的结构特点和功能；熟悉髓质嗜铬细胞的结构和功能。了解甲状旁腺的微细结构特点及其分泌的激素；垂体的位置和形态结构特点、腺垂体远侧部的一般组织结构。

◆ **能力要求：** 能在模型和标本上辨认内分泌系统各主要器官的位置和形态。能在显微镜下观察甲状腺、肾上腺的微细结构特点。

内分泌系统由全身各部的内分泌腺和内分泌组织构成（图3–1–1），是神经系统以外的一个重要调节系统，其功能是对机体的新陈代谢、生长发育、生殖系统活动等进行体液调节。

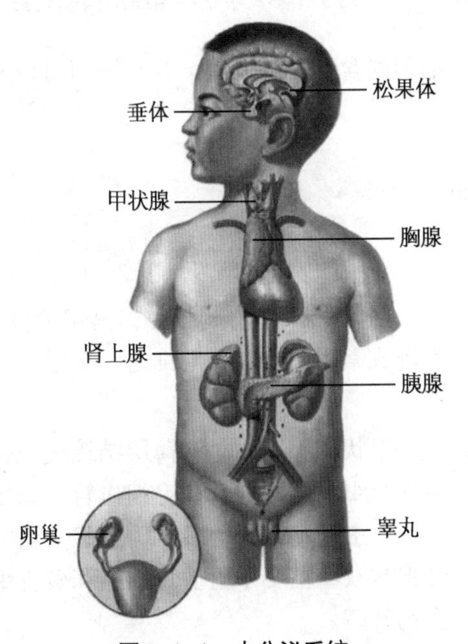

图3–1–1　内分泌系统

第一节　甲　状　腺

一、甲状腺的形态和位置

甲状腺位于颈前部，呈“H”形，分为左、右两个侧叶，中间以甲状腺峡相连。甲状腺侧叶位于喉下部与气管上部的侧面，上达甲状软骨中部，下至第6气管软骨环，后方平对第5~7颈椎高度。有些人的峡部可向上伸出一个锥状叶，长短不一，长者可达舌骨（图3–1–2）。

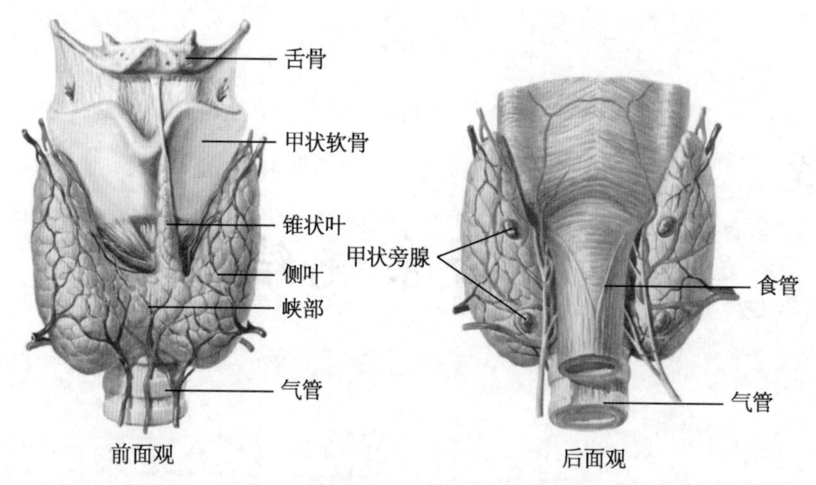

图3-1-2　甲状腺

二、甲状腺的组织学结构

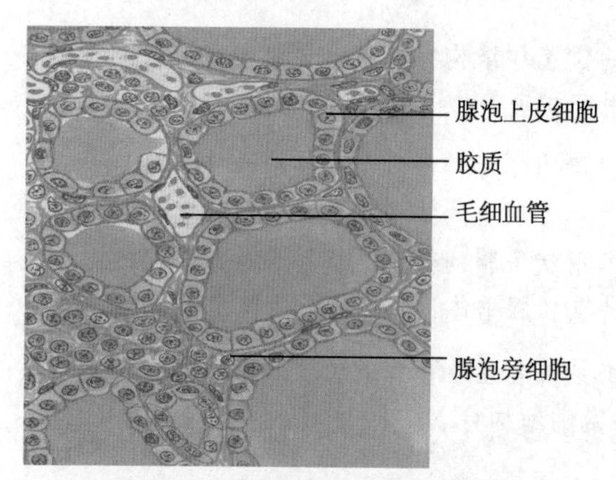

图3-1-3　甲状腺组织结构模式图

甲状腺表面包有薄层结缔组织被膜，结缔组织伴随着血管和神经深入实质内。实质被结缔组织分隔成若干小叶，内有许多甲状腺滤泡。滤泡间有少量结缔组织、丰富的毛细血管和滤泡旁细胞（图3-1-3）。

1. **滤泡**　大小不等，滤泡上皮由单层立方上皮围成，腔内有其分泌物称为胶质，在HE染色中呈嗜酸性。滤泡上皮细胞分泌甲状腺素，能提高神经兴奋性，促进生长发育。

2. **滤泡旁细胞**　位于滤泡之间或滤泡上皮细胞之间，细胞稍大，HE染色中着色较浅。细胞内含有分泌颗粒，颗粒可以分泌降钙素，使血钙浓度降低。

第二节　甲状旁腺

一、甲状旁腺的形态和位置

甲状旁腺有上下两对，呈扁椭圆形，位于甲状腺左右叶的背面（图3-1-2）。其内腺细胞排成索团状，有孔毛细血管丰富。

二、甲状旁腺的组织学结构

甲状旁腺表面包有薄层结缔组织被膜，实质内腺细胞排列成索状或团块状，其间有少量结缔组织和丰富的有孔毛细血管。腺细胞可分为主细胞和嗜酸性细胞两种。

1. **主细胞**　数量多，构成腺实质的主体。细胞呈多边形，核圆，居中。主细胞分泌甲状旁腺激素，主要作用于骨细胞和破骨细胞使骨盐溶解，并能促进肠及肾小管吸收钙，从而使血钙升高。

2. **嗜酸性细胞** 数量较少，常单个或成群分布于主细胞之间，体积比主细胞大，核较小而着色深，胞质内充满嗜酸性颗粒。此细胞的功能不明。

拓展视野

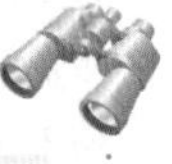

甲状腺手术后的护理要点

由于甲状旁腺分泌的甲状旁腺素具有升高血钙的作用。因此，如在甲状腺手术的过程中不慎误伤甲状旁腺将导致严重的低钙血症，从而发生低钙性抽搐，严重者甚至可引起窒息死亡。因此，甲状腺手术后要注意观察患者是否有抽搐的症状，一旦出现，应立即注射10%葡萄糖酸钙10~20 ml，同时要指导患者多吃绿叶蔬菜、豆制品和海味等含钙量高的食物。

第三节 肾 上 腺

一、肾上腺的形态和位置

肾上腺位于左、右肾的上内方，是人体重要的内分泌腺，左、右肾各一，左肾上腺近似半月形，右肾上腺呈三角形（图3-1-4）。肾上腺与肾共同被包裹在肾筋膜内。肾上腺实质分为皮质和髓质两个部分。

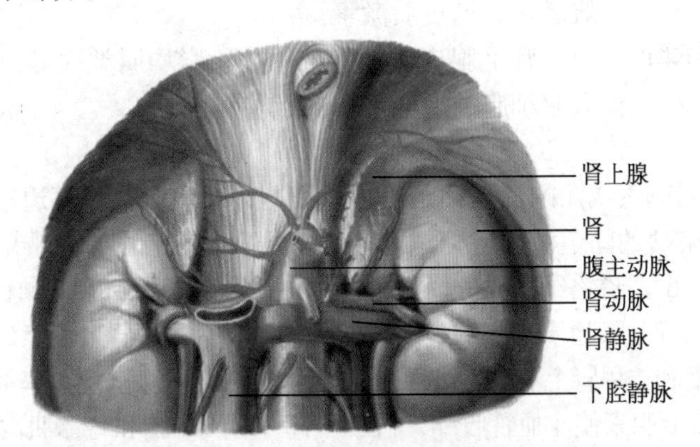

图3-1-4 肾上腺

二、肾上腺的组织学结构

肾上腺表面包有结缔组织被膜，少量结缔组织伴随着血管和神经深入腺实质。实质由周围的皮质和中央的髓质构成，两者在发生、结构和功能上均不相同。

（一）皮质

皮质约占肾上腺体积的80%。根据皮质细胞的形态和排列特征，可将皮质分为3个带，即球状带、束状带和网状带。3个带之间无截然界限（图3-1-5）。肾上腺皮质分泌的激素因组织学位置的不同而可分为3类（表3-1-1）。

表3-1-1　肾上腺皮质分泌的激素及其作用

组织学位置	分泌的激素	对代谢的作用
球状带	盐皮质激素（主要是醛固酮）	调节水盐代谢
束状带	糖皮质激素（主要为皮质醇）	调节糖、脂、蛋白质代谢
网状带	性激素（主要为脱氢异雄酮DHA）	肾上腺雄激素

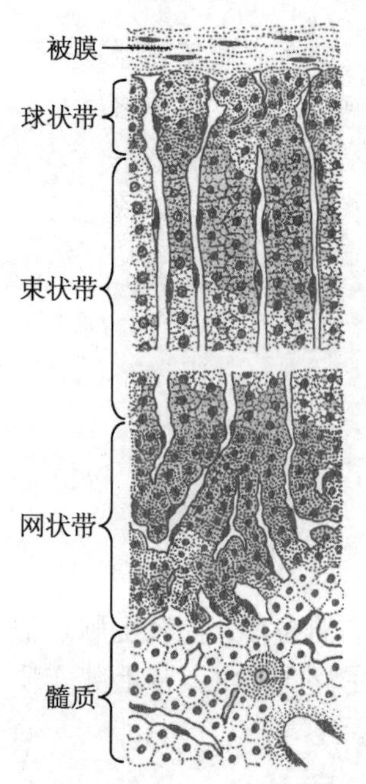

图3-1-5　肾上腺模式图

1. **球状带**　约占皮质体积的15%。腺细胞排列成球团状，细胞球团之间有血窦。细胞体积较小，呈矮柱状或多边形，核小染色深，胞质染色略深，内含少量脂滴。球状带细胞分泌盐皮质激素，主要是醛固酮，能促进肾远曲小管和集合管重吸收Na^+及排出K^+，维持血容量于正常水平。

2. **束状带**　约占皮质总体积的78%。腺细胞排列成单行或双行的细胞索，索间有纵行的血窦和少量的结缔组织。细胞体积较大，呈多边形，核较大着色浅，胞质富含脂滴，在HE染色中因脂滴溶解，故胞质着色浅，呈泡沫状。束状带细胞分泌糖皮质激素，主要为皮质醇。糖皮质激素可促使蛋白质及脂肪分解并转变成糖，还有抑制免疫应答及抗感染等作用。

3. **网状带**　约占皮质总体积的7%，该带与髓质交界处常参差不齐。腺细胞排列呈索，细胞索吻合成网，网眼中有血窦和少量结缔组织。腺细胞体积较小，胞质内含有少量脂滴和较多的脂褐素，因而着色较深。网状带细胞主要分泌雄激素，也分泌少量雌激素和糖皮质激素。

肾上腺皮质细胞分泌的激素均属类固醇，都具有类固醇激素分泌细胞的超微结构特点。

（二）髓质

髓质主要由排列成索或团的髓质细胞组成。细胞体积较大，呈多边形，核圆着色浅，胞质嗜碱性。如用含铬盐的固定液固定标本，胞质内可见黄褐色的嗜铬颗粒，故将髓质细胞称为嗜铬细胞（图3-1-6）。嗜铬细胞可分为两种：一种为肾上腺素细胞，颗粒内含肾上腺素，此种细胞数量多，占人肾上腺髓质细胞的80%以上；另一种为去甲肾上腺素细胞，颗粒内含去甲肾上腺素。肾上腺素和去甲肾上腺素为儿茶酚胺类物质。肾上腺素使心率加快、心脏和骨骼肌的血管扩张；去甲肾上腺素使小血管收缩，血压增高，心脏、脑和骨骼肌内的血流加速。

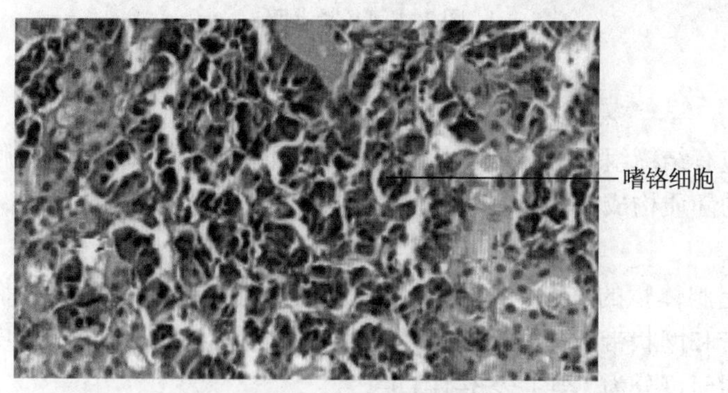

图3-1-6　肾上腺髓质

第四节　垂　　体

垂体（见图3–1–1）是位于蝶鞍中央的垂体窝内的横椭圆形小体，直径为1~1.5 cm，重0.5~0.6 g，是人体内最复杂的内分泌腺。垂体表面覆盖着结缔组织的被膜，下方的实质分为腺垂体和神经垂体两个部分。腺垂体可分为远侧部、中间部和结节部，其中远侧部最大，位于垂体的前端，又称垂体前叶。中间部位于远侧部与神经垂体之间，结节部包绕着神经漏斗。神经垂体包括神经部和漏斗部，漏斗又分为正中隆起和漏斗柄。神经部和中间部共同称为垂体后叶（图3–1–7）。

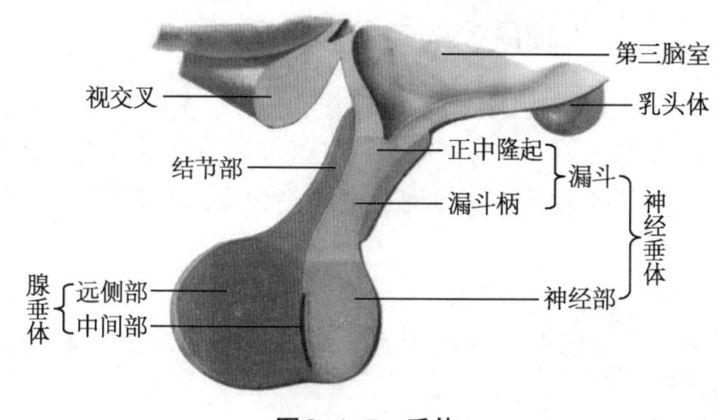

图3–1–7　垂体

一、腺垂体

1. 远侧部　**远侧部**是垂体的主要部分，其重量占垂体体积的75%。腺细胞排列成团索状或围成小滤泡，细胞之间有丰富的窦状毛细血管和结缔组织。腺垂体主要位于远侧部，根据HE染色可将腺体分为嗜酸性、嗜碱性和嫌色细胞3种（详见本篇第二章第二节）。

2. 中间部　**中间部**不发达，约占垂体体积的2%。该部有一些大小不等的滤泡，由立方或柱状细胞围成，腔内有少量的胶质。

3. 结节部　**结节部**有丰富的毛细血管和一些门微静脉。腺细胞较小，沿血管呈索状排列。

二、神经垂体

神经垂体主要由大量无髓神经纤维和垂体细胞组成，其间有少量结缔组织和丰富的有孔毛细血管。无髓神经纤维来自下丘脑视上核和室旁核的神经内分泌细胞，这些神经元的轴突经漏斗伸达神经部，终止于毛细血管，构成下丘脑神经垂体束。

三、垂体与下丘脑的关系

腺垂体是腺组织，通过垂体门脉接受来自下丘脑的激素信息，组成**下丘脑–腺垂体系统**。神经垂体是神经组织，接受来自下丘脑视上核、室旁核的神经纤维，组成**下丘脑–神经垂体系统**（详见本篇第二章第二节）。

第五节 胰 岛

胰腺表面覆有薄层结缔组织被膜，结缔组织伸入腺体内将实质分隔为许多小叶。胰腺实质由外分泌部和内分泌部（胰岛）组成。胰岛是由内分泌细胞组成的球形细胞团，散在地分布于腺泡之间，恰似大海中的小岛，故得名。成人胰腺约有100万个胰岛，约占胰腺体积的1.5%，胰尾部胰岛较多。胰岛大小不等，小的仅由十几个细胞组成，大的可有数百个细胞。胰岛细胞聚集成团索状，细胞间含丰富的有孔毛细血管（详见本篇第二章第六节）。

拓展视野

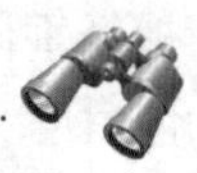

糖尿病的症状和分型

糖尿病是一种临床常见病，主要表现为多饮、多食、多尿和体重减轻，简称“三多一少”。主要分为1型糖尿病、2型糖尿病、妊娠糖尿病和其他特殊类型糖尿病等。

1. 1型糖尿病　病因是由于胰岛B细胞被破坏，引起胰岛素绝对缺乏。可发生于任何年龄，但多见于青少年。

2. 2型糖尿病　病因是以胰岛素抵抗为主，伴胰岛素分泌不足，或以胰岛素分泌不足为主伴或不伴胰岛素抵抗。患者大部分超重或肥胖，可发生于任何年龄，但多见于成年人。

3. 妊娠期糖尿病　是指妊娠期初次发现任何程度的糖耐量异常(IGT)或糖尿病，原来已有糖尿病而现在合并妊娠者不包括在内。

（顾春娟）

第二章

内分泌系统生理

学习目标

◆ **学习目的：** 通过学习内分泌系统正常功能，为今后有关内分泌系统疾病的病理生理、用药护理等知识的学习奠定基础。

◆ **知识要求：** 掌握生长素、甲状腺素、糖皮质激素、胰岛素的生理作用。熟悉生长素、甲状腺素、糖皮质激素、胰岛素分泌的调节。

◆ **能力要求：** 能了解人体内主要激素分泌异常的常见疾病的症状与表现，初步认识这些内分泌疾病的发病原因和机制。

第一节 概　　述

内分泌（endocrine）系统是由内分泌腺和分散存在于某些组织器官中的内分泌细胞组成的一个体内信息传递系统（见图3–1–1）。由内分泌腺或散在内分泌细胞所分泌的高效能的生物活性物质，经血液或组织液传递而发挥其调节作用，此种化学物质称为**激素**。

随着内分泌研究的发展，关于激素传递方式的认识逐步深入。大多数激素经血液运输至远距离的靶细胞而发挥作用，这种方式称为**远距分泌**（telecring）；某些激素可不经血液运输，仅由组织液扩散而作用于邻近细胞，这种方式称为**旁分泌**（paracrine）；如果内分泌细胞所分泌的激素在局部扩散而又返回作用于该内分泌细胞而发挥反馈作用，这种方式称为**自分泌**（autocrine）。另外，下丘脑有许多具有内分泌功能的神经细胞，这类细胞既能产生和传导神经冲动，又能合成和释放激素，故称**神经内分泌细胞**，它们产生的激素称为神经激素（neurohormone）。神经激素可沿神经细胞轴突借轴浆流动运送至末梢而释放，这种方式称为**神经分泌**（neurocrine）（图3–2–1）。

一、激素的分类

激素的种类繁多，来源复杂，按其化学性质可分为两大类。

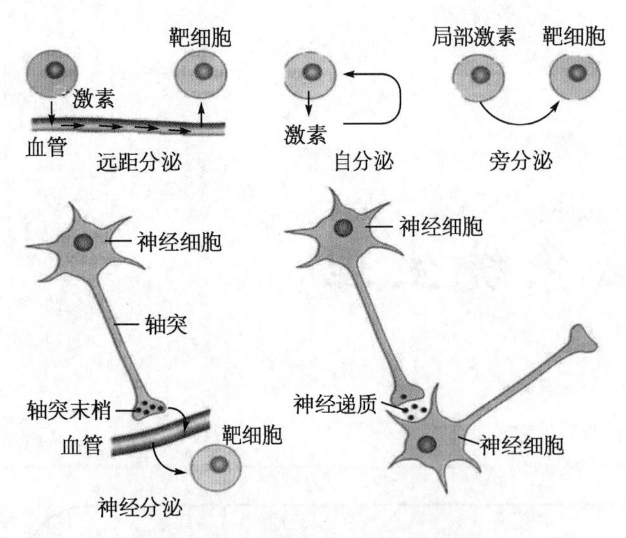

图3-2-1　激素运输途径模式图

（一）含氮激素

1. 肽类和蛋白质激素　主要有下丘脑调节肽、神经垂体激素、腺垂体激素、胰岛素、甲状旁腺激素、降钙素以及胃肠激素等。

2. 胺类激素　包括肾上腺素、去甲肾上腺素和甲状腺激素。

体内多数的激素属于含氮激素，此类激素（除甲状腺激素外）易被胃肠道液消化分解而破坏，用药时不宜口服，一般需注射。

（二）类固醇（甾体）激素

类固醇激素是由肾上腺皮质和性腺分泌的激素，如皮质醇、醛固酮、雌激素、孕激素以及雄激素等。另外，胆固醇的衍生物1，25-二羟维生素D_3也被作为激素看待。这类激素不为消化液破坏，可口服应用。

此外，前列腺素广泛存在于许多组织之中，由花生四烯酸转化而成，主要在组织局部释放，可对局部功能活动进行调节，因此可将前列腺素看作组织局部激素。

二、激素作用的一般特性

激素虽然种类很多，作用复杂，但它们在对靶组织发挥调节作用的过程中，具有某些共同的特点。

1. 激素的信息传递作用　内分泌系统与神经系统一样，是机体的生物信息传递系统，即依靠激素在细胞与细胞之间进入信息传递。不论是哪种激素，它只能对靶细胞的生理生化过程起加强或减弱的作用，调节其功能活动。例如，生长素促进生长发育，甲状腺激素增强代谢过程，胰岛素降低血糖等。在这些作用中，激素既不能添加成分，也不能提供能量，仅仅起着“信使”的作用，将生物信息传递给靶组织，发挥增强或减弱靶细胞内原有的生理生化进程的作用。

2. 激素作用的相对特异性　激素释放进入血液被运送到全身各个部位，虽然他们与各处的组织、细胞有广泛接触，但有些激素只作用于某些器官、组织和细胞，这称为激素作用的特异性。被激素选择作用的器官、组织和细胞，分别称为靶器官、靶组织和靶细胞。有些激素专一地选择作用于某一内分泌腺体，即称为激素的靶腺。激素作用的特异性本质在于靶细胞上存在能与该激素发生特异性结合的受体。激素与受体相互识别，并发生特异性结合，从而发挥生理效应。

3. 激素的高效能生物放大作用　激素在血液中的浓度很低，一般为纳摩尔（nmol/L），甚至皮摩尔（pmol/L）数量级。虽然激素的含量甚微，但其作用却非常明显，这是激素的高效能生物放大作用。例如，1 mg的甲状腺激素可使机体增加产热量约4 200 000 J（焦耳）。若内分泌腺分泌的激素稍有过多或不足，便可引起机体代谢或功能的异常，分别称为内分泌功能亢进或功能减退。

4. 激素间的相互作用　体内多种激素的作用各异，但激素之间可互相影响，主要有3种情况：①相互协同作用，如肾上腺素、糖皮质激素、生长素等虽然作用的环节不同，但均能升高血糖；②相互对抗作用，如胰岛素能降低血糖，而胰高血糖素可使血糖升高；③允许作用，有的激素对某一生理反应不起直接作用，但它为另一种激素的作用创造必备条件，如糖皮质激素没有缩血管作用，但它的存在使去甲肾上腺素才能发挥缩血管作用，这称为允许作用（permissive action）。

第二节 下丘脑与垂体

一、下丘脑

下丘脑位于丘脑的前下方，贴靠颅底中部，前以视交叉为界，下连垂体。由于它与垂体在结构与功能上都有密切的联系，故合称为下丘脑－垂体系统（图3-2-2）。

（一）下丘脑与腺垂体的结构和功能联系

在下丘脑内侧基底部存在“促垂体区”，主要包括的正中隆起、弓状核、视交叉上核等部位，这些部位的一些大神经细胞分泌的多种调节肽，经垂体门脉系统运送到腺垂体，调节腺垂体功能，形成下丘脑－腺垂体系统。

下丘脑促垂体区肽能神经元能分泌多种肽类激素，总称为**下丘脑调节肽**。目前已经明确的下丘脑调节肽有9种（图3-2-3），是根据对腺垂体作用而命名的，主要作用是调节腺垂体的活动（表3-2-1）。

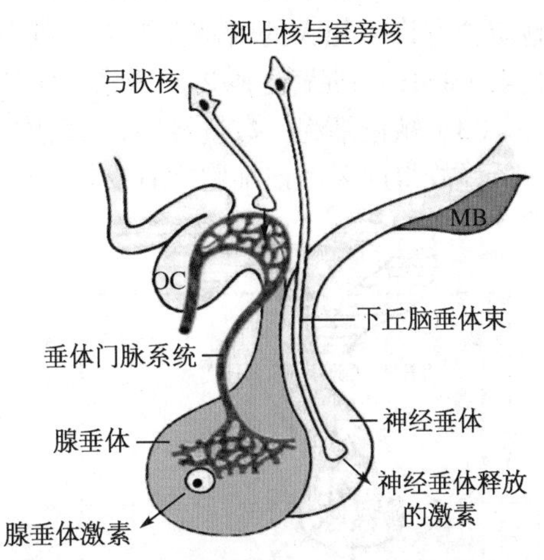

图3-2-2 下丘脑与垂体功能联系示意图

表3-2-1 下丘脑调节肽的化学性质及作用

种 类	英文缩写	化学性质	主要作用
促甲状腺激素释放激素	TRH	三肽	促进TSH释放，也能刺激PRL释放
促肾上腺皮质激素释放激素	CRH	四十一肽	促进ACTH释放
促性腺激素释放激素	GnRH	十肽	促进LH与FSH释放（以LH为主）
生长素释放激素	GHRH	四十四肽	促进GH释放
生长素释放抑制激素（生长抑素）	GHRIH	十四肽	抑制GH释放，对LH，FSH，TSH，PRL及ACTH的分泌也有抑制作用
促黑（素细胞）激素释放因子	MRF	肽	促进MSH释放
促黑（素细胞）激素释放抑制	MIF	肽	促进MSH释放
催乳素释放因子	PRF	肽	促进PRL释放
催乳素释放抑制因子	PIF	多巴胺	抑制PRL释放

“促垂体区”的神经元既具有典型神经元的功能，与来自中脑、边缘系统及大脑皮质的神经纤维构成突触，接受传导来的神经冲动，又具有内分泌细胞的作用，分泌调节肽（神经激素）。由此可见，“促垂体区”的神经元可将神经信息转变为激素信息，起着换能神经元的作用，从而以下丘脑为枢纽，把神经调节与体液调节紧密联系起来。

（二）下丘脑与神经垂体的结构和功能联系

下丘脑的视上核和室旁核的神经内分泌细胞，其神经纤维通过漏斗下行至神经垂体，构成下丘脑–垂体束。下丘脑视上核和室旁核的大神经细胞所合成的血管升压素和催产素沿垂体束纤维的轴浆运输到神经垂体，贮存于神经末梢。当有适宜刺激时，视上核和室旁核的神经元兴奋，冲动沿下丘脑–垂体束到达神经垂体，引起神经末梢释放血管升压素或催产素。

二、腺垂体激素

腺垂体是体内最重要的内分泌腺，其细胞根据HE染色可分为嗜酸性、嗜碱性和嫌色细胞3种（图3–2–4）。

（1）嗜酸性细胞：数量较多，体积小，细胞呈圆形或多边形，直径为14~19 μm，胞质含有许多粗大的嗜酸性颗粒，其分泌的激素均属蛋白质（PAS反应阴性），如生长素、催乳素、促黑（素细胞）激素（MSH）。

（2）嗜碱性细胞：数量较少，细胞呈椭圆形或多边形，大小不一，直径为15~25 μm，胞质含有许多粗大的嗜碱性颗粒，其分泌的激素均属糖蛋白（PAS反应阳性），如促甲状腺激素（TSH）、促肾上腺皮质激素（ACTH）、促卵泡激素（FSH）和黄体生成素（LH）。

（3）嫌色细胞：数量最多，细胞体积较小，胞质少，着色浅。因细胞对一般染料的亲和力低，故得此名。该细胞除有支持和营养作用外，可能还有吞噬功能。

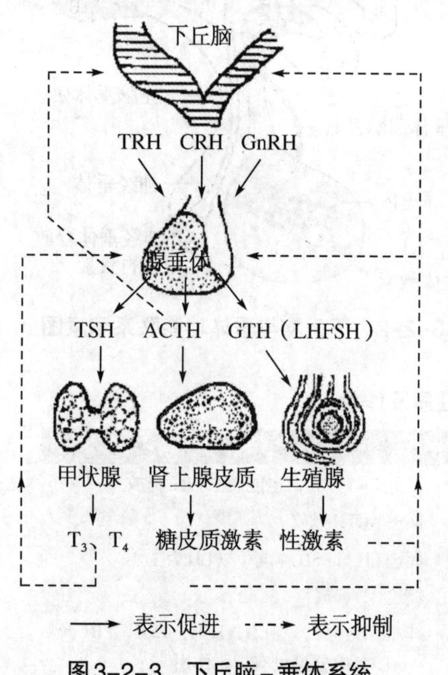

图3–2–3 下丘脑–垂体系统

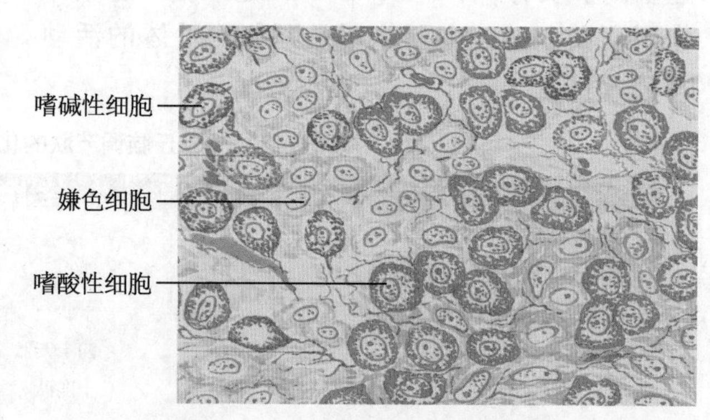

图3–2–4 垂体远侧部细胞模式图

（一）生长素的生理作用

生长素的化学结构与催乳素近似，故生长素有弱催乳素作用，而催乳素有弱生长素作用。不同种类动物的生长素，其化学结构与免疫性质等有较大差别，除猴的生长素外，其他动物的生长素对人无效。近年利用DNA重组技术可以大量生产GH，供临床应用。

1. 促进生长作用　GH的主要作用是促进人体生长发育，对机体各个器官与各种组织均有影响，对骨骼、肌肉及内脏器官的作用更为显著。因此，GH又称为躯体刺激素。人在幼年时期生长素分泌不足，将出现生长迟缓、身材矮小，称为侏儒症；若幼年时期生长素分泌过多，身材过于高大，称为**巨人症**；成年后分泌过多，因骨骺已闭合，长骨不再增长，可刺激手足肢端短骨、面骨及软组织生长异常，出现手足粗大、鼻大唇厚、下颌突出等体征，称为**肢端肥大症**。

2. 对代谢的影响　生长素对代谢的影响较广泛，主要作用有：①促进蛋白质合成，减少蛋白质分解。这是因为它可通过GH促进氨基酸进入细胞，促进肌肉、肝、肾、心、脑及皮肤等组织的蛋白质合成增加。②生理水平的GH可刺激胰岛素分泌，加强糖的利用，但过量的GH则可抑制糖的利用，使血糖升高，引起垂体性糖尿。③GH能促进脂肪分解，增强脂肪氧化，使血液中的游离脂肪酸增多。

拓展视野

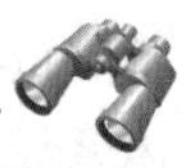

生长素与睡眠

人在觉醒状态下，生长素分泌较少。进入慢波睡眠后，生长素分泌明显增加，在进入慢波睡眠后60 min左右，血中生长素浓度达到高峰。转入异相睡眠后，生长素分泌又减少。看来，在慢波睡眠中生长素分泌增多，对促进生长和体力恢复是有利的。50岁以后，这种分泌峰消失。

（二）催乳素的生理作用

人催乳素的主要作用是促进乳腺发育、生长，引起并维持成熟乳腺泌乳。另外，对男性和女性的性腺也有一定的影响。

（三）促甲状腺激素的生理作用

促甲状腺激素可促进甲状腺激素的合成与释放，并刺激甲状腺组织增生。

（四）促肾上腺皮质激素的生理作用

促肾上腺皮质激素的主要作用是刺激肾上腺皮质束状带分泌糖皮质激素，并促进肾上腺皮质增生及维持其正常功能和反应性。

（五）促性腺激素的生理作用

促性腺激素包括卵泡刺激素（FSH）和黄体生成素（LH）两种。卵泡刺激素在女性刺激卵巢卵泡发育和卵子成熟；在男性又称精子生成素，刺激精曲小管上皮发育和精子的发育与成熟。黄体生成素在女性可促进成熟卵泡排卵及黄体生成并使黄体分泌雌激素和孕激素；在男性称间质细胞刺激素，可刺激睾丸间质细胞分泌雄激素。

（六）促黑激素的生理作用

促黑激素的靶细胞为黑素细胞。人体的黑素细胞主要分布在皮肤与毛发、眼虹膜和视网膜的色素层等部位，主要作用是促进黑素细胞中的酪氨酸转变为黑色素，使皮肤和毛发等的颜色加深。

（七）腺垂体功能的调节

腺垂体的功能直接受下丘脑控制，同时也受到外周靶腺激素的反馈调节。

1. 下丘脑对腺垂体分泌功能的调节　下丘脑调节肽经垂体门脉系统，调节腺垂体功能，促进或抑制腺垂体分泌相应的激素。

2. 靶腺激素对下丘脑和腺垂体的反馈调节　腺垂体分泌的促激素作用于靶腺（甲状腺、肾上腺皮质、性腺），促进靶腺分泌激素，维持靶腺正常功能。而靶腺激素在血中的浓度可影响下丘脑-腺垂体的活动。当激素在血液中浓度升高时，将反馈作用于下丘脑和腺垂体，主要是负反馈，使相应的释放激素和促激素分泌减少；反之则增多。这种反馈调节使靶腺激素维持正常的血浓度。

下丘脑促垂体区受中枢神经系统的控制，当内外环境变化时，可反射性地影响下丘脑调节肽的分泌，从而影响腺垂体和靶腺的分泌。

三、神经垂体激素

神经垂体不含腺体细胞，不能合成激素。神经垂体激素由下丘脑视上核与室旁核产生，前者以血管升压素（抗利尿激素）为主，后者以催产素为主，它们均为9个氨基酸的多肽。激素经下丘脑-垂体束运至神经垂体贮存，在适宜刺激下，这两种激素由神经垂体释放进入血液循环。

（一）血管升压素的生理作用

血中血管升压素（ vasopressin, VP）的浓度很低，对正常血压调节无重要作用，但在脱水或失血时对维持血压起一定作用。血管升压素的主要生理作用是促进肾远球小管和集合管对水的重吸收，即具有抗利尿作用，又称抗利尿激素（ADH）。

（二）催产素的生理作用

1. 对乳腺的作用　婴儿吸吮乳头，除引起催乳素分泌增多，同时还引起催产素（OXT）的分泌和释放。OXT引起乳腺腺泡周围的肌上皮细胞收缩，腺泡压力增高，使乳汁从腺泡经输乳管由乳头射出，称为射乳反射。射乳反射为典型的神经内分泌反射，且易建立条件反射。例如，母亲看见婴儿或听见婴儿的哭声，可引起射乳反射。OXT还有营养乳腺的作用。

2. 对子宫的作用　OXT可促进子宫收缩，但其对非孕子宫作用较弱，而对妊娠子宫作用较强。雌激素能增加子宫对OXT的敏感性，而孕激素则相反。临近分娩时，子宫肌细胞表面OXT受体数量明显增多，OXT的作用显著增强。在分娩过程中，胎儿刺激子宫颈引起OXT的释放，有助于子宫的进一步收缩。

第三节　甲　状　腺

甲状腺是人体内最大的内分泌腺。成人的甲状腺重20~30 g。甲状腺内含腺泡上皮细胞，是甲状腺激素的合成与释放的部位，甲状腺激素主要有**甲状腺素**，又称四碘甲腺原氨酸（T_4）和三碘甲腺原氨酸（T_3）两种，T_4数量远远超过T_3。因此甲状腺分泌的激素主要是T_4，约占总量的90%以上，T_3的分泌量较少，但T_3的生物活性比T_4约大5倍。甲状腺激素合成的原料有碘和甲状腺球蛋白。

在甲状腺腺泡之间和腺泡上皮细胞之间有滤泡旁细胞，又称C细胞，分泌**降钙素**。

一、甲状腺激素的生理作用

甲状腺激素的生理作用广泛而复杂，其主要作用是促进机体的新陈代谢和生长发育。

（一）对生长发育的作用

甲状腺激素是维持机体的正常生长、发育的必不可少的激素，特别是对婴儿脑和长骨的生长发育尤为重要。甲状腺激素除了本身对长骨的生长、发育有促进作用外，还促进GH的分泌，而GH也有促进长骨生长的作用。先天性或婴幼儿时期甲状腺功能低下，由于缺乏甲状腺激素，造成脑和长骨发育障碍而导致身材矮小、智力低下，称为**呆小症**（克汀病）。在胚胎期如果缺碘，造成甲状腺激素合成不足，会引起脑发育明显障碍。

拓展视野

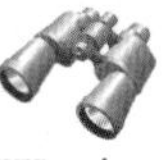

甲状腺素与呆小症

在胚胎期胎儿骨的生长并不必需甲状腺激素，所以患先天性甲状腺发育不全的胎儿，出生后身长可以基本正常，但脑的发育已经受到不同程度的影响。在出生后数周至3~4个月后就会表现出明显的智力发育迟缓和长骨生长停滞。所以，在缺碘地区预防呆小症的发生，应在妊娠期注意补充碘，治疗呆小症必须抓时机，应在出生3个月内补充甲状腺激素，过迟难以奏效。

（二）对代谢的作用

1. 产热效应　甲状腺激素可提高绝大多数组织细胞的氧化过程，使人体的耗氧量、产热量和基础代谢率增高，这些作用称为甲状腺激素的产热效应。因此，甲状腺功能亢进（甲亢）时，患者因产热量增多，体温偏高，怕热多汗，基础代谢率显著增高；甲状腺功能低下（甲减）时则相反，患者因产热量减少，体温偏低，喜热微寒，基础代谢率降低。因此，测定基础代谢率有助于了解甲状腺的功能状态。

2. 物质代谢

（1）糖代谢：甲状腺激素可以促进消化道对糖的吸收，增加糖原分解和糖异生作用，所以可以升高血糖。因此甲状腺功能亢进时，血糖可升高，有时可出现糖尿。但是，甲状腺激素还可加强外周组织对糖的利用，又可以降低血糖。

（2）蛋白质代谢：生理剂量的甲状腺激素可以促进肌肉、肝和肾的蛋白质合成，这对幼年期的生长、发育具有重要意义。但甲状腺激素分泌过多时，则加速蛋白质分解，特别是促进骨骼肌中蛋白分解，因而甲状腺功能亢进患者表现为消瘦无力。甲状腺激素分泌不足时，蛋白质合成减少，也导致肌肉无力，但此时组织间的黏蛋白增多，黏蛋白可结合大量的正离子和水分子，引起黏液性水肿。

（3）脂肪代谢：甲状腺激素可促进胆固醇的合成，又可加速胆固醇的降解，分解速度超过合成。故甲状腺功能亢进患者往往血胆固醇含量低于正常，而甲状腺功能低下患者血胆固醇则高于正常。

（三）对神经系统的作用

甲状腺激素具有兴奋中枢神经系统的作用。甲状腺功能亢进时，主要表现为注意力不集中、烦躁不安、失眠、多愁善感、喜怒无常、肌肉震颤等。甲状腺功能低下时，中枢神经系统兴奋性降低，表现为记忆力减退、说话缓慢、动作迟缓、表情淡漠、终日嗜睡等。

（四）对心血管的作用

甲状腺激素可直接作用于心肌，增加心肌的收缩力，并可增快心率，使心输出量增加。甲状腺功能亢进，患者心动过速，严重时可致心力衰竭。对于血管，由于甲状腺激素增加组织的耗氧量而使组织相对缺氧，以致小血管舒张，外周阻力降低，同时心输出量增加。所以，收缩压升高，舒张压降低，脉压增大。

另外，甲状腺激素能增加食欲，并对男、女性生殖功能均有影响。甲状腺激素分泌过多或过少均能导致生殖功能的紊乱。

二、甲状腺功能的调节

甲状腺功能活动主要受下丘脑与腺垂体分泌的激素调节，构成下丘脑－腺垂体－甲状腺轴调节系统。还可以进行一定程度的自身调节。

1. 下丘脑－腺垂体－甲状腺功能轴的调节　下丘脑促垂体区分泌的促甲状腺激素释放激素可促进腺垂体合成、分泌促甲状腺激素。促甲状腺激素作用于甲状腺，促进甲状腺腺细胞增生，并使甲状腺激素（T_3、T_4）合成释放增加。

血液中游离的T_3、T_4对腺垂体促甲状腺激素的分泌起经常性反馈调节作用。当血中T_3、T_4浓度增高时，将负反馈作用于腺垂体，抑制腺垂体合成、分泌促甲状腺激素，促甲状腺激素合成分泌减少，从而使T_3、T_4浓度降至正常水平。负反馈调节对于维持T_3、T_4浓度的相对稳定起着重要的作用。

2. 自身调节　甲状腺能根据机体碘供应的情况，调整自身对碘的摄取和利用，以及甲状腺激素的合成与释放，称为自身调节。当食物供碘增多时，甲状腺摄碘减少，合成甲状腺激素减少。相反，供碘不足时，甲状腺摄碘增多，合成甲状腺激素增多。这样使T_3、T_4合成分泌相对稳定。如果长期缺碘，超过自身调节的限度，使T_3、T_4合成减少，对腺垂体的负反馈作用减弱，使TSH分泌增多，甲状腺细胞增生，甲状腺肿大，如地方性甲状腺肿。

第四节　甲 状 旁 腺

一、甲状旁腺素的生理作用

甲状旁腺的腺细胞可合成和分泌甲状旁腺素（PTH）。其主要生理作用是升高血钙，降低血磷，这一作用是通过3条途径来实现的。

1. 对骨的作用　甲状旁腺素能动员骨钙入血，使血钙升高。

2. 对肾的作用　甲状旁腺素能促进远曲小管对钙的重吸收，又能抑制近曲小管对磷酸盐的重吸收，从而增加尿磷排出，减少尿钙排出，起到保钙排磷的作用。

3. 对消化道的作用　促进肠道吸收钙，使血钙升高。

二、甲状旁腺功能的调节

甲状旁腺素的分泌主要受血钙浓度的影响。血Ca^{2+}升高，甲状旁腺素分泌减少，血Ca^{2+}降低则分泌增多。此外，血磷升高可通过降低血钙而刺激甲状旁腺素分泌。

第五节　肾 上 腺

肾上腺包括中央部的髓质和周围部的皮质两个部分。两者在发生、结构与功能上均不相同，实际上是两种内分泌腺。

一、肾上腺皮质

肾上腺皮质分泌的激素分为3类，即盐皮质激素、糖皮质激素和性激素。各类皮质激素是由肾上腺皮质不同上皮细胞所分泌的（图3–2–5）：球状带细胞分泌盐皮质激素，主要是醛固酮；束状带细胞分泌糖皮质激素，主要是皮质醇；网状带细胞主要分泌性激素，如脱氢雄酮和雌二醇，也能分泌少量的糖皮质激素。合成肾上腺皮质激素的原料是胆固醇，主要来自血液。

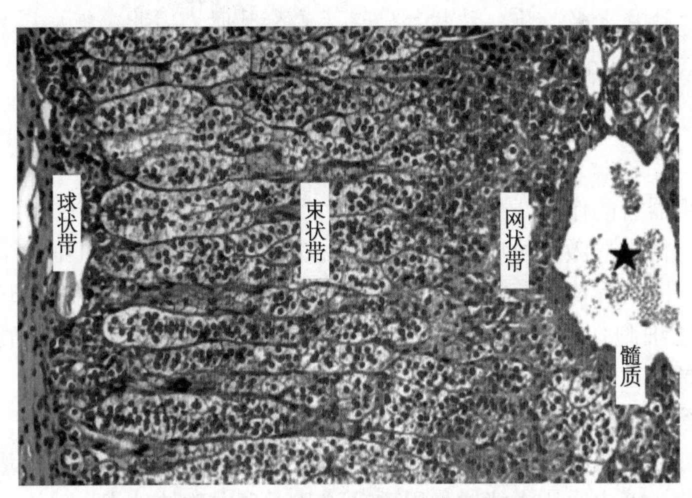

图3–2–5　肾上腺组织结构示意图

（一）糖皮质激素的生理作用

1. 对物质代谢的作用

（1）糖代谢：糖皮质激素是调节机体糖代谢的重要激素之一，它促进糖异生，使血糖升高。另外使外周组织对葡萄糖的摄取、利用减少，促使血糖升高。如果糖皮质激素分泌过多，可引起血糖升高，甚至出现糖尿。

（2）蛋白质代谢：糖皮质激素可促进肝外组织，特别是肌肉组织蛋白质分解。糖皮质激素分泌过多时，可出现消瘦、皮肤变薄、骨质疏松等。

（3）脂肪代谢：糖皮质激素可促进脂肪分解，使血液中游离脂肪酸增多。当肾上腺皮质功能亢进时，或过多使用糖皮质激素的患者，四肢脂肪分解加强，而面部和躯干合成增加，出现面圆、背厚而四肢消瘦的特殊体型，临床上称为“向心性肥胖”。

2. 对水盐代谢的作用　糖皮质激素有较弱的保钠、排钾作用。另外，还可增加肾小球滤过率，有利于水的排出。肾上腺皮质功能不足的患者，排水能力明显降低，严重时可出现“水中毒”，补充适量的糖皮质激素可缓解。

3. 在应激反应中的作用　当机体受到各种有害刺激，如创伤、失血、感染、中毒、缺氧、饥饿、疼痛、寒冷、精神紧张等，血中促肾上腺皮质激素和糖皮质激素增多，以增加机体对伤害性刺激的耐受性和抵抗力，这一反应称为**应激反应**。大剂量糖皮质激素具有抗炎、抗毒、抗过敏、抗休克等药理作用。

拓展视野

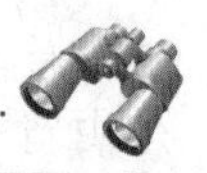

肾上腺皮质功能的重要意义

许多实验表明，在应激反应中，人体主要靠促肾上腺皮质激素和糖皮质激素的增加来度过“难关”。摘除动物的双侧肾上腺后，处理不适当，动物在1~2周内即可死去，如仅切除肾上腺髓质，动物可以存活较长时间。因此，糖皮质激素可增加机体对有害刺激的抵抗能力，对维持生命是必需的。

4. 对其他组织器官的作用

（1）血细胞：糖皮质激素可增强骨髓的造血功能，使血液中的红细胞、血小板和中性粒细胞的数量增加；同时促使附着在小血管壁边缘的中性粒细胞进入血液循环中，使中性粒细胞增多；抑制淋巴细胞DNA的合成过程以及增强巨噬细胞吞噬和分解嗜酸性粒细胞的作用而使淋巴细胞和嗜酸性粒细胞减少。

（2）心血管系统：糖皮质激素能增强血管平滑肌对儿茶酚胺的敏感性，对维持正常血压有重要意义；另外糖皮质激素能降低毛细血管的通透性，有利于维持血容量。

（3）消化系统：糖皮质激素能增加胃酸分泌和胃蛋白酶的生成，并使胃黏膜的保护和修复功能降低。因此长期服用糖皮质激素，可诱发和加剧胃溃疡病，应予以注意。

（4）神经系统：糖皮质激素能提高中枢神经系统的兴奋性。，肾上腺皮质功能亢进的患者可出现失眠、烦躁不安、思维不集中等症状。

（二）糖皮质激素的分泌调节

糖皮质激素的分泌调节与甲状腺功能调节类似，主要受下丘脑-腺垂体-肾上腺皮质功能轴活动的调节及糖皮质激素反馈性调节。 下丘脑促垂体区合成分泌促肾上腺皮质激素释放激素（CRH），通过垂体门脉系统，促进腺垂体分泌促肾上腺皮质激素（ACTH），ACTH促进肾上腺皮质束状带和网状带生长发育。并促进肾上腺皮质分泌糖皮质激素。当血中糖皮质激素浓度升高时，可抑制腺垂体分泌ACTH，使ACTH合成、分泌减少，这是糖皮质激素对腺垂体的负反馈作用。另外糖皮质激素也可抑制下丘脑分泌CRH，ACTH可反馈抑制下丘脑合成分泌CRH。

综上所述，糖皮质激素的分泌受ACTH的影响。而ACTH一方面受下丘脑的CRH的促进作用，另一方面受糖皮质激素的反馈调节，从而维持了血中糖皮质激素的相对稳定。

由于血液中的糖皮质激素对腺垂体和下丘脑存在着负反馈作用，因此临床长期大剂量使用糖皮质激素的患者，可出现肾上腺皮质逐渐萎缩，如突然停药，将会引起肾上腺皮质功能不全的危急症状。所以，在治疗中不能骤停糖皮质激素，应该逐渐减量。

二、肾上腺髓质

肾上腺髓质分泌的激素包括肾上腺素和去甲肾上腺素，属于儿茶酚胺类化合物。血液中的肾上腺素和去甲肾上腺素主要来自肾上腺髓质。

（一）肾上腺髓质激素的生理作用

肾上腺髓质激素对心血管、内脏平滑肌的作用已在第二篇第三章第四节叙述。对神经系统的作用为：肾上腺髓质激素可提高中枢神经系统的兴奋性，使机体反应灵敏，警觉性提高。对物质代谢的作用为：可促进肝糖原、肌糖原分解，使血糖升高；加速分解脂肪，使血中脂肪酸增多，为骨骼肌、心肌等活动提供更多的能量。肾上腺素对代谢的作用比去甲肾上腺素的作用稍强。

（二）肾上腺髓质激素的分泌调节

肾上腺髓质受交感神经节前纤维支配，当交感神经兴奋时，肾上腺髓质激素分泌，称为交感-肾上腺髓质系统。当机体内外环境急剧变化时，如剧烈运动、创伤、寒冷、恐惧等紧急情况时，交感-肾上腺髓质系统活动增强，肾上腺素、去甲肾上腺素分泌增多，而产生机体适应性反应，称为**应急反应**。这一反应包括呼吸加快、通气量增大；心率加快、心肌收缩力加强、心输出量增多、血压升高、内脏血管收缩、肌肉血流量增多、血液重新分配；物质与能量代谢活动加强等。这些作用均有利于机体动员各器官的贮备力，以适应环境的急剧变化。

“应急反应”和“应激反应”的概念是不同的，但是两者又有功能联系。“应急”和“应激”的刺激相同，应急反应是通过交感-肾上腺髓质系统加强机体各种功能活动，以适应环境的急骤变化。应激反应是通过使促肾上腺皮质激素和糖皮质激素增加，以增加人体对有害刺激的耐受力。

第六节　胰　　岛

人类的胰岛细胞按其染色和形态学特点，主要有A、B、D、PP 4种细胞：A细胞又称甲细胞、α 细胞，约占胰岛细胞总数的25%，分泌**胰高血糖素**（Glucagon）；B细胞又称乙细胞、β 细胞，约占胰岛细胞总数的70%，分泌**胰岛素**（Insulin）；D细胞又称丁细胞、δ 细胞，约占胰岛细胞总数的5%，分泌生长抑素；PP细胞又称F细胞，分泌胰多肽（表3-2-2、图3-2-6）。

表3-2-2　胰岛的激素

细胞类型	所占百分比	分泌的激素
A（或α）	25%	高血糖素
B（或β）	70%	胰岛素
D（或δ）	5%	生长抑素
（或FPP）	微量	胰多肽

一、胰岛素的生物学作用及分泌调节

胰岛素是促进合成代谢，调节血糖稳定的主要激素。

（一）胰岛素的生理作用

1. 对糖代谢的调节　胰岛素促进组织、细胞对葡萄糖的摄取和利用，加速葡萄糖合成为糖原，贮存于肝和肌肉中，并抑制糖异生，促进葡萄糖转变为脂肪酸，贮存于脂肪组织，导致血糖水平下降。胰岛素缺乏时，血糖浓度升高，如超过肾糖阈，尿中将出现葡萄糖，引起糖尿病。

2. 对脂肪代谢的调节　胰岛素促进肝合成脂肪酸，然后转运到脂肪细胞贮存。在胰岛素

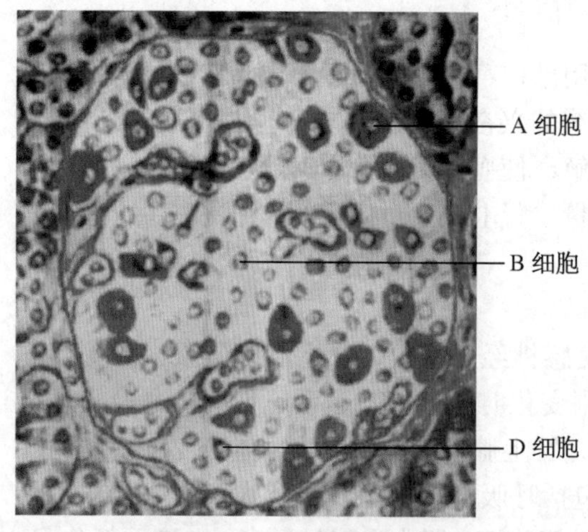

图3-2-6　胰岛细胞模式图

的作用下，脂肪细胞也能合成少量的脂肪酸。胰岛素缺乏时，出现脂肪代谢紊乱，脂肪分解增强，血脂升高，加速脂肪酸在肝内氧化，生成大量酮体。由于糖氧化过程发生障碍，不能很好处理酮体，以致引起酮血症与酸中毒。

3. 对蛋白质代谢的调节　胰岛素促进蛋白质合成过程，还可抑制蛋白质分解和肝糖元异生。所以它对机体的生长也有促进作用，但胰岛素单独作用时，对生长的促进作用并不很强，只有与生长素共同作用时才能发挥明显的效应。

（二）胰岛素的分泌调节

1. 血糖的作用　血糖浓度是调节胰岛素分泌的最重要因素，当血糖浓度升高时，胰岛素分泌明显增加，从而促进血糖降低。

2. 氨基酸和脂肪酸的作用　许多氨基酸都有刺激胰岛素分泌的作用，其中以精氨酸和赖氨酸的作用最强。

3. 胃肠激素的作用　如胃泌素、促胰液素、胆囊收缩素和抑胃肽都有促进胰岛素分泌的作用。

4. 神经调节　胰岛受迷走神经与交感神经支配。刺激迷走神经，可直接促进胰岛素的分泌。交感神经兴奋时，则抑制胰岛素的分泌。

二、胰高血糖素的生理作用及分泌调节

（一）胰高血糖素的主要作用

与胰岛素的作用相反，胰高血糖素是一种促进分解代谢的激素，具有很强的促进糖原分解和糖异生的作用，可使血糖明显升高。胰高血糖素可激活肝细胞的磷酸化酶，加速糖原分解。糖异生增强是因为激素加速氨基酸进入肝细胞，并激活糖异生过程有关的酶系。胰高血糖素还可激活脂肪酶，促进脂肪分解，同时又能加强脂肪酸氧化，使酮体生成增多。胰高血糖素产生上述代谢效应的靶器官是肝，切除肝或阻断肝血流，这些作用便消失。

另外，胰高血糖素可促进胰岛素和胰岛生长抑素的分泌。

（二）胰高血糖素的分泌调节

影响胰高血糖素分泌的因素很多，血糖浓度是重要的因素。血糖降低时，胰高血糖素分泌增加；血糖升高时，则胰高血糖素分泌减少。大部分氨基酸，尤其是精氨酸可促使胰高血糖素分泌增加；相反，脂肪酸则促使胰高血糖素分泌减少。

（黄伟革）

第三章 作用于内分泌系统的药物

学习目标

◆ **学习目的：** 通过学习内分泌用药的基本知识、基本理论，为临床药物治疗及相关护理的学习奠定基础。

◆ **知识要求：** 掌握糖皮质激素的作用、临床应用及不良反应；硫脲类药物的作用、临床应用及不良反应；胰岛素及其制剂的临床应用及不良反应。熟悉糖皮质激素的给药方法。甲状腺激素的作用、应用和不良反应；磺酰脲类的作用、应用和不良反应。了解其他抗甲状腺药物及降糖药的作用、应用和不良反应。

◆ **能力要求：** 培养正确执行内分泌用药的处方和医嘱能力，完成内分泌药物的给药方法及用药护理工作；学会观察内分泌系统药物的疗效及常见不良反应，及针对不良反应具有综合分析、判断、并采取相应护理措施的能力。

第一节 糖皮质激素类药

肾上腺皮质激素是由肾上腺皮质分泌的各种激素的总称，因化学结构中均含有甾核，故均属于甾体类化合物。

拓展视野

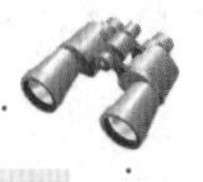

糖皮质激素的名称

糖皮质激素类药种类非常多,因为其英文名称有代表甾体结构的共同词尾“sone或lone”，故其汉语译音多为“松或龙”。例如，短效的可的松,中效的泼尼松和泼尼松龙，长效的地塞米松、倍他米松，局部使用的曲安西龙、氟轻松等。

糖皮质激素

【体内过程】本类药物脂溶性高，口服、注射吸收均良好，根据治疗需要也可采取关节腔内注射和皮肤黏膜局部用药；药物的血浆蛋白结合率决定了作用强度和起效时间，一般把作用时间为8~10 h的药物定为中效药物。主要经肝脏代谢，肾脏排泄；可的松和泼尼松需经肝脏转化为氢化可的松和泼尼松龙才有活性，严重肝功能不全者不宜选用可的松和泼尼松。

【药理作用】

（1）抗炎作用：抗炎作用非常强大，对各种原因（生物、化学、物理）引起的炎症有强大的非特异性抑制作用。可抑制炎症早期的局部毛细血管扩张，降低毛细血管通透性，减少渗出和水肿；抑制血细胞游走黏附和吞噬能力，从而改善红、肿、热、痛等症状。在炎症后期，明显抑制毛细血管和成纤维细胞的增生和肉芽组织的形成，减轻组织粘连，抑制瘢痕的形成，减轻后遗症。但是本类药物不能抗感染，同时降低了机体的免疫功能，单独用于感染性炎症时，有可能加重感染，使伤口愈合迟缓。

（2）抗免疫作用：抑制免疫过程的许多环节，可减少血液中的淋巴细胞数目，减少抗体生成。小剂量主要抑制细胞免疫；大剂量也能抑制体液免疫。糖皮质激素还可抑制过敏介质的产生，减轻过敏症状。要注意本类药物抗免疫作用不能改变个体的过敏体质。

（3）抗内毒素作用：能提高机体对细菌内毒素的耐受力，减轻细菌内毒素对机体的损害；产生明显的退热作用，减轻毒血症状；但不能中和及破坏细菌内毒素，对细菌外毒素无作用。

（4）抗休克作用：本类药物通过抗炎、抗免疫、抗毒等作用的综合效应能够有效地对抗休克症状，发挥抢救休克的作用。这与糖皮质激素可加强心肌收缩力，扩张痉挛血管，改善微循环，减少心肌抑制因子的形成有关。

（5）对血液系统和代谢的影响：可增加循环血液中红细胞、血小板、中性粒细胞数和血红蛋白、纤维蛋白原含量，减少淋巴细胞、单核细胞、嗜酸性粒细胞数量；升高血糖、脂肪酸含量，促进蛋白质分解。大量应用可引起血钾、血钙降低，长期使用可致骨质脱钙。

（6）其他药理作用：引发骨质疏松及儿童骨骼发育障碍，促进胃酸、胃蛋白酶分泌，可提高食欲，促进消化；兴奋中枢，偶可诱发精神病和癫痫等。

【临床应用】本类药物是临床护理中最常使用的药物之一。

（1）严重感染性疾病和炎症：可迅速缓解症状，并增强机体对有害刺激的耐受力，有助于帮助患者度过危险期，如中毒性细菌性痢疾、中毒性肺炎、急性粟粒型肺结核、败血症等。必须联合用足量、有效的抗菌药物；病毒感染原则上不宜使用，但危重疾病时则必须用糖皮质激素迅速控制症状，防止或减轻并发症和后遗症。重要器官或特殊部位的炎症，如结核性脑膜炎、心包炎、胸膜炎、心瓣膜炎、烧伤、关节韧带损伤性炎症、各种非特异性眼炎等，早期应用可减轻粘连和瘢痕的形成，预防或减轻后遗症。

（2）休克：本类药物治疗感染性休克疗效最好，应早期、大剂量、突击使用，并配合足量有效的抗菌药物；治疗过敏性休克，要在应用肾上腺素的基础上，加用糖皮质激素；治疗心源性休克和低血容量性休克，必须同时进行病因治疗。

（3）过敏性疾病和自身免疫性疾病：包括：①一般过敏性疾病在应用其他抗过敏药物治疗无效时，加糖皮质激素辅助治疗，如血清病、过敏性皮炎、荨麻疹、血管神经性水肿、过敏性鼻炎等；②治疗自身免疫性疾病可缓解症状，抑制病理进程，不能根治且易复发，必须采取综合治疗措施，如多发性皮肌炎、风湿或类风性关节炎、肾病综合征、系统性红斑狼疮等；

③糖皮质激素是很强的免疫抑制剂，可防治机体的免疫排斥反应。

拓展视野

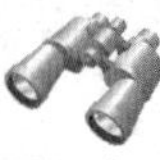

“非典”与糖皮质激素

严重急性呼吸窘迫综合征（SARS）是由SARS病毒引起的严重呼吸系统疾病，传染迅速，病情凶险。在目前没有抗病毒特效药物的情况下，短期、大剂量使用糖皮质激素是迅速缓解高热、呼吸困难等症状，预防呼吸衰竭的首要措施，大量的治疗实践也证实了这一方案的合理性。同时要高度重视超量使用糖皮质激素有可能带来的不良反应，如股骨头坏死等。

（4）其他用途：对再生障碍性贫血、血小板减少症、过敏性紫癜等有一定疗效。对儿童急性淋巴细胞性白血病有较好疗效；也可用于晚期和转移性乳腺癌及前列腺癌术后。局部用药治疗接触性皮炎、湿疹、牛皮癣等，疱疮及剥脱性皮炎等较严重的皮肤病需全身用药。

（5）替代疗法：用于治疗急、慢性肾上腺皮质功能减退症，脑垂体前叶功能减退症及肾上腺次全切除术后的激素生理水平维持。

拓展视野

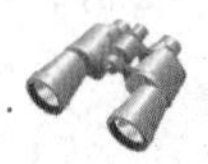

糖皮质激素的用药方法

1. 大剂量突击疗法　用于急性、重度、危及生命疾病的抢救，疗程为3~5天。

2. 一般剂量长期疗法　用于肾病综合征、顽固性支气管哮喘、结缔组织病及各种恶性淋巴瘤等。

3. 小剂量替代疗法　用于脑垂体前叶功能减退症、肾上腺皮质功能不全及肾上腺次全切除术后患者。

4. 隔日疗法　即把所用激素的两日剂量于隔日早晨一次给予。可预防长期使用肾上腺皮质引起的废用性萎缩。

5. 局部用药　常采用呼吸道给药或外用给药。

【不良反应及用药监护】

1. 不良反应

（1）药源性肾上腺皮质功能亢进症。长期大剂量应用后引起糖、蛋白质、脂肪和水盐代谢紊乱，表现为向心性肥胖（满月脸、水牛背、四肢消瘦）、多毛、痤疮、肌无力、水肿、高血压、糖尿病、低血钾等（图3–3–1）。一般停药后症状自行消退，无需特殊治疗。

（2）诱发或加重相关疾病或并发症。如感染和消化道溃疡，出现高血压、高血脂、动脉硬化、冠心病、糖尿病；妨碍伤口愈合；引起骨质疏松、自发性骨折；抑制儿童生长发育，诱发白内障和青光眼等。

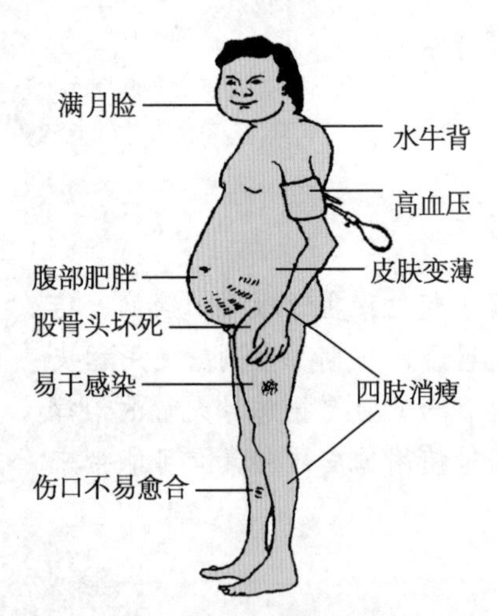

图3-3-1　药源性肾上腺皮质功能亢进症示意图

（3）过量使用出现中枢兴奋，如欣快、激动、失眠等，偶尔可诱发精神失常、癫痫，对于儿童可引起惊厥。

1）药源性肾上腺皮质功能减退症：长期超生理剂量使用，使肾上腺皮质发生废用性萎缩。突然停药，或停药后一段时间内遇有应激情况时，皮质激素生理剂量水平不能维持，出现肌无力、低血糖、低血压，甚至发生昏迷或休克。应用糖皮质激素的患者停药时应逐渐减量直至停药，或停药前应用促皮质素（ACTH）7 d左右以促进肾上腺皮质功能的恢复。停药后1年内遇应急情况时，应及时给予足量的糖皮质激素。

2）反跳现象：长期大剂量用药后突然停药或减量太快，使原有疾病复发或恶化的现象称为反跳现象。需加大剂量再行治疗，待症状好转后再缓慢减量，停药。

2. 禁忌证　严重的精神病（过去或现在）和癫痫、活动性溃疡、新近胃肠吻合术、骨折、创伤修复期、角膜溃疡、肾上腺皮质功能亢进症、严重高血压、糖尿病、妊娠及抗菌药不能控制的感染，如水痘、麻疹、霉菌感染等。

3. 护理用药注意事项

（1）采用糖皮质激素治疗前，特别是需要长疗程治疗者，应做结核菌素试验，排除潜在结核病。

（2）用药期间注意观察皮肤有无紫斑及情绪变化；有无低钙症状，如肌痉挛等。

（3）长期用药者查饭后2小时血糖、血清钾、眼内压及脊柱、胸部X线检查。

（4）告诉患者在用药期间应低钠、低糖、高蛋白、高维生素饮食，含钾丰富的水果及蔬菜有助于预防不良反应发生。

（5）糖皮质激素的混悬液制剂不能长期固定部位及肌内注射，以防肌萎缩，影响肢体功能。如臀部肌内注射应注意部位交替进行，不能在感染的关节腔内注射给药，不可作皮下注射给药，以防产生局部脓肿或皮下萎缩。

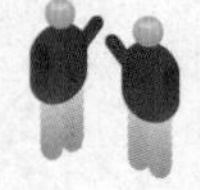

案例讨论

某男性患者，因进食海鲜后出现全身皮肤风团、剧痒而就诊，经诊断为荨麻疹，自述已用阿司咪唑等抗过敏药治疗，未见好转。医师在继续使用阿司咪唑基础上，增加泼尼松，每次10 mg口服，每天3次，共3天量。

请问：1. 请分析该治疗方案是否正确，为什么？

2. 预测一下患者在治疗中和治疗后可能出现的问题，拟定护理措施。

拓展视野 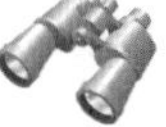

盐皮质激素和促肾上腺皮质素

盐皮质激素包括醛固酮（aldosterone）和去氧皮质酮（desoxgeortone），能促进肾远曲小管对Na^+、Ca^{2+}的重吸收和K^+、H^+的排出，具有明显的保钠、排钾作用。其糖皮质激素样作用较弱，仅为可的松1/3。主要用于慢性肾上腺皮质功能减退症，常与糖皮质激素类药物，如可的松或氢化可的松合用作为替代治疗，以纠正失水、失钠和钾潴留等，恢复和维持水、电解质的平衡。

促肾上腺皮质激素（corticotrophin, ACTH）是在下丘脑分泌的促皮质激素释放激素（CRH）作用下，由腺垂体合成、分泌的激素。临床可用于检查腺垂体－肾上腺皮质功能及防止长期应用糖皮质激素患者发生皮质萎缩和功能不全。

第二节　性激素和计划生育用药

一、性激素

性激素包括雌激素、孕激素和雄激素。其基本化学结构是甾核，临床应用的大多为人工合成的衍生物。

（一）雌激素

【药理作用】雌激素类主要有炔雌醇、炔雌醚、替勃龙（利维爱）等，另有合成的非甾体类同型物己烯雌酚等。主要药理作用为：促进女性性器官发育和成熟，维持女性第二性征；促进子宫肌层和内膜增殖变厚；和孕激素共同影响子宫内膜的周期性变化，形成月经周期；抑制促性腺激素分泌。

【临床应用】

（1）用于治疗卵巢功能不全引起的子宫、外生殖器及第二性征发育不全、闭经等。

（2）治疗功能性子宫出血，适当配伍孕激素以调整月经周期。也可用于绝经期综合征、老年性阴道炎、女阴干枯症。

（3）用于回乳和治疗退乳后发生的乳房胀痛。还用于治疗绝经期后乳腺癌，但绝经期前的患者禁用。与孕激素合用于避孕。

（4）对抗雄激素，用于治疗前列腺癌、痤疮。对老年性骨质疏松症有一定疗效；可有效预防冠心病和心肌梗死等心血管疾病。

【不良反应及用药监护】用药后常见恶心、食欲不振、头晕等；长期应用可致子宫内膜过度增生而出血，有增加乳腺癌的危险性；可引起高血压、水肿，加重心力衰竭；妊娠期使用，可引起胎儿发育异常。

拓展视野 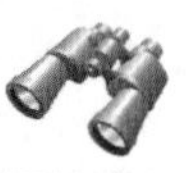

雌激素补充疗法

有些更年期妇女为了减轻症状，常口服一定剂量的外源性雌激素。由于外源性雌激素可干扰自身性激素的分泌，导致内分泌紊乱，故需在医生的指导下合理用药，不可滥用。用药期间应密切观察女性阴道出血情况，定期检查子宫、乳房等；雌激素主要在肝内代谢，故用药期间应定期检查肝功能；有子宫出血倾向者及子宫内膜炎、高血压患者慎用。

（二）孕激素类

天然孕激素主要是由卵巢黄体分泌的黄体酮，临床使用的均是人工合成品及其衍生物甲羟孕酮（安宫黄体酮）、氯地孕酮、炔诺酮、炔诺孕酮和双醋炔诺酮等。

【临床应用】用于治疗功能性子宫出血、先兆性流产和习惯性流产；还用于对抗子宫痉挛性收缩，缓解痛经；与雌激素合用于避孕；对子宫内膜腺癌、前列腺癌等有一定疗效。

【不良反应】偶尔有头晕，恶心，乳房胀痛，久用可引起子宫内膜萎缩，月经减少，性欲改变，多毛，痤疮；妊娠期妇女使用可引起女性胎儿男性化及胎儿生殖器畸形。

（三）雄激素类

天然雄激素主要是由睾丸间质细胞分泌的睾酮（睾丸素）。临床应用的均是人工合成的及其衍生物如甲睾酮、丙酸睾酮等。

【临床应用】用于治疗再生障碍性贫血及其他贫血，替代疗法治疗无睾症或类无睾症（睾丸功能不全）和功能性子宫出血，对晚期乳腺癌、卵巢癌也有一定的疗效。具有同化作用，多用于辅助治疗各种消耗性疾病、肌萎缩、生长延缓等，也用于对长期卧床、放射治疗患者的支持治疗。

【不良反应及用药临护】女性长期或大剂量用药可引起男性化；男性可出现女性化；对肝脏有一定毒性，能引起胆汁郁积性黄疸。高血压、心力衰竭、肾炎、肾病综合征患者应慎用；孕妇、哺乳期妇女及前列腺癌患者禁用。用药期间应定期检查肝功能，出现黄疸应立即停药。

二、计划生育用药

计划生育用药包括抗生育药和治疗不孕症的药物，本节只介绍抗生育药。

抗生育药是一些能够阻碍受孕和终止妊娠的药物，目前多用甾体类女性避孕药，主要由雌激素和孕激素配伍组成。一般按照其作用时间和使用方法分为短效、长效，口服、注射等。短效口服避孕药常用的有：复方炔诺酮片（口服避孕药片Ⅰ号）、复方甲地孕酮片（口服避孕药片Ⅱ号）、复方炔诺孕酮甲片。长效口服避孕药常用的有：复方炔诺孕酮乙片（长效避孕片）、复方氯地孕酮片、复方次甲氯地孕酮片。长效注射避孕药有：复方己酸孕酮注射液（避孕针Ⅰ号）、复方甲地孕酮注射液；探亲避孕药主要有：甲地孕酮片（探亲Ⅰ号）、炔诺酮片（探亲避孕片）、双炔失碳酯（53号避孕片）等。

本类药物主要是通过抑制排卵和干扰孕卵着床来发挥作用的，正确使用本类药物避孕率可达99.5%。

常见的不良反应有恶心、呕吐、食欲减退等类早孕反应，继续用药可减轻或消失；少数发生不规则出血或闭经；用量过大有增强血液凝固的作用，可诱发血栓性静脉炎、肺栓塞、脑栓塞等。

第三节 甲状腺激素及抗甲状腺药

一、甲状腺激素

【药理作用】甲状腺激素由甲状腺合成、分泌，包括甲状腺素（T_4）和三碘甲状腺原氨酸（T_3）。T_3、T_4的生理作用相同，T_3比T_4的生物活性高。临床所用的制剂均是人工合成品。

甲状腺激素是维持体内正常物质代谢、促进生长发育的重要内分泌激素。主要功能有：①维持机体的生长发育，适量甲状腺素能促进蛋白质的合成，并促进骨骼、性腺和中枢神经系统的发育；②促进机体的新陈代谢，使糖、蛋白质、脂肪的分解代谢增加；③提高中枢及心血管系统对儿茶酚胺的敏感性，使心率加快、心肌收缩力增强及血压升高等。

【临床应用】

1. 呆小病　出生后不久即确诊并作连续治疗，发育仍可恢复正常。若治疗过晚，即使躯体能正常发育，神经系统缺陷却不可恢复，智力仍然低下。

2. 黏液性水肿　一般服用甲状腺片应从小剂量开始，逐渐增至足量。特殊患者用药时需注意：①老年及有心血管疾病患者增量宜缓慢，以免增加心脏负担而诱发或加重心脏疾患；②黏液性水肿昏迷者在立即静脉注射大量T_3的同时，还要给予足量氢化可的松，T_3可视需要每隔6 h给药1次，待患者苏醒后改为口服。

3. 单纯性甲状腺肿　由缺碘引起的应补碘。无明显原因者可给予适量甲状腺激素，以补充内源性激素的不足，同时抑制了甲状腺激素的过多分泌，可缓解甲状腺组织代偿性增生肥大。

拓展视野

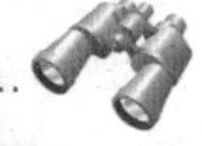

单纯甲状腺肿

单纯性甲状腺肿（俗称粗脖子病）是由于合成甲状腺素的原料——碘缺乏，通过激素合成减少的反馈调节机制，代偿性刺激甲状腺腺体增生、肥大。

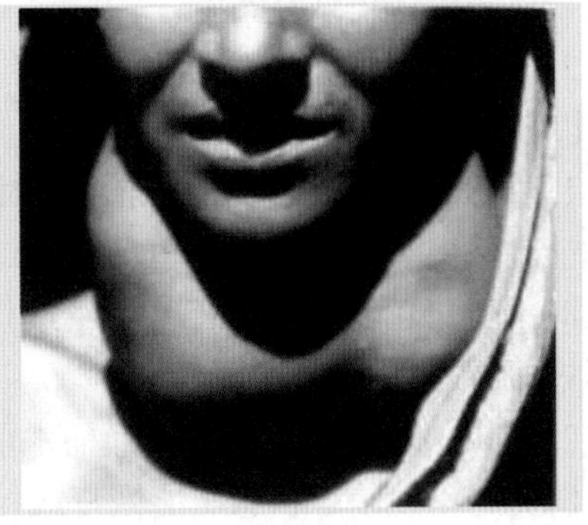

【不良反应及用药监护】

1. 不良反应　甲状腺激素过量时可出现类似甲状腺功能亢进的症状，如心悸、手震颤、多汗、神经过敏、失眠等不良反应，严重者可有腹泻、呕吐、体重减轻、发热、脉搏快而不规则，甚至有心绞痛、心力衰竭或心律失常。一旦出现上述症状必须立即停药，必要时可用β受体阻断药对抗。继续治疗时至少在停药1周后再从小剂量开始用药。

2. 禁忌证　糖尿病、冠心病、快速型心律失常患者禁用。

3. 护理用药注意事项

（1）告诉患者不能因症状消失而自动停药。

（2）用药期间要注意检查心率、心律，若心率 > 100次/分或心律异常，应及时报告医生给予处理。

（3）儿童服用本药时，应注意观察生长情况，测量身高。

（4）告诉患者，服药期间不要吃含碘食品或接触碘。如需用含碘剂做造影检查时，需暂停用本品4~6周。

（5）此类药物能增强抗凝剂的作用，对同时使用抗凝剂的患者应观察其出血现象。

二、抗甲状腺药

本类药物通过阻止或减少甲状腺激素的合成与释放，治疗甲状腺功能亢进症。常用药物有硫脲类、碘和碘化物及β受体阻断药等（表3-3-1）。

表3-3-1　常用抗甲状腺药类别及主要用途

药物	内科治疗	手术前准备	甲状腺危象抢救
硫脲类	+++	++	++
碘制剂		++	++
β受体阻断药	++	+	+

（一）硫脲类

常用药物有甲硫氧嘧啶、丙硫氧嘧啶、甲巯咪唑（他巴唑）、卡比马唑（甲亢平）。

【药理作用】

1. 抑制甲状腺激素的合成　抑制甲状腺素合成过程中有关步骤，使甲状腺激素的合成受阻。对已合成的甲状腺激素无对抗作用，亦不能干扰其释放。硫脲类药物需待已合成的甲状腺激素被消耗后才能完全生效，一般在用药2~3周后甲状腺功能亢进症状开始减轻，1~2个月基础代谢率才可恢复正常。

2. 抑制外周组织中T_4转化为T_3　能快速降低血清中生物活性较强的T_3水平。

【临床应用】

1. 甲状腺功能亢进的内科治疗　对不宜手术或术后复发，不适放射治疗的轻、中度甲状腺功能亢进患者，规律用药可使症状缓解，经1~3个月治疗症状明显减轻、基础代谢率接近正常时，药量可渐减至维持量，继续用药1~2年。内科治疗可使40%~70%的患者获得痊愈，疗程过短易复发。

2. 甲状腺功能亢进手术治疗的术前准备　对需做甲状腺次全切除术的患者，术前宜先服用硫脲类药物，使甲状腺功能恢复或接近正常，以减少麻醉和手术后并发症，防止术后发生甲状腺危象。应用硫脲类后腺体增生，组织脆而充血，故应在术前2周左右同时合用大剂量碘剂。

3. 甲状腺危象的治疗　与大剂量碘剂联合应用，可快速控制甲状腺功能亢进的心血管、神经系统症状，防止发生器官衰竭、休克等症状，是重要的综合抢救措施之一。

拓展视野

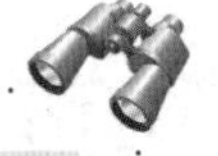

甲状腺功能亢进的相关症状

甲状腺功能亢进症是由于甲状腺激素分泌增多或激素灭活减少引起的，可导致基础代谢率升高，出现饥饿、乏力、怕热、多汗、消瘦、情绪激动、失眠、心率加快和血压增高等症状。严重时可发生心律失常、手指震颤，甚至心绞痛、心衰等。

【不良反应及用药监护】

1. 不良反应

（1）一般不良反应：包括过敏反应，如皮疹、瘙痒、荨麻疹等。也可引起消化道反应，出现厌食、恶心、呕吐、腹痛、腹泻等。

（2）粒细胞缺乏症：为严重的不良反应，常在用药几周后发生，故应定期检查血象，若出现白细胞总数明显降低或患者有咽痛、发热等症状，必须立即停药进行诊治。特别要注意与甲状腺功能亢进本身引起的白细胞总数偏低相区别。

（3）甲状腺肿大：长期应用后，因血清甲状腺激素水平下降，可反馈性引起TSH分泌增多，以致腺体代偿性增生，腺体增大、组织脆而充血，严重者可产生压迫症状。

（4）甲状腺功能减退症：长期过量用药时可发生，故应定期复查，一旦出现应调整用药量。孕妇应慎用，哺乳妇用药期间应停止哺乳，以免对胎儿及乳儿造成影响。

2. 禁忌证　孕妇、甲状腺肿瘤患者禁用。

3. 护理用药注意事项

（1）告诉患者一定遵医嘱按剂量、时间、疗程服药，不可随意减量、加倍或漏服。

（2）用药期间应密切观察发烧、咽痛、皮疹和乏力等症状，并注意血象变化，发现异常及时报告医生。

（3）硫脲类药物可引起凝血酶原减少，故用药期间应注意观察有无出血迹象。

（二）碘及碘化物

碘剂的作用随剂量不同而有所差异。

小剂量碘是合成甲状腺激素的必要原料，可防治单纯性甲状腺肿。对早期病例疗效较好，晚期病例则肿大不易完全消退。在食盐中加入适量碘化物可有效预防该病发生。

大剂量碘抑制T_3、T_4释放入血，作用快而强；抑制促甲状腺激素（TSH）的分泌，使腺体缩小、变硬、血管减少，有利于手术的顺利进行。与硫脲类合用于甲状腺功能亢进术前准备及甲状腺危象的治疗。

部分患者于用药后立即或几小时后发生碘过敏现象，主要表现为血管神经性水肿、上呼吸道水肿及严重喉头水肿可引起窒息。轻者停药后可消退，增加饮水量可促进碘排泄，必要时需采取抗过敏等措施。长期应用出现慢性碘中毒，表现为口腔、咽喉烧灼感、唾液分泌增多及眼刺激症状等，并诱发甲状腺功能紊乱，甚至甲状腺功能亢进。

（三）β 受体阻断药

β 受体阻断药，如普萘洛尔等是甲状腺功能亢进及甲状腺危象的辅助治疗药，主要用途为：①配合硫脲类药的内科治疗；②配合大剂量的碘、硫脲类用于抢救甲状腺危象；③用于甲状腺功能亢进手术治疗或放射性治疗前的准备等。

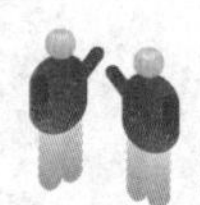

案例讨论

某女性患者，43岁，近一年来体重明显减轻，常烦躁易怒，睡眠差，多食，多汗，心悸，双手经常不自主颤动，颈部肿大，无触痛。经检查后诊断为甲状腺功能亢进症。医生开写以下处方：

丙硫氧嘧啶片100 mg×90，用法：0.1 g，每天3次

盐酸普萘洛尔片10 mg×30，用法：10 mg，每天3次

请问：1. 请分析该处方是否合理，为什么？

2. 预测一下患者在治疗中和治疗后可能出现的问题，拟定护理措施。

第四节　降　糖　药

降糖药是指通过调节糖代谢，降低血糖，治疗糖尿病的药物。主要包括胰岛素和口服降糖药两大类。

一、胰岛素

胰岛素（insulin）是由胰腺中胰岛B细胞分泌的。药用制剂一般从猪、牛等胰腺中提得，有低纯度胰岛素和高纯度胰岛素之分。前者即是通常所用的胰岛素，有抗原性，可降低药效并引起过敏反应；后者为人工半合成的单组分牛或猪胰岛素，抗原性大大降低。现已能通过重组DNA技术生产出高纯度的人胰岛素制剂。

【药理作用】胰岛素口服易被消化酶破坏，作用时间短，需反复注射用药。将珠蛋白、精蛋白等与之结合可形成中效、长效制剂。主要药理作用有以下方面。

（1）胰岛素使血糖的去路增加、来源减少而降低血糖。

（2）抑制脂肪分解，促进脂肪合成和贮存，使血中游离脂肪酸和酮体的生成减少。

（3）促进氨基酸的转运和蛋白质的合成，抑制蛋白质分解。

（4）促进钾离子进入细胞内，使血钾浓度降低。

【临床应用】

1. 糖尿病　包括：①1型糖尿病；②饮食疗法与口服降血糖药治疗无效的2型糖尿病；③糖尿病继发各种急性或严重并发症，如酮症酸中毒、非酮症性高渗性昏迷等；④糖尿病合并高热、严重感染等严重疾病；⑤糖尿病患者处于妊娠、创伤、手术等各种应激状态时。

2. 纠正细胞内缺钾　防治心肌梗死等心脏疾病导致的心律失常。一般由胰岛素、葡萄糖、氯化钾组成极化液合剂（简称GIK液）。

【不良反应及用药监护】

1. 不良反应

（1）低血糖反应：胰岛素给药不当可出现明显的低血糖反应，是最常见的不良反应，要指导患者及家属采取必要的预防措施。

（2）变态反应：表现为药热、皮疹、荨麻疹及血管神经性水肿等，偶可发生过敏性休克。

（3）胰岛素耐受性（胰岛素抵抗）：创伤、感染、手术、情绪激动等原因可降低胰岛素作用，长期应用体内可产生胰岛素抗体或胰岛素受体数量下调，也可出现耐受现象。

2. 护理用药注意事项

（1）注意观察患者低血糖症状，并告诉患者及家属出现低血糖反应时的应急措施，如吃糖果、饼干等，严重者静脉注射葡萄糖。

（2）告诉患者注意注射胰岛素与进餐的时间关系。如进餐时间改变，则必须相应改变注射胰岛素的时间。

（3）要注意胰岛素制剂类型、有效期，如药液有变色、凝固或出现絮状者均不能应用。

（4）注射时应抽回血，绝不可误注入血管中，以防发生低血糖反应。

（5）注射部位为大腿、腹部、臀部等，应注意有计划地轮流更换注射部位，以减少组织损伤。

（6）如需用短效和长效胰岛素混合注射时，应先抽短效药，后抽长效药，以免造成不纯，影响效果。

拓展视野

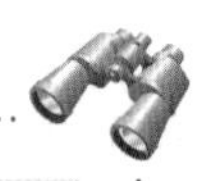

胰岛素低血糖反应

胰岛素给药不合理容易引起低血糖反应，轻者可出现的饥饿感、心慌、气短、出汗、萎靡不振、震颤等症状，严重时可出现惊厥、昏迷、胰岛素休克，甚至脑损伤及死亡。在合理制订给药方案，提倡使用长效制剂的同时，建议患者随身携带糖果等食物预防。

二、口服降血糖药

人工合成的口服降血糖药，如磺酰脲类、双胍类、葡萄糖苷酶抑制药、胰岛素增敏药等，因给药方便，作用持久而得到广泛应用。

拓展视野

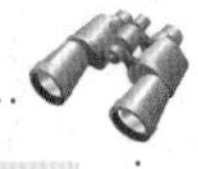

口服降糖药的发现史

早在1918年，胍类就被发现有降血糖的作用。1926年曾用于临床治疗，但因其严重的肝毒性而终止。1930年，发现磺胺药物可以引起低血糖，特别是1950年在使用磺胺治疗感染时多次观察到低血糖反应，人们开始重视对此类药物的研究。1954年合成了第一个磺酰脲类药物，至此拉开了研制口服降糖药的序幕。近年来，胰岛素增敏药、促胰岛素分泌药（餐时血糖调节药）的研制成功又为糖尿病提供了新的治疗药物。

（一）磺酰脲类

本类药物主要包括甲苯磺丁脲（D860）、格列本脲（优降糖）、格列吡嗪、格列齐特（达美康）、格列美脲等。

【药理作用】本类药物对正常人和胰岛功能尚存的糖尿病患者都有作用，主要是直接刺激胰岛B细胞释放内源性胰岛素，并能促进葡萄糖的利用以及糖原和脂肪的合成。本药还有一定的抗凝血功能，对预防糖尿病患者微血管并发症有一定的效果。

【临床应用】临床用于治疗胰腺功能尚未完全丧失且单用控制饮食无效的2型轻、中度糖尿病，对1型或重症糖尿病无效。与胰岛素或其他口服降血糖药有协同作用。

【不良反应及用药监护】

1. 不良反应　本类药物的不良反应主要是消化道反应，表现为食欲不振、恶心、呕吐、腹泻、肝功能损害，偶见中毒性肝炎。使用过量会出现明显的低血糖反应，并可诱发冠心病患者心绞痛发作和心肌梗死，也可引起脑血管意外。过敏反应可引起皮疹、药热、荨麻疹、皮肤瘙痒等。

2. 护理用药注意事项

（1）告诉患者按时服药，一般在餐前数分钟服用。

（2）劝告患者在服药期间戒酒，因饮酒应加强降血糖作用，在饮酒后可迅速出现面部潮红、头痛、呼吸急促和心动过速。

（3）对老年人及肝、肾功能不良者应密切观察低血糖血糖反应。

（二）双胍类

本类药物包括二甲双胍（甲福明）、苯乙双胍（苯乙福明）。

对糖尿病患者有降血糖作用，但对正常人几乎无作用。主要通过抑制肠道对葡萄糖的吸收，加速外周组织对葡萄糖的摄取和利用来发挥降糖作用。

主要用于轻、中度2型糖尿病，特别是对肥胖、超重者效果明显。亦可与磺酰脲类或胰岛素合用于中、重度糖尿病。

常见胃肠道反应，表现为恶心、呕吐、腹泻、口中有金属味等，亦可引起巨幼红细胞性贫血和乳酸性酸中毒，严重者可危及生命。

（三）其他口服降血糖药

1. 葡萄糖苷酶抑制药　常用的有阿卡波糖、米格列醇、伏格列波糖等。通过在小肠竞争性抑制葡萄糖苷酶，延缓葡萄糖吸收，降低餐后血糖。用于轻、中度2型糖尿病，尤其适用于老年患者。

2. 胰岛素增敏药　主要有罗格列酮、环格列酮、吡格列酮等。本类药物可增强肌肉和脂肪组织对胰岛素的敏感性，改善胰岛素抵抗而降低血糖，并减少发生低血糖的危险，适用于其他降糖药疗效不佳的2型糖尿病，尤其是有胰岛素抵抗的糖尿病。本类药物最常见的不良反应是诱发呼吸道感染、头痛；严重反应是肝毒性。

3. 促胰岛素分泌药　主要有瑞格列那和那格列奈。本类药物可促进胰岛B细胞释放胰岛素，对改善餐后高血糖非常有效，又被称为“餐时血糖调节药”。主要适用于非胰岛素依赖的2型糖尿病，亦适用于糖尿病肾病患者。常见的不良反应是低血糖和消化道反应等。

拓展视野 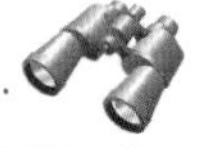

糖尿病的非药物治疗

1. 健康教育　使患者及家属明确糖尿病治疗不当的危害，学会自我监测血糖，积极配合治疗，改善心理状态。

2. 饮食治疗　根据病情和生活、工作情况制订饮食计划，计算总热卡并合理分配，限制饮酒，控制食盐摄入量。

3. 运动疗法　了解该疗法适应证，制订合理运动计划，同时配合药物治疗。

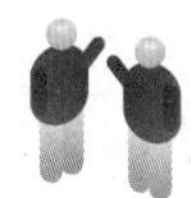

案例讨论

某男性，44岁，身高1.71 m，体重83 kg，喜好油腻食物和饮酒，不喜欢运动。3年前体检发现空腹血糖为7.7 mmol/L,无其他自感症状,被确诊为2型糖尿病,开始服用格列苯脲，每次2.5 mg，每天2次，并遵医嘱控制饮食和参加锻炼，但治疗方案执行效果不佳。近日因感冒延迟不愈，并出现明显的“三多一少”症状而就诊，经体检空腹血糖为8.31 mmol/L，餐后2小时后血糖为14.23 mmol/L，初步诊断为2型糖尿病进行性加重,拟定给予胰岛素治疗,配伍瑞格列那和阿卡波糖。

请问：1. 试分析患者首次治疗效果不佳的原因有哪些?

2. 医生为何采用胰岛素治疗并配伍瑞格列那和阿卡波糖?

3. 预测患者在治疗中和治疗后会出现哪些问题,拟定相应的护理措施。

（袁海洪　吴国忠）

第四篇

能量代谢与发热

人体需要营养物质来构建和更新自身，更需要能量来驱动各项生命活动。人体通过糖、蛋白质和脂肪等物质在体内的分解代谢与合成代谢而获得能量和“建筑材料”。人体生理活动所需的能量，如用于维持体温的热量、肌肉收缩的机械能、神经传导兴奋的电能等，都是通过物质代谢而获得的。因此，了解人体内能量的来源与去路、能量代谢的测定、能量代谢的主要影响因素及人体体温的维持和调节，对理解人体的新陈代谢具有重要的意义。当致热原作用于体温调节中枢，引起体温升高称为发热。发热是临床常见的病理过程，要求医务工作者掌握发热的防治原则。

第一章 能量代谢和体温

学习目标

◆ **学习目的：** 通过学习，领会正常人体能量代谢的状态和体温的变化。

◆ **知识要求：** 掌握能量代谢和体温相关的概念及影响因素和体温调定点学说。

◆ **能力要求：** 知道体温的测量部位与正常值，学会几种人体发热时的物理降温方法。

第一节 能量代谢

新陈代谢是机体生命活动的基本特征，新陈代谢包括物质代谢与能量代谢。

糖、脂肪、蛋白质3种营养物质经消化转变成为可吸收的小分子营养物质而被吸收入血。在细胞中,这些营养物质经过同化作用（合成代谢）构筑机体的组成成分或更新衰老的组织；同时经过异化作用（分解代谢）分解为代谢产物。合成代谢和分解代谢是物质代谢过程中互相联系的、不可分割的两个侧面。

在分解代谢过程中，营养物质蕴藏的化学能被释放出来。这些化学能经过转化成了机体各种生命活动的能源，所以说分解是代谢的放能反应。而在合成代谢过程中，需要供给能量，因此是吸能反应。可见，在物质代谢过程中，物质的变化与能量的代谢是紧密联系着的。生物体内物质代谢过程中所伴随的能量释放、转移和利用等称为**能量代谢**（energy metabolism）。能量的计量单位是焦耳（joule，J）或千焦耳（kilojoule，kJ）。

机体所需的能量来源于食物中的糖、脂肪和蛋白质。这些能源物质分子结构中的碳氢键蕴藏着化学能，在氧化过程中碳氢键断裂，生成CO_2和H_2O，同时释放出蕴藏的能量。这些能量的50%以上迅速转化为热量，用于维持体温，并向体外散发。其余部分则以高能磷酸键的形式贮存于体内，供机体利用。体内最主要的高能磷酸键化学物是三磷酸腺苷（ATP）。此外，还可有高能硫酯键等。机体利用ATP去合成各种细胞组成分子、生物活性物质和其他一些物质；细胞利用ATP去进行各种离子和其他一些物质的主动转运，维持细胞两侧离子浓度差所形成的势能；肌肉还可利用ATP所载荷的自由能进行收缩和舒张，完成多种机械功。总的看来，除骨骼肌运动时所完成的机械功（外功）以外，其余的能量最后都转变为热量。

例如，心肌收缩所产生的势能（动脉血压）与动能（血液流速）均于血液在血管内流动过程中，因克服血流阻力而转化为热能。在人体内，热量是最“低级”形式的能量，热量不能转化为其他形式的能量，不能用来作功。

一、能量代谢测定的原理和方法

人体的能量代谢遵循能量守恒定律，即在整个能量转化过程中，机体所利用的蕴藏于食物中的化学能与最终转化成的热量和所作的外功，按能量来折算是完全相等的。因此，测定在一定时间内机体所消耗的食物，或者测定机体所产生的热量与所做的外功，都可测算出整个机体的能量代谢率（单位时间内所消耗的能量）。

测定整个机体单位时间内发散的总热量通常有两类方法：直接测热法和间接测热法。

（一）直接测热法

直接测热法（direct calormetry）是测定整个机体在单位时间内向外界环境发散的总热量。此总热量就是能量代谢率。如果在测定时间内做一定的外功，应将外功（机械功）折算为热量一并计入。直接测热法的设备复杂，操作繁琐，使用不便，因而极少应用。一般都采用间接测热法。

（二）间接测热法

在一般化学反应中，反应物的量与产物量之间呈一定的比例关系，这就是定比定律。间接测热法（indirect calorimetry）的基本原理就是利用这种定比关系，查出一定时间内整个人体中氧化分解的糖、脂肪、蛋白质各有多少，然后据此计算出该段时间内整个机体所释放出来的热量。为此，要了解或估计机体的能量代谢情况，先掌握以下几个基本概念显然是有帮助的。

1. 食物的热价　将1 g食物氧化（或在体外燃烧）时所释放出来的能量称为食物的**热价**（thermal equivalent of food）。食物的热价分为物理热价和生物热价。前者是指食物在体外燃烧时释放的热量，后者系食物经过生物氧化所产生的热量。糖（或脂肪）的物理热价和生物热价是相等的，而蛋白质的生物热价则小于它的物理热价。因为蛋白质在体内不能被彻底氧化分解，它有一部分主要以尿素的形式从尿中排泄。3种营养物质的物理热价和生物热价如表4–1–1所示。

2. 食物的氧热价　某营养物质被氧化时，消耗1L氧所产生的热量称为该物质的氧热价（thermal equivalent of oxygen）。3种营养物质各自的氧热价如表4–1–1所示。

表4–1–1　三种营养物质氧化时的数据

营养特质	热价(kJ/g)		耗O_2量	CO_2产量	呼吸商	氧热价
	物理热价	生物热价	(L/g)	(L/g)		(kJ/L)
糖	17.25	17.25	0.83	0.83	1.00	21.1
脂肪	39.75	39.75	2.03	1.43	0.71	19.7
蛋白质	23.43	17.99	0.95	0.76	0.80	18.8

3. 呼吸商　营养物质在体内被氧化时，同一时间内机体呼出的CO_2的量与吸入的O_2量的比值称为**呼吸商**（respiratory quotient，RQ）。糖的呼吸商为1，脂肪的呼吸商为0.71，蛋白质的呼吸商为0.80，摄取混合食物时，呼吸商常在0.85左右。测定机体总的呼吸商值，可以估计在单位时间内，机体氧化营养物质的种类和它们的大致比例。在一般情况下，体内能量主要来自糖和脂肪的氧化，蛋白质的代谢可忽略不计。为了计算方便，可根据糖和脂肪按不同

比例混合氧化时所产生的CO_2量以及消耗O_2的量计算出相应的呼吸商称非**蛋白呼吸商**（non-protein respiratory quotient，NPRQ）（表4-1-2）。

表4-1-2 非蛋白呼吸商和氧热价

非蛋白呼吸商	氧化百分比		氧热价(kJ/L)
	糖（%）	脂肪（%）	
0.71	1.10	98.9	19.64
0.75	15.6	84.4	19.84
0.80	33.4	66.6	20.10
0.81	36.9	63.1	20.15
0.82	40.3	59.7	20.20
0.83	43.8	56.2	20.26
0.84	47.2	52.8	20.31
0.85	50.7	49.3	20.36
0.86	54.1	45.9	20.41
0.87	57.5	42.5	20.46
0.88	60.8	39.2	20.51
0.89	64.2	35.8	20.56
0.90	67.5	32.5	20.61
0.95	84.0	16.0	20.87
1.00	100.0	0.0	21.13

4. 能量代谢率的简易计算方法　在劳动卫生和临床工作实践中，可以采用下列几步来简易测算能量代谢率。

（1）测定单位时间内的O_2耗量和CO_2产生量，并据此算出呼吸商。测定耗O_2量和CO_2产生量的方法有两种：①闭合测定法。令受试者呼吸密闭容器中的O_2，呼出气中的CO_2的被其中的吸收剂所吸收。根据容器中氧气的减少量算出单位时间内的耗氧量。根据实验前后CO_2吸收剂的重量差，也可算出单位时间内CO_2的产生量。通常应用代谢测定仪测量（一般为6 min）的耗O_2量。②开放测定法（气体分析法）。指正常呼吸时，采集受试者一定时间内的呼出气，测定呼出气量并分析呼出气中O_2和CO_2的容积百分比，依据吸入气（空气）与呼出气中的O_2和CO_2的容积百分比的差值，可算出该时间内的O_2耗量和CO_2产生量。

（2）以算出的呼吸商作为非蛋白呼吸商，从非蛋白呼吸商与氧热价对应关系表（表4-1-2）中查得相应的氧热价。

（3）利用公式：产热量＝氧热价（kJ/L）×O_2耗量（L），求出单位时间内的产热量，即能量代谢率。这一简便计算结果与实际精确计算结果颇为相近，误差$<$1%或2%。另一种更简便的方法是测出一定时间内的耗O_2量，把受试者的混合膳食NPRQ定为0.82，其氧热价为20.19（kJ/L）代入上述公式即可求得。

二、影响能量代谢的因素

1. 肌肉活动　对能量代谢的影响最为显著。机体任何轻微的活动都可提高代谢率，运动强度越大，耗O_2量就越多，能量消耗也越多。机体耗氧量的增加与肌肉活动的强度呈正比关系。耗氧量最多可达安静时的10~20倍。所以，能量代谢率可作为评价劳动强度的指标。需要指出的是，即使没有发生明显的躯体活动，维持一定程度的肌紧张和保持一定的姿势也要消耗一定的能量。表4-1-3为不同活动状态时的能量代谢率。

表4-1-3　不同活动状态时的能量代谢率

机体的状态	平均产热量($kJ \cdot m^{-2} \cdot min^{-1}$)
躺卧	2.73
开会	3.40
擦窗户	8.30
洗衣	9.89
扫地	11.37
打排球	17.05
打篮球	24.22
踢足球	24.98

2. 精神活动　人体处于激动、恐惧和焦虑等紧张情况下，能量代谢往往显著升高。一方面是骨骼肌紧张性增加，使产热增加；另一方面是交感神经兴奋引起肾上腺髓质和甲状腺分泌激素增多，这些激素可以广泛地促进细胞代谢，增加机体产热。

3. 食物的特殊动力效应　在进食后1~2 h，即使人体处于安静状态，也会出现一种“额外”的产热效应，使代谢率增加。这种由食物引起机体额外产生热量的现象称为**食物的特殊动力效应**（specific dynamic action of food）。这种食物的特殊动力效应以食物中蛋白质作用最明显，可“额外”消耗的体内能量占摄入蛋白质所含热量的30%左右，并且持续3~12 h；而食物中含糖或脂肪较多时，额外产热量达4%~6%，一般持续2~3 h；一般混合食物的产热量约为10%。目前认为，进食后的“额外”热量可能来源于肝脏处理蛋白质分解产物时“额外”消耗的能量，特别是与氨基酸的氧化脱氨基作用有关。这种特殊产生的热量不能做功，而仅能维持体温。在调配饮食时，应考虑这部分能量的消耗，给予相应的补充。

4. 环境温度　安静时的能量代谢，在20~30℃的环境中水平较低，也最为稳定；环境温度过低时，由于寒冷刺激反射性引起肌紧张增强和肌肉出现战栗反应，机体能量代谢就会增加；环境温度过高时，体内生物化学反应速度加快及出汗、呼吸和心脏活动加强等原因也使能量代谢增加。

三、基础代谢

基础代谢（basal metabolism）是指人体基础状态下的能量代谢。**基础代谢率**（basal metabolism rate, BMR）是指单位时间内的基础代谢，即在基础状态下，单位时间内的能量代谢。所谓基础状态是指人体处在清醒、安静，排除肌肉活动、环境温度、食物及精神紧张等影响因素的状态。临床上测定BMR的条件有：①清晨空腹（即食后12~14 h）；②平卧使全身肌肉放松；③受试者摒除紧张、焦虑和恐惧心理；④室温保持在20~25℃等条件下进行。在基础状态下，体内能量消耗仅用于维持心跳和呼吸等一些基本的生命活动，这时的能量代谢较稳定。

实验证明，能量代谢率与体表面积基本上成正比。因此，为了比较不同个体之间的能量代谢情况，基础代谢率通常以$kJ/(m^2 \cdot h)$表示。中国人的体表面积可应用下列计算公式推算：

$$体表面积（m^2）= 0.0061 \times 身高（cm）+ 0.0128 \times 体重（kg）-0.1529$$

在实际应用中，还可根据身高和体重在体表面积测算用图（图4-1-1）中直接连线查出。使用时将受试者的身高和体重两点连成一直线，该直线与体表面积尺度交点的数值就是该人体的体表面积。中国人正常的基础代谢率平均值如表4-1-4所示。

表4-1-4 中国人正常的基础代谢率平均值（单位：$kJ \cdot m^{-2} \cdot h^{-1}$）

性别	年龄（岁）						
	11~15	16~17	18~19	20~30	31~40	41~50	50以上
男性	195.5	193.4	166.2	157.8	158.7	154.1	149.1
女性	172.5	181.7	154.1	146.5	146.4	142.4	138.6

测得的基础代谢率数值同正常平均值相比较，若相差在±10%~15%都属于正常。如果相差超过±20%时才有临床参考意义。测定BMR是诊断甲状腺疾病的重要辅助方法。甲状腺功能亢进时，BMR可比正常值高出25%~80%。相反，甲状腺功能减退时，BMR将比正常值低20%~40%。其他疾病，如糖尿病、肾上腺皮质功能亢进，常伴有BMR的增高；肾上腺皮质功能和脑垂体功能低下时，则伴有BMR的降低。发热时BMR也会升高，体温每升高1℃，BMR一般将升高13%左右。

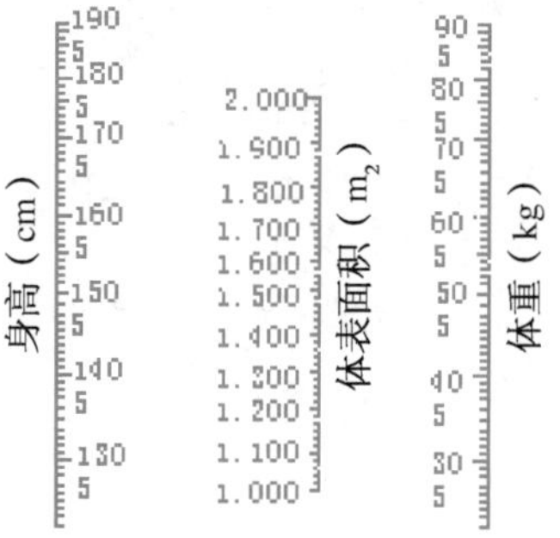

图4-1-1 体表面积测算

第二节 体温及其调节

体温（body temperature）是指机体深部组织的平均温度。人和高等动物的体温是相对稳定的，故称恒温动物。体温和体表温度是完全不同的两个概念。体表温度容易随环境温度变化而变化，各部位的皮肤温度也不一样，越近肢体远端温度越低。正常人体的体温维持在37℃左右，这是机体进行新陈代谢和生命活动的必要条件。

一、人体的正常体温及生理变动

（一）正常体温

临床上通常用口腔温度、直肠温度和腋窝温度来代表体温。直肠温度的正常值为36.9~37.9℃，但易受下肢温度影响。当下肢冰冷时，由于下肢血液回流至髂静脉时的血液温度较低，会降低直肠温度；口腔温度（舌下部）平均比直肠温度低0.3℃，但它易受经口呼吸、进食和喝水等影响；腋窝温度平均比口腔温度低0.4℃。但由于腋窝不是密闭体腔，易受环境温度、出汗和测量姿势的影响，不易正确测定。

一般情况下，人体体温低于34℃可引起意识的丧失，低于25℃可能使心跳停止或发生室颤；而体温高于42℃时，可引起细胞实质损害，当体温高于45℃时将有生命危险。

（二）体温的生理变动

1. 昼夜变化　在一昼夜中，正常人体温呈周期性波动。清晨2:00~6:00最低，午后14:00~18:00时最高，但波动幅度一般不超过1℃。这种昼夜周期性波动称为昼夜节律（circadian rhythm）。体温的昼夜节律是受下丘脑控制的，通常认为下丘脑的视交叉上核可能存在控制机体各种昼夜节律，包括体温昼夜节律的生物钟（biological clock）。

2. 性别　成年女性的平均体温比男性高0.3℃左右。生育年龄女性的基础体温在月经周期中也有规律性的波动。月经期和排卵前期体温较低，排卵日最低，排卵后期体温升高0.2~0.5℃，直到下次月经来潮（图4-1-2）。因此，测定成年女性的基础体温有助于确定受试者有无排卵和排卵日期。排卵后体温升高可能是孕激素作用的结果（图4-1-2）。

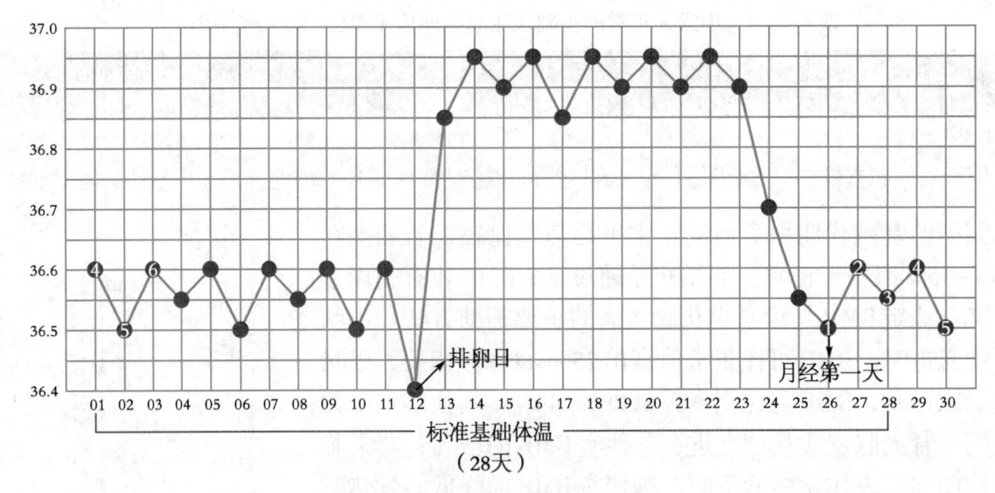

图4-1-2 女性基础体温曲线

3. 年龄 体温与年龄有关。婴幼儿的体温调节能力差，其体温易受环境温度的影响而变动。老年人代谢率降低，体温较低，环境温度下降时调节能力较差，应注意保暖。

4. 肌肉活动 肌肉活动时代谢增强，产热量明显增多，结果导致体温升高。因此，测定体温前应先让受试者安静一段时间；测定小儿体温时，应避免其哭闹。

5. 其他因素 环境温度过高或过低时，体温可有一定的升降变化；情绪激动、精神紧张和进食均可使体温升高；麻醉药可抑制体温调节中枢或影响其传入路径的活动，尤其是此类药物能扩张皮肤血管，从而增加体热发散，故在手术中和手术后应注意保温。

二、机体的产热与散热

恒温动物之所以能够维持体温的相对恒定是由于机体在体温调节中枢的控制下，产热和散热活动取得动态平衡的结果。

（一）产热

机体的热量来自体内各组织器官进行的氧化分解反应，但机体各组织、器官在新陈代谢中产生的热量不等。安静时主要由内脏器官代谢产热。其中肝脏产热量最大。运动或劳动时，骨骼肌产热量明显提高，成为主要的产热器官，其产热量占机体产热量的90%（表4-1-5）。

表4-1-5 几种组织在安静和活动情况下的产热百分比

组 织	占体重比例（%）	产热量（%）	
		安静状态	劳动和运动
脑	2.5	16	1
内脏	34.0	56	8
骨骼肌	56.0	18	90
其他	7.5	10	1

（二）散热

人体的主要散热部位是皮肤。当环境温度低于体表温度时，大部分的体热通过皮肤的辐射、传导和对流等方式进行散发；当环境温度高于或接近于体表温度时，机体不能通过前3种方式散热，蒸发就成为机体唯一的散热途径。此外，平时体热丢失还包括一小部分随呼出的气及尿、粪等排泄物散发热量。

1. 散热方式

（1）辐射散热（thermal radiation）：是指机体以红外线形式将热量散发于外界的一种主要散热形式。辐射散热量的多少取决于皮肤温度和周围环境之间的温度差以及有效辐射面积。温度差值越大或有效辐射面积越大，辐射散热量就越多。相反，当环境温度高于体表温度时，机体也将从周围环境中吸收热量。

（2）传导散热（thermal conduction）：是指机体的热量直接传给同它接触的较冷物体的一种散热方式。传导散热的效率取决于皮肤表面与接触物表面的温度差、接触面积以及接触物体的导热性能。衣物是热的不良导体，故穿衣可以保暖；水和冰的导热性大，临床上利用冰囊、冰帽可以给高热患者退热。肥胖者，脂肪导热性能差，故体内热量不易散发。

（3）对流散热（thermal convection）：是指通过气体进行热量交换的一种散热方式。当人体的热量传给同皮肤接触的空气后，该空气因温度升高、密度变小、变轻而离开皮肤，新的未加热的空气又与皮肤接触。由于空气不断流动，便将体热散发到空间。可见，对流散热是传导散热的一种特殊形式。对流散热受风速影响极大。一般来说，风速大，对流散热多；风速小，对流散热少。穿衣尤其是紧身内衣可减少空气对流，使散热减少；棉、毛纤维间的空气不易流动，因此，增加衣服可以具有保暖作用。

（4）蒸发散热（evaporation）：是指水分在体表发生气化时，吸收体热而将其散发的一种形式。体表每蒸发1 g水可散发2.43 kJ的体热量。这是一种十分有效的散热方式。临床上对高热患者采用乙醇擦浴，通过乙醇的蒸发，可达到降温的作用。

拓展视野

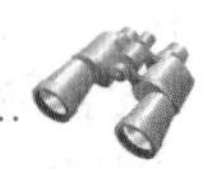

蒸发散热与湿度

蒸发散热受空气的湿度影响很大。空气湿度大，阻碍水分蒸发。因此，在高温且湿度较大的环境中，不但辐射、传导、对流的散热停止，蒸发散热也很困难，这时便会感到闷热，也容易造成体热淤积，发生中暑（heat stroke）。

蒸发散热有两种形式：①不感蒸发（insensible evaporation），是指水分直接透出皮肤和黏膜表面，在尚未聚成明显水滴时便蒸发掉的一种散热方式。也称不显汗，因为这种蒸发可弥漫而持续不断地进行，不易被察觉，即使在寒冷的冬季也存在，并且与汗腺活动无关，不受生理性体温调节机制的控制。②可感蒸发（sensible evaporation），即**发汗**（sweating），是指汗腺分泌的汗液形成可见的汗滴后，从体表蒸发而带走热量的一种散热形式。发汗是反射活动。人体汗腺接受交感胆碱能纤维支配，所以乙酰胆碱对小汗腺有促进分泌作用。发汗中枢分布在从脊髓到大脑皮质的中枢神经系统中。在正常情况下，起主要作用的是下丘脑的发汗中枢，它很可能位于体温调节中枢之中或其附近。温热刺激和精神紧张都能引起发汗，但两者意义不同，前者称为**温热性发汗**（thermal sweating），见于全身各部位的汗腺，与体温调节有关；而后者称为**精神性发汗**（mental sweating），主要见于掌心、足跖和前额等部位，是由于精神紧张或情绪激动引起暂时性发汗，与体温调节关系不大。然而这两种发汗并不是截然分开的，常以混合形式出现。

三、体温调节

体温调节包括行为性体温调节和自主性体温调节。行为性体温调节是指机体在大脑皮质控制下，在不同的环境中采取某一行为来保持体温相对恒定，如寒冷时，有意识地采取蜷缩身体保暖、踏步跺脚等行为来御寒等。自主性体温调节属于典型的生物自动控制系统，是在中枢神经系统，特别是下丘脑体温调节中枢的控制下，通过产热和散热有关的生理反应如战栗、发汗、改变皮肤血流量等进行的体温调节。

（一）温度感受器

温度感受器是感受机体各个部位温度变化的特殊结构。按照感受器分布位置的不同，可分为外周温度感受器和中枢温度感受器。

1. 外周温度感受器　是指位于皮肤、黏膜、腹腔内脏和肌肉等处的温度感受器（游离神经末梢），包括热感受器和冷感受器。它们分别对局部温度的增高和降低敏感，其传入冲动频率在一定范围内能灵敏地反映温度的改变。

2. 中枢温度感受器　是指分布于脊髓、延髓、脑干网状结构和下丘脑等处，对温度变化敏感的神经元，包括热敏神经元（温度增高时放电频率增加）和冷敏神经元（温度降低时放电频率增加）。

（二）体温调节中枢

实验证明下丘脑是体温调节的**基本中枢**。下丘脑的视前区–下丘脑前部（PO/AH）是体温调节的基本部位。下丘脑前部的热敏神经元和冷敏神经元既能感受它们所在部位的温度变化，又能对传入的温度信息进行整合。因此，当外界环境温度改变时，可通过：①对皮肤的热、冷感受器的刺激，将温度变化的信息沿躯体传入神经经脊髓到达下丘脑的体温调节中枢；②外界温度改变可通过血液引起深部温度改变，并直接作用于下丘脑前部；③脊髓和下丘脑以外的中枢温度感受器也将温度信息传给下丘脑前部。通过下丘脑前部和中枢其他部位的整合作用，由下述3条途径发出指令调节体温：通过交感神经系统调节皮肤血管舒缩反应和汗腺分泌；通过躯体神经改变骨骼肌的活动，如在寒冷环境时的寒战等；通过甲状腺和肾上腺髓质的激素分泌活动的改变来调节机体的代谢率。有人认为，皮肤温度感受器兴奋主要调节皮肤血管舒活动和血流量；而深部温度改变则主要调节发汗和骨骼肌的活动。通过上述的复杂调节过程，使机体在外界温度改变时能维持体温相对稳定。

（三）体温调定点学说

此学说认为，体温的调节类似于恒温器的调节，PO/AH中有个调定点，即规定数值（如37℃）。如果偏离此规定数值，则由反馈系统将偏离信息输送到控制系统，然后经过对受控系统的调整来维持体温的恒定。通常认为，PO/AH中的温度敏感神经元可能在体温调节中起着调定点的作用。例如，此学说认为，由细菌所致的发热是由于热敏神经元的阈值因受到致热原的作用而升高，调定点上移（如39℃）的结果。因此，发热反应开始先出现恶寒、战栗等产热反应，直到体温升高到39℃以上时才出现散热反应。只要致热因素不消除，产热与散热两个过程就继续在此新的体温水平上保持着平衡。应该指出的是，发热时体温调节功能并无阻碍，而只是由于调定点上移，体温才被调节到发热水平。

（黄伟革）

第二章 发 热

学习目标

- **学习目的：** 通过学习本章内容，了解发热的概念。初步了解发热与临床疾病之间的关系及处理方法。
- **知识要求：** 掌握发热的原因与机制。熟悉发热的时相及机体的功能和代谢变化。了解发热的生物学意义及处理原则。
- **能力要求：** 区别发热与过热，并能举例加以说明。熟悉发热对机体功能和代谢的影响及发热的治疗原则。

第一节 概 述

正常成人体温维持在37℃左右，一昼夜上下波动不超过1℃。当由于致热原的作用使体温调定点上移而引起调节性体温升高（超过0.5℃）时，就称为**发热**。

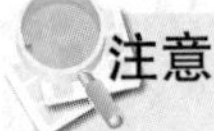

体温升高≠发热

体温升高包括发热和过热。体温调节中枢诱导下的体温过高属于发热，如炎性、肿瘤性发热等。单纯由于产热、散热问题引起的体温升高属于过热，如运动、甲状腺功能亢进等。

发热时体温调节功能仍然正常，只不过是调定点的上移而引起的调节性体温升高。非调节性体温升高是调定点并未发生移动，而由于体温调节障碍（如体温调节中枢损伤）或散热障碍（中暑、皮肤鱼鳞病等）及机体产热加强（甲状腺功能亢进）等，体温调节中枢不能将体温控制在与调定点相适应的水平上，是被动性体温升高，故把这类体温升高称为过热。某些生理情况也能出现体温升高，如剧烈运动、月经前期、心理性应激等，由于它们属于生理性反应，故称为生理性体温升高。发热不是独立的疾病，而是多种疾病的重要病理过程和临床表现，也是疾病发生的重要信号。在整个病程中，体温曲线变化往往反映病情变化，对判断病情、评价疗效和估计预后均有重要参考价值。对于一定程度的发热，机体能够充分发挥自身的防御功能，但长期发热或过高热会对机体造成损伤。

第二节　病因和发病机制

通常把能引起人或动物发热的物质称为致热原（pyrogen），包括发热激活物和内生致热原（endogenous pyrogen, EP）。

一、发热激活物

发热激活物是指能激活内生致热原细胞产生和释放内生致热原的物质（又称EP诱导物）。目前已发现的发热激活物包括外源性发热激活物和体内产生的发热激活物。外源性发热激活物主要是各种微生物，包括细菌、病毒、真菌、螺旋体、疟原虫等，它们引起发热的有效物质包括：①微生物组成蛋白，如细菌的内毒素，病毒体及其所含的血细胞凝集素，真菌菌体及所含的荚膜多糖和蛋白质；②微生物代谢过程中产生的毒素。体内产生的发热激活物主要有抗原抗体复合物、类固醇、尿酸盐结晶等。

二、内生致热原

产EP细胞在发热激活物的作用下，产生和释放的能引起体温升高的物质，称为内生致热原。EP是由单核细胞、巨噬细胞、淋巴细胞、肿瘤细胞等在发热激活物作用下产生和释放的。目前已经明确的EP主要有：白细胞介素-1（IL-1）、肿瘤坏死因子（TNF）、干扰素（IFN）、白细胞介素-6（IL-6）等。

三、发热时的体温调节机制

发热的机制包括3个环节：第一个环节是信息传递，发热激活物作用于产EP细胞（单核细胞等），使其产生和释放EP。EP可以通过下丘脑终板血管器（OVLT）、血-脑屏障、迷走神经传入纤维传递给体温调节中枢。第二个环节是中枢调节，EP以某种方式，很可能通过中枢介质，如前列腺素、环磷酸腺苷等，引起调定点上移。第三个环节是效应部分，由于调定点升高（调定点高于血温），中枢发出冲动，产热增加、散热减少，体温随之升高，直至达到新的调定点水平（图4-2-1）。

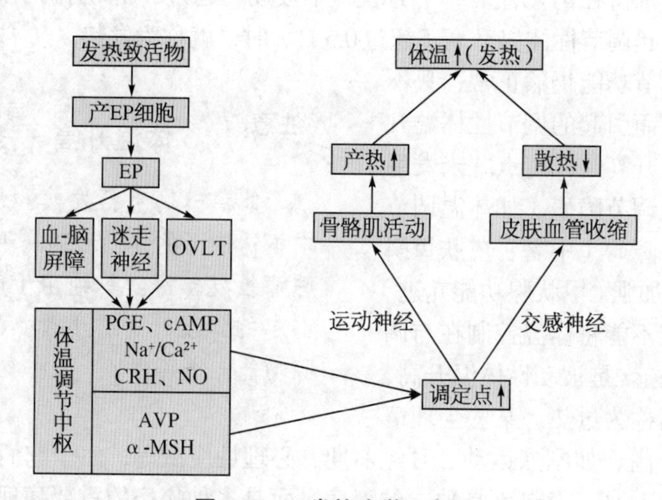

图4-2-1　发热病学示意图

CRH：　促皮质激素释放激素；AVP：精氨酸加压素；α-MSH：α-黑素细胞刺激素

四、体温调节的方式及发热的时相

调定点理论认为体温调节类似于恒温器的调节，在体温调节中枢内有一个调定点，体温调节中枢围绕着这个调定点来调控体温。这个过程大致分为3个时相。

1. 体温上升期　在发热的开始阶段，由于正调节占优势，故调定点上移，此时，原来的正常体温变成了“冷刺激”。中枢对“冷”信息起反应，发出指令经交感神经到达散热中枢，引起皮肤血管收缩和血流减少，导致皮肤温度降低、散热随之减少。同时指令到达产热器官，引起寒战和物质代谢加强，产热随之增加，体温升高。此期由于皮肤温度的下降，患者感到发冷或恶寒，皮肤可出现“鸡皮疙瘩”。此期的热代谢特点是：机体一方面减少散热；另一方面增加产热，结果使产热大于散热。

2. 高温持续期（高峰期）　当体温升高到调定点的新水平时，便不再继续上升，而是在这个与新调定点相适应的高水平上波动，所以称高温持续期，又称高峰期或稽留期。此期体温已与调定点相适应，寒战停止并开始出现散热反应：皮肤血管较为扩张，血流量增加，皮肤温度上升，患者不再感到寒冷。此外，皮肤温度的升高加强了皮肤水分的蒸发，因而皮肤和口唇比较干燥。此时体温调节中枢以与正常相同的方式来调节产热和散热，所不同的是在一个较高的水平上进行调节。此期持续时间因病因不同而异，从几小时（如疟疾）、几天（如大叶性肺炎）到1周以上（如伤寒）。

3. 体温下降期（退热期）　经历了高温持续期后，由于激活物、EP及发热介质的消除，体温调节中枢的调定点返回到正常水平，体温高于调定点体温。交感神经的紧张性活动降低，皮肤血管进一步扩张，散热增强、产热减少，体温开始下降。此期由于高血温及皮肤温度感受器传来的热信息对发汗中枢的刺激，汗腺分泌增加，引起大量出汗，严重者可致脱水。退热期持续几小时或一昼夜（骤退），甚至几天（渐退）。

五、发热的热型

将体温绘制在体温单上，互相连接就构成了体温曲线，各种体温曲线的形状称为热型。热型可反映某些疾病的病情变化，并可作为诊断、疗效评价、预后估计的重要参考。常见的热型有以下4种（图4-2-2）。

1. 稽留热　体温持续高于正常，24 h波动不超过1℃，多见于大叶性肺炎、伤寒、儿童肺结核等。

2. 弛张热　持续高热，24 h波动在1℃以上，多见于化脓性炎症、败血症、风湿热等。

3. 间歇热　24 h内体温波动很大，可能突然骤升，又迅速下降至正常或略低于正常，每日或隔日复发1次，多见于疟疾、化脓性局灶性感染、急性肾盂肾炎等。

4. 不规则热　发热无规律，持续时间不定，多见于流行性感冒、恶性肿瘤引起发热等。

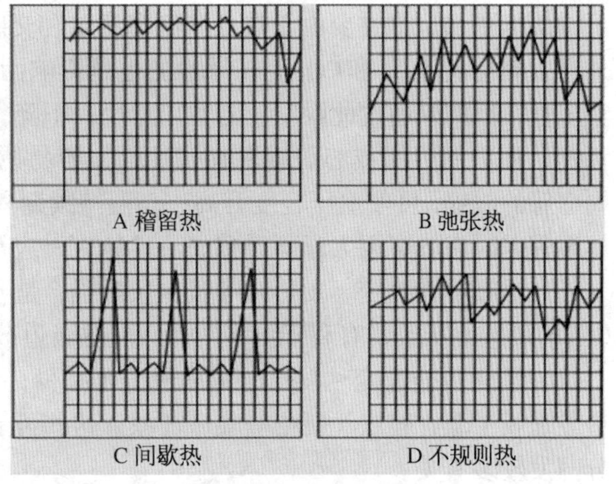

图4-2-2　常见热型

第三节　代谢与功能的改变

除了原发病所引起的各种改变以外，发热时体温升高、EP及体温调节效应可引起一系列代谢和功能变化。

一、物质代谢的改变

体温升高时物质代谢加快。一般认为，体温每升高1℃，基础代谢率提高13%，所以发热患者的物质消耗明显增多。

1. 糖代谢　发热时由于产热的需要，糖的分解代谢加强。肝、肌糖原大量分解和糖原异生作用加强，引起血糖升高。同时，由于氧的供应相对不足，使无氧酵解加强，机体ATP生成减少，乳酸生成增多，患者可出现肌肉酸痛。

2. 脂肪代谢　由于糖原贮备不足，加上发热患者食欲较差，营养摄入不足，机体动员脂肪贮备。另外，交感-肾上腺髓质系统兴奋性增高，脂解激素分泌增加，也促进脂肪加速分解。

3. 蛋白质代谢　发热时由于高体温和白细胞致热原的作用，患者体内蛋白质分解加强。此时如果未能及时补充足够的蛋白质，将产生负氮平衡。蛋白质分解加强可为肝脏提供大量游离氨基酸，用于急性期反应蛋白的合成和组织修复。

4. 水、盐及维生素代谢　在发热的体温上升期，由于肾血流量的减少，尿量也明显减少，Na^+和Cl^-的排泄也减少；退热期因尿量的恢复和大量出汗，Na^+、Cl^-排出增加。高温持续期皮肤和呼吸道水分蒸发的增加，患者会因出汗和饮水不足而引起脱水，加重发热。另外，各种维生素的消耗也增多，因此高热患者退热期应及时补充水分、维生素和适量电解质。

二、生理功能改变

1. 中枢神经系统功能改变　发热使神经系统兴奋性增高，特别是高热（40~41℃）时，患者可能出现烦躁、谵妄、幻觉、头痛。小儿（多见于6个月至6岁的儿童）高热较易引起抽搐，这可能与小儿中枢神经系统尚未发育成熟有关。有些高热患者神经系统可处于抑制状态，出现淡漠、嗜睡等。

2. 循环系统功能改变　发热时心率加快，体温每上升1℃，心率约增加18次/分，儿童可增加得更快。这主要由于热血刺激窦房结和交感神经-肾上腺髓质系统活动增强所致。另外，发热时耗O_2量和CO_2生成量增加也是影响因素之一。在一定限度内心率增加可增加心输出量，但如果超过此限度，心输出量反而下降。心率过快和心肌收缩力加强还会增加心脏负担，在心肌劳损或心脏有潜在病灶的人容易诱发心力衰竭。在寒战期间，心率加快和外周血管的收缩，可使血压轻度升高；高温持续期和退热期因外周血管舒张，血压可轻度下降。体温骤退时患者可因大汗而导致失液性休克，应及时预防。

3. 呼吸功能改变　发热时呼吸加快加强，是升高的血温刺激呼吸中枢和提高呼吸中枢对CO_2的敏感性所致，有利于更多的热量从呼吸道散发。

4. 消化功能改变　发热时消化液分泌减少，各种消化酶活性降低，因而产生食欲减退、口腔黏膜干燥、腹胀、便秘等临床征象。这些可能与交感神经兴奋、副交感神经抑制以及水分蒸发较多有关。

5. 泌尿系统　体温上升期，患者尿量减少，尿比重增高；高热持续期，肾小管上皮细胞变性（细胞水肿），导致蛋白尿和管型尿；体温下降期，尿量、尿比重可恢复正常。

6. 免疫系统　一定程度的发热可以使免疫系统整体功能增强。

第四节　防 治 原 则

发热是多种疾病所共有的病理过程，对发热本身的治疗应针对病情，权衡利弊。对一些原因不明的发热，不能急于降低体温，以免掩盖病情，延误诊断和抑制机体的免疫功能。

1. 一般性发热的处理　对于体温<40℃的发热且不伴有其他严重疾病者，可不急于解热。除了发热可作为防御功能外，热型和热程的变化可反应病情，作为诊断、治疗的参考。因此，对于一般发热的病例，主要应针对物质代谢的加强和大汗、脱水等情况，予以补充足够的营养物质、维生素和水。

2. 必须及时解热的情况

（1）高热病例：尤其是达到41℃以上者，中枢神经细胞和心脏可能受到较大的影响，可引起明显不适、头痛、意识障碍、谵妄，甚至昏迷等。因此，无论有无明显的原发病，都应尽早解热，尤其是小儿高热，容易诱发惊厥，更应及早预防。

（2）心脏病患者：发热时容易诱发心力衰竭，因此对心脏病患者及有潜在的心肌损害者也须及早解热。

（3）妊娠期妇女：①妊娠早期的妇女如发热或人工过热有致畸胎的危险；②妊娠中、晚期，循环血量增多，心脏负担加重，发热会进一步增加心脏负担，有诱发心力衰竭的可能性。

3. 选择适宜的解热措施

（1）药物解热：①化学药物，如水杨酸盐类；②类固醇解热药，以糖皮质激素为代表。

（2）物理降温：如用冰帽或冰带冷敷头部，四肢大血管处用乙醇擦浴以促进散热等。

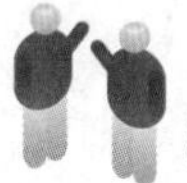

案例讨论

某女性患者23岁。近2天发热，头痛、全身肌肉酸痛、食欲减退就诊。入院体温40℃，脉搏110次/分，血压100/75 mmHg，呼吸22次/分。咽部充血，两肺呼吸音粗糙，未闻及啰音；心律齐，腹软，肝脾未触及。WBC 20×10^9/L，中性粒细胞85%，尿少，色黄。予以抗生素治疗，在输液过程中出现畏寒，发抖，烦躁不安，测体温41.6℃，心率120次/分，呼吸浅快，24次/分。立即停止输液，肌注异丙嗪，并予以乙醇擦浴、冰帽降温。次日，体温渐降，患者出汗较多，继续予以抗感染治疗。

请问：1. 该患者的一系列临床表现，如烦躁，出汗较多，呼吸、脉搏、心率改变是否与发热有关？

2. 为什么对患者采用乙醇擦浴和冰帽降温？

（简蓉蓉）

第五篇

抗感染药物与消毒防腐药

抗感染与消素防腐药物是临床最常见的药物之一。其中抗感染药物包括β－内酰胺类、氨基糖苷类、四环素类、氯霉素类、大环内脂类及人工合成的喹诺酮类、磺胺类等抗菌药物。消毒防腐药物用于皮肤、黏膜及伤口的防腐，器械、用具、环境及排泄物的消毒。抗感染与消毒防腐药物通过抑制或杀灭病原微生物来预防和治疗细菌、真菌、霉菌、滴虫及其他感染的微生物导致的感染性疾病。

第一章 抗感染药物

学习目标

◆ **学习目的：** 通过学习抗感染药物的基本知识、基本理论，为学习临床用药护理等后续课程奠定基础。

◆ **知识要求：** 掌握抗菌谱、化学治疗药、化疗指数等概念；青霉素G的抗菌作用、护理应用和用药监护；青霉素G过敏性休克的防治措施；4代头孢菌素的抗菌作用、护理应用特点及用药监护；氨基糖苷类的抗菌作用、护理应用和用药监护，常用氨基糖苷类抗生素特点，急性中毒的抢救方法；四环素类及氯霉素用药监护。熟悉红霉素的抗菌作用、护理应用和用药监护；林可霉素、克林霉素和万古霉素类的抗菌作用、护理应用和用药监护；四环素类及氯霉素的抗菌作用及护理应用。理解抗菌药物的作用机制及细菌耐药性产生的原因、抗菌活性、抗菌后效应。了解抗菌药的概念；半合成青霉素的护理应用。

◆ **能力要求：** 培养正确执行抗菌药物的处方和医嘱的能力，完成抗菌药物的给药方法及用药护理工作；学会观察抗菌药物的疗效及常见不良反应及针对不良反应具有综合分析、判断，并采取相应护理措施的能力。

第一节 抗感染药概论

抗感染药是指能抑制或杀灭病原微生物，用于治疗病原微生物所致疾病的药物，包括各种抗生素和人工合成的抗菌药。

研究抗感染药物必须注意药物、病原体、机体三者之间的关系，包括药物对病原体的作用、作用强度、作用机制；病原体对药物产生耐药的过程、耐药机制，预防和克服耐药的措施；药物对机体可能产生的毒副作用及机体对药物的体内过程（图5-1-1）。

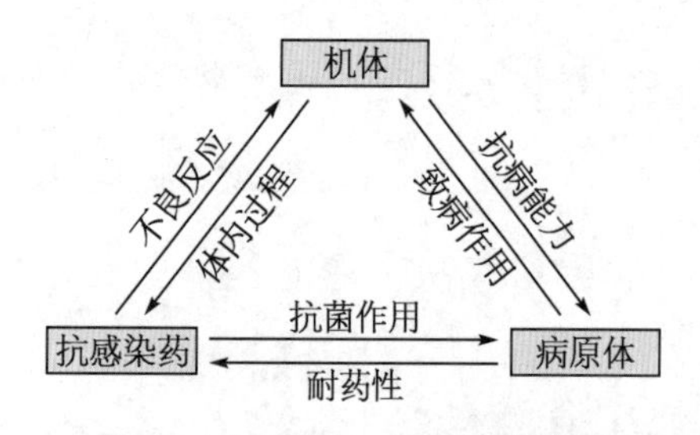

图5-1-1 机体、抗感染药物及病原微生物的相互作用关系

一、常用名词和术语

1. 抗生素　是指由某些微生物（细菌、真菌、放线菌属）产生的，能抑制或杀灭其他病原微生物的物质。

2. 抗菌谱　抗菌药物的抗菌范围称为抗菌谱。某些抗菌药物仅局限于一属细菌或作用于单一菌种，称为窄谱抗菌药，如青霉素、异烟肼等；某些药物抗菌范围广泛，对大多数病原微生物都有效，称为广谱抗菌药，如四环素类。

3. 抗菌活性　是指药物抑制或杀灭病原微生物的能力。能够抑制细菌生长的最低浓度称为最低抑菌浓度（MIC）；能够杀灭细菌的最低浓度称之为最低杀菌浓度（MBC）。

4. 化学治疗　对微生物、寄生虫、恶性肿瘤细胞所致疾病的药物治疗统称为化学治疗（化疗）。用于化学治疗的药物称化疗药物。

5. 化学治疗指数　是指化疗药物的半数致死量（LD50）和半数有效量（ED50）之比。化疗指数越大，表明药物的毒性越小，疗效越大，临床应用价值也可能越高。

6. 抗菌后效应（post antibiotic effect，PAE）是指抗菌药物与细菌短暂接触，撤药后仍然持续存在的抗菌效应，通常以时间（小时）表示。

二、抗菌药物作用机制

抗菌药物的作用机制多以干扰细菌的生物化学代谢过程来解释。现将几种主要方式简介如下（图5-1-2）。

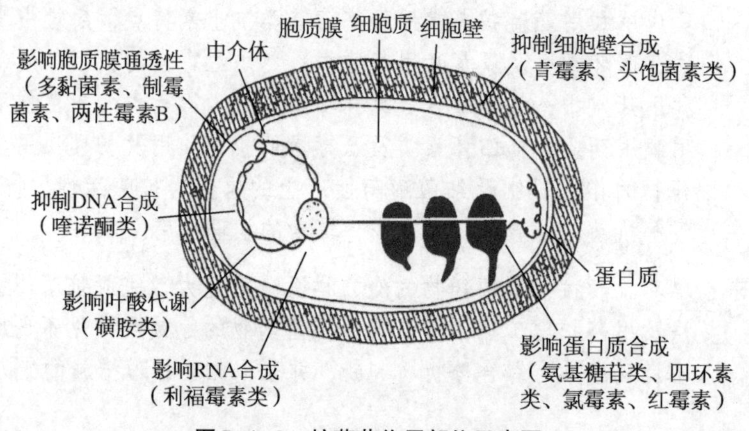

图5-1-2 抗菌药作用部位示意图

1. 抑制细菌细胞壁合成　细菌细胞不同于人和哺乳动物的细胞，细菌的外面有一层坚韧而富有弹性的细胞壁。细胞壁主要由肽聚糖（peptidoglycan，又称黏肽）构成，可维持细菌的形状和功能，保护细菌不被菌体内的高渗透压（是血浆渗透压的3~4倍）所破坏。青霉素等作用于胞质膜上的青霉素结合蛋白（PBPs），抑制转肽酶的转肽作用，从而阻碍肽聚糖的合成，破坏细胞壁结构完整性，水分不断渗入，致细菌膨胀、变形、破裂溶解而死亡。

2. 影响胞质膜的通透性　细菌胞质膜主要是由类脂质和蛋白质分子构成的一种半透膜，具有渗透屏障和运输物质的功能。多黏菌素、制霉菌素、两性霉素等抗生素使胞质膜通透性增加，导致菌体内容物外漏，使细菌死亡。

3. 抑制蛋白质合成　细菌细胞为原核细胞，其核糖体由30S和50S 2个亚基组成，结合后为70S（S是沉降系数，S大的物质离心后沉在下部）；哺乳动物细胞为真核细胞，其核糖体为80S，由40S和60S亚基组成。细菌细胞与哺乳动物细胞的这种差异，为抑制细菌蛋白质合成的抗菌药的高度选择性提供了可能。抗菌药物对细菌的核糖体有高度的选择性毒性，多种抗生素能抑制细菌的蛋白质合成：①林可霉素和大环内酯类能与细菌核糖体50S亚基结合，使蛋白质合成呈可逆性抑制；②四环素类能与细菌核糖体30S亚基结合而抑菌；③氨基糖苷类抗生素能多环节地影响蛋白质合成的全过程，因而具有杀菌作用。

4. 抗叶酸代谢　磺胺类与甲氧苄啶可分别抑制二氢叶酸合成酶与二氢叶酸还原酶，妨碍叶酸代谢，最终影响核酸合成，从而抑制细菌的生长和繁殖。

5. 抑制核酸代谢　喹诺酮类药物能抑制细菌DNA回旋酶的合成，利福平能抑制以DNA为模板的RNA多聚酶，抑制核酸合成。

三、细菌的耐药性

细菌的耐药性又称抗药性，一般是指细菌与药物多次接触后，对药物的敏感性下降，甚至消失，致使药物对耐药菌的疗效降低，甚至无效的现象。当病原体对某种药物产生耐药性后，对其同类或不同类药物也同样耐药时，称为交叉耐药性。耐药性的产生机制主要有以下几种。

1. 产生灭活酶　灭活酶有两种：①水解酶，如β－内酰胺酶可水解青霉素或头孢菌素；②钝化酶，又称合成酶，可催化某些基团结合到抗生素上，使抗生素失活，如氨基糖苷类被酶钝化后发生化学结构的改变从而引起耐药性。

2. 改变细菌胞质膜通透性　细菌可通过各种途径使抗菌药物不易进入菌体，如革兰阴性杆菌的细胞外膜对青霉素G等有天然屏障作用。

3. 细菌体内靶位结构的改变　包括：①细菌改变了细胞膜上的抗生素结合靶蛋白，导致抗菌失败，如某些肺炎链球菌、淋球菌对青霉素G耐药；②细菌与抗生素接触后产生一种新的靶蛋白，如耐甲氧西林金黄色葡萄球菌。

4. 其他　细菌对磺胺类的耐药可由于对药物具有拮抗作用的底物PABA的产生增多所致；也可通过改变对代谢物的需要途径，直接利用外源性叶酸所致。

拓展视野

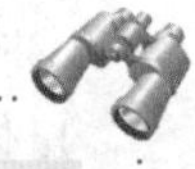

什么是《抗菌药物临床应用管理办法》

为了加强对抗菌药物临床应用的管理，控制细菌耐药，提升感染性疾病治疗水平，更有效地治疗疾病，保障广大人民群众健康权益，维护全人类自身健康，卫生部于2012年4月颁布了《抗菌药物临床应用管理办法》，其主要内容为：一是建立抗菌药物临床应用分级管理制度，明确规定了以安全性、有效性、细菌耐药情况和价格因素等4个方面作为抗菌药物临床应用分级管理的基本原则，将抗菌药物分为非限制使用、限制使用与特殊使用3级管理；二是明确了医疗机构抗菌药物遴选、采购、临床使用、监测和预警、干预与退出全流程工作机制；三是加大对不合理用药现象的干预力度，建立细菌耐药预警机制；四是明确监督管理和法律责任。

四、细菌耐药性对策

1. 合理使用抗菌药物　抗菌药物用则能有效抑制或杀灭病原体，否则，尽量避免与病原菌接触。要做到这一点，必须根据致病菌和药物的特点正确选用抗菌药，严格执行《抗菌药物临床应用管理办法》，严格掌握抗菌药物的适应证，在患者应用抗生素之前，应及早进行细菌体外抗菌药物敏感度试验，从而做到正确选药。

在正确选用抗菌药基础上，还要做到剂量要适当，疗程要足够。剂量太小，疗程太短，对细菌抑杀不彻底，较易产生耐药性；剂量太大，疗程太长，容易产生不良反应和毒性。

2. 防止滥用　严格掌握抗菌药物局部用药、预防用药和联合用药的适应证，防止不合理应用。有计划地轮换供药等也是避免或延缓细菌耐药性产生的有效措施。此外，还要防止环境医学和农业方面的滥用。

3. 研制新的抗菌药物　寻找新的抗生素，研制新的化学结构和新的作用机制的抗菌药物，是应对细菌耐药性的重要对策。一般来说，新的抗菌药物使用之初，耐药细菌较少，随着应用的增加和时间的延长，耐药菌株会逐渐产生。还可以通过研制抑制和逆转细菌耐药性的有效药物来延长抗菌药物的使用寿命和延缓细菌耐药性的产生。如β－内酰胺酶抑制剂的使用，有效地提高了β－内酰胺类抗菌药物的疗效。

第二节　抗　生　素

一、β－内酰胺类抗生素

β－内酰胺类抗生素的化学结构中均含有β－内酰胺环，临床最常用的是青霉素类与头孢菌素类，还包括头霉素类、碳青霉烯类、单环类和氧头孢烯类等其他β－内酰胺类抗生素。此类抗生素具有杀菌活性强、毒性低、适应证广及临床疗效好的优点。

（一）青霉素类

青霉素类抗生素包括天然青霉素和人工半合成的青霉素，它们均含有6–氨基青霉烷酸（6–APA）母核，抑制细菌细胞壁的合成，为繁殖期杀菌药。对人体毒性小，可致过敏反应，全部青霉素类药品间有完全交叉过敏反应。

青霉素G

【药理作用】

1. 体内过程　青霉素G（penicillin G，benzylpenicillin，苄青霉素）常用其钠盐或钾盐，易溶于水，水溶液在室温中不稳定，不耐热，20℃放置24 h后大部分降解失效，抗菌活性迅速下降，且可生成有抗原性的物质（青霉烯酸），故青霉素应在临用前配成水溶液。也易被酸、碱、醇、氧化剂、重金属及青霉素酶（β－内酰胺酶）破坏。

青霉素G口服吸收差，肌注吸收迅速完全，可广泛分布于细胞外液，青霉素G的脂溶性低，房水与脑脊液中含量低，但炎症时青霉素G在眼和脑脊液中的含量可达有效浓度。血浆$t_{1/2}$为0.5 h，90%以原形经肾小管主动排泄。

为了延长青霉素G的作用时间，可采用难溶制剂（混悬剂或油制剂）普鲁卡因青霉素（procaine benzylpenicillin）和苄星青霉素（benzathine benzylpenicillin，bicillin，长效西林），肌内注射后在注射部位缓慢溶解吸收。普鲁卡因青霉素一次注射可维持24 h，苄星青霉素一次注射可维持15 d，这两种制剂的血药浓度很低，只用于轻症患者或预防感染。

2. 抗菌作用　青霉素G为繁殖期杀菌剂，对机体毒性小。敏感菌主要有：①革兰阳性球菌：如溶血性链球菌、不产青霉素酶的金黄色葡萄球菌、肺炎链球菌和厌氧的阳性球菌等；②革兰阳性杆菌：白喉棒状杆菌、炭疽芽胞杆菌、破伤风杆菌、产气荚膜杆菌等；③革兰阴性球菌：脑膜炎奈瑟菌、淋病奈瑟菌等；④螺旋体和放线菌：梅毒螺旋体、钩端螺旋体、放线菌等。

【临床应用】

1. 链球菌感染　青霉素G是治疗A组溶血性链球菌引起的咽炎、猩红热、蜂窝织炎、化脓性关节炎、肺炎、产褥热及败血症；B组溶血性链球菌、肺炎链球菌、草绿色链球菌和粪链球菌引起的大叶性肺炎、脑膜炎、心内膜炎和败血症等感染的主要药物。

2. 脑膜炎奈瑟菌和其他敏感菌引起的脑膜炎　在脑膜出现炎症时，对青霉素的通透性增加，大剂量的青霉素首选治疗脑膜炎奈瑟菌所致的脑膜炎。

3. 革兰阳性杆菌感染　治疗破伤风、白喉、炭疽病时应配合相应的抗毒素。

4. 螺旋体感染　为钩端螺旋体病、梅毒、回归热等首选治疗药物。

5. 放线菌病　需要大剂量、长疗程使用青霉素G。

【不良反应及用药监护】

1. 不良反应

（1）过敏反应：轻症者可见皮肤过敏反应或血清病样反应，停药并服用H_1受体阻断药可缓解；严重者可出现过敏性休克，表现为胸闷、心悸、呼吸困难、喉头填塞感、畏寒、出冷汗、面色苍白、发绀、四肢厥冷、烦躁不安、脉搏细弱、血压下降、晕厥、昏迷，可因窒息而死亡。

（2）青霉素脑病：静脉滴注大剂量青霉素，可引起肌肉痉挛、抽搐、昏迷等反应，偶可致精神失常甚至死亡。

（3）赫氏反应（herxheimer reaction）：青霉素治疗梅毒和钩端螺旋体病时，可出现寒战、发热、咽痛、头痛、心动过速等，患者症状突然加重可危及生命。

（4）其他：肌注时可产生局部疼痛和无菌性炎症反应；钾盐大量静注易致高钾血症；普鲁卡因青霉素大剂量应用时因快速释出普鲁卡因可引起头晕、头痛等；青霉素在正常情况下很难进入中枢神经系统，但在脑膜炎、鞘内注射、快速大量静脉注射、患者肾功能严重受损等情况下，脑脊液中浓度 > 10 mg/L时，可导致肌肉痉挛、癫痫发作、青霉素脑病，甚至昏迷或死亡。

拓展视野

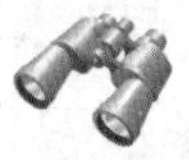

如何预防发生青霉素过敏反应

为防止发生过敏反应，用药时应做到：①用药前应详细询问过敏史，有青霉素类抗生素过敏史者禁用，其他药物过敏史者慎用。②在用药前应先做皮试，阳性者禁用。停用3 d以上及用药中途更换批号者需重做皮试。③用药后，观察患者30 min，50%的过敏反应在给药后几秒钟到5 min内发生，其余大约在30 min内发生，极少数亦可延迟至治疗后数天或数周后发生。④避免一些易致过敏反应的给药方式，避免局部用药、混合用药、饥饿状态下用药；⑤皮试时应作好急救准备，一旦发生过敏性休克，立即皮下注射0.1 % 肾上腺素溶液0.5~1.0 ml，必要时可加用糖皮质激素和抗组胺类药物以增强疗效和防止复发，同时采取其他急救措施（吸氧、人工呼吸、呼吸机、升压药等）以防止呼吸抑制和休克引起的死亡。

2. 护理用药注意事项

（1）为避免肌肉注射的疼痛或静脉给药引起静脉炎，隔1~2 d应更换注射部位。

（2）注射剂应现用现配，以适量生理盐水作溶媒较好，严禁与碱性药物配伍。

（3）用药期间常规监测肝肾功能及电解质水平，并据此调整使用剂量。

半合成青霉素

青霉素G虽应用较为广泛，但也有抗菌谱窄、不耐酸（不能口服）、不耐酶的缺点，为此利用青霉素基本母核（6-APA），在侧链接上不同基团可得到一组耐酸、耐酶、广谱青霉素。

1. 耐酸青霉素　包括青霉素V和苯氧乙基青霉素。抗菌谱与青霉素相同，抗菌活性不及青霉素，口服吸收好，但不耐酶，不宜用于严重感染，临床应用较少。

2. 耐酶青霉素　常用的有苯唑西林、氯唑西林、双氯西林与氟氯西林等。耐酸、耐酶，主要用于产青霉素酶的耐药金葡菌感染。以双氯西林作用最强，依次为氟氯西林、氯唑西林、苯唑西林等。不良反应均与青霉素相似。

3. 广谱青霉素　常用药物有氨苄青霉素（ampicillin，氨苄西林）和羟氨苄青霉素（amoxicillin，阿莫西林）等。对革兰阳性及阴性菌都有杀菌作用，耐酸可口服，但不耐酶，对革兰阴性菌作用优于青霉素G。

临床主要用于：①流感嗜血杆菌、化脓性链球菌、肺炎链球菌所致的呼吸道感染。对鼻窦炎、中耳炎、慢性支气管炎的急性恶化效果较好。②氨苄青霉素对大肠埃希菌所致尿道感染疗效好，肠球菌引起的尿道感染常用羟氨苄青霉素。③氨苄青霉素加第三代头菌孢素对细菌性脑膜炎治疗更为合理。④伤寒、副伤寒可选用大剂量的氨苄青霉素。

4. 抗铜绿假单胞菌青霉素　本组药物的抗菌谱最广、抗菌作用最强、对铜绿假单胞菌有强大抗菌作用。主要有羧苄青霉素、氧哌嗪青霉素等。

（1）羧苄青霉素（carbenicillin，羧苄西林）：抗菌谱与氨苄青霉素相似，对铜绿假单胞菌及变形杆菌作用较强。口服吸收差，需注射给药，主要用于铜绿假单胞菌及大肠埃希所引起的各种感染。羧苄青霉素和克拉维酸的复方制剂疗效较佳。

（2）氧哌嗪青霉素（piperacillin，哌拉西林）：对肺炎链球菌的作用优于青霉素和氨苄青霉素，对铜绿假单胞菌作用强。临床主要用于治疗革兰阴性菌引起的肺炎、烧伤后感染、耐青霉素和耐氨苄青霉素的细菌引起的尿路感染。

5. 抗革兰阴性杆菌青霉素　包括美西林和替莫西林，美西林单独应用作用弱，需与其他抗生素合用；替莫西林用于除铜绿假单胞菌外的耐药革兰阴性杆菌感染。

（二）头孢菌素类

头孢菌素类抗生素的母核是7-氨基头孢烷酸，为繁殖期杀菌剂，作用机制与青霉素类相似。与青霉素类相比具有对β-内酰胺酶的稳定性高、抗菌谱广、抗菌作用强、过敏反应少（与青霉素存在部分交叉过敏反应）等特点。目前临床应用的主要包括以下4代头孢菌素（表5-1-1）。

（三）其他β-内酰胺类抗生素

1. 头霉素类　头霉素类药物有头孢西丁（cefoxitin）、头孢美唑（cefmetazole）等。抗菌谱与抗菌活性与第二代头孢菌素相同，对厌氧菌包括脆弱拟杆菌有良好作用，适用于腹腔、盆腔、妇科等需氧与厌氧菌混合感染。

表5-1-1 4代头孢菌素特点比较

类别	代表药物	抗菌作用和护理应用	不良反应和用药监护
第一代	头孢噻吩 头孢唑啉 头孢氨苄 头孢拉定	①对革兰阳性菌（包括对青霉素敏感或耐药的金黄色葡萄球菌）的抗菌作用较第二、三代强 ②对β-内酰胺酶较稳定。临床主要用于耐药金黄色葡萄球菌及敏感菌所致的轻、中度感染，如呼吸道、尿路及皮肤、软组织感染等	①过敏反应，主要表现为皮疹。 ②肾脏毒性，尤其是头孢噻啶和头孢唑林，与氨基糖苷类合用时可明显影响肾功能
第二代	头孢呋辛 头孢孟多 头孢克洛 头孢丙烯	①对革兰阳性菌作用与第一代头孢菌素相仿或略差，对多数革兰阴性菌作用明显增强，头孢孟多对厌氧菌有高效 ②对革兰阴性菌产生的广谱β-内酰胺酶高度稳定。临床主要用于敏感菌所致的呼吸道、胆道、泌尿道、骨关节感染及皮肤软组织感染及耐青霉素淋病奈瑟菌感染等	对肾脏的毒性较第一代有所降低。与氨基糖苷类、多肽类抗生素合用可增加肾毒性
第三代	头孢噻肟 头孢曲松 头孢他定 头孢哌酮	①对革兰阳性菌作用不及第一、二代头孢菌素，对革兰阴性菌抗菌作用明显超过第一、二代，对肠杆菌属、铜绿假单胞菌及厌氧菌均有较强的作用 ②其$t_{1/2}$较长，体内分布广，组织穿透力强，可进入脑脊液中 ③对多种β-内酰胺酶高度稳定。临床用于敏感菌引起的呼吸道、泌尿道、胆道、腹腔、胸腔、盆腔、骨关节、皮肤软组织等部位的重症感染	①对肾脏基本无毒性。 ②常见过敏反应为速发型皮疹，偶可见哮喘、过敏性休克等 ③静脉给药可发生静脉炎 ④头孢孟多、头孢哌酮等可出现双硫仑样反应和低凝血酶原血症，服药期间和停药后的5 d内不能饮酒和含酒精饮料 ⑤偶见二重感染
第四代	头孢匹罗 头孢吡肟 头孢利定 头孢噻利	①对革兰阴性菌作用与第三代头孢菌素相似，对革兰阳性菌的作用比第三代强 ②对β-内酰胺酶稳定。主要用于危及生命的严重革兰阴性杆菌感染及免疫功能低下引起的重症感染。为提高疗效，铜绿假单胞菌感染可合用抗铜绿假单胞菌的广谱青霉素或氨基糖苷类抗生素；厌氧菌混合感染合用甲硝唑	无肾脏毒性

2. 氧头孢烯类　代表药物有拉氧头孢（latamoxef）。抗菌活性与头孢噻肟相仿，对革兰阳性和阴性菌、厌氧菌，尤其是脆弱拟杆菌的作用强。对β-内酰胺酶极稳定，血药浓度维持较久。

3. 碳青霉烯类　碳青霉烯类是抗菌谱最广、抗菌作用最强的一类抗生素。对β-内酰胺酶高度稳定，代表药物有亚胺培南（imipenem）和美罗培南（meropenem）。在体内易被肾脏去氢肽酶水解失活，可与此酶的特异性抑制剂西司他丁合用于革兰阳性与阴性细菌引起的重症感染。

4. β-内酰胺酶抑制剂

（1）克拉维酸（clavulanic acid，棒酸）：为广谱β-内酰胺酶抑制剂，抗菌谱广，但抗菌活性低。与多种β-内酰胺类抗生素合用时，抗菌作用明显增强。临床常分别与阿莫西林、替卡西林组成复方制剂。

（2）青霉烷砜（sulbactam，舒巴坦）：为半合成β-内酰胺酶抑制剂，对金黄色葡萄球菌与革兰阴性杆菌产生的β-内酰胺酶有很强且不可逆抑制作用，抗菌作用略强于克拉维酸，与β-内酰胺类抗生素合用，明显增强抗菌作用。

（3）单环 β－内酰胺类：氨曲南（aztreonam）是第一个成功用于临床的单环 β－内酰胺类抗生素，对革兰阴性菌具有强大杀菌作用，并具有耐酶、低毒、对青霉素等无交叉过敏等优点。可用于青霉素过敏者，常作为氨基糖苷类的代用品。

二、大环内酯类、林可霉素类及万古霉素类抗生素

（一）大环内酯类

大环内酯类抗生素通过与细菌核糖体的50S亚基结合，抑制转肽作用及信使核糖核酸移位，从而抑制蛋白质合成，通常表现为抑菌效应，在碱性环境中抗菌活性强。

红霉素

【药理作用】

1. 体内过程　从链丝菌培养液中提取。口服吸收快，2 h血药浓度达到高峰，可维持6~12 h。广泛分布于各种组织及体液中，尤以胆汁中分布浓度高，但不易透过血－脑屏障。主要经肝脏代谢、胆汁排泄，肝功能不全者药物排泄减慢。

2. 抗菌作用　红霉素对革兰阳性菌如金黄色葡萄球菌、链球菌、肺炎链球菌、白喉棒状杆菌等有较强的抗菌活性；对部分革兰阴性菌，如脑膜炎奈瑟菌、淋病奈瑟菌、百日咳鲍特菌、流感嗜血杆菌、布鲁菌、弯曲菌、军团菌高度敏感；对衣原体、立克次体、螺杆菌及某些螺旋体以及厌氧菌等也有效。

【临床应用】主要用于对青霉素过敏患者或对青霉素耐药的革兰阳性菌的感染；对支原体肺炎、军团菌肺炎、白喉棒状杆菌带菌者、沙眼衣原体所致的婴儿肺炎和结膜炎、弯曲菌所致的肠炎或败血症常作为首选；还可用于百日咳及敏感菌所致的口腔感染。

【不良反应及用药监护】

1. 不良反应

（1）局部刺激性：本品刺激性大，口服可引起消化道反应，如恶心、呕吐、上腹部不适及腹泻等，饭后服用或制成肠溶片可减轻。静脉给药可引起血栓性静脉炎，故静滴速度宜慢。

（2）肝损害：红霉素酯化物可引起肝损害，出现转氨酶升高、肝肿大及胆汁淤积性黄疸等，及时停药可恢复。孕妇及肝病患者禁用，婴幼儿慎用。

（3）伪膜性肠炎：口服红霉素偶可致肠道菌群失调引起伪膜性肠炎。

（4）红霉素不能直接用0.9%氯化钠注射液作为溶媒，应先以注射用水配制成5%的溶液，再用生理盐水或5%葡萄糖溶液稀释后立即滴注，防止久置失效。

（5）细菌对红霉素易产生耐药性，连用不宜超过1周，停药数月后可逐渐恢复敏感性。与其他大环内酯类抗生素之间有不完全交叉耐药性。

2. 护理用药注意事项

（1）服药前和服药时不宜饮用酸性饮料如橘子汁，因酸性物质可降低红霉素疗效。

（2）注意观察患者不良反应，发生后应立即停药并报告医生，胆汁阻塞型黄疸常在用药10~14 d时出现。

（3）红霉素不能用生理盐水稀释，也不宜与其他药在注射器内混合使用。水溶液在冰箱保存不应超过1周，室温下不超过24 h。

（4）红霉素可因食物影响而减少吸收，一般选在进食前后间隔1 h服药为宜。

其他大环内酯类抗生素还包括乙酰螺旋霉素、麦迪霉素、吉他霉素、交沙霉素等。抗菌谱与红霉素相似，抗菌活性比红霉素略低或相似，不良反应较红霉素轻，主要用于耐红霉素

菌株和不能耐受红霉素的患者。

合成的大环内酯类抗生素主要有阿奇霉素（azithromycin）、克拉霉素（clarithromycin，甲红霉素）、罗红霉素（roxithromycin）、罗他霉素（ricamycin）等，是近年来广泛用于临床的大环内酯类。其抗菌谱与红霉素相似，具有对胃酸稳定、生物利用度高、血药浓度高、组织渗透性好、$t_{1/2}$长、抗菌活性强、不良反应少的特点，并有良好的抗生素后效应和免疫调节功能。主要用于敏感菌所致呼吸道系统、泌尿生殖系统、皮肤及软组织等感染。

（二）林可霉素类

林可霉素（lineomycin，洁霉素）、克林霉素（clindamycin，氯林可霉素）两者抗菌谱相同，在体内分布较广，在骨组织达到更高的浓度。林可霉素可经胆汁和尿排泄，在严重肾衰竭或肝脏受损时，应酌情减量。临床主要用于：①敏感菌引起的急、慢性骨及关节感染；②对敏感厌氧菌引起的严重感染尤其是脆弱类杆菌所致的吸入性肺炎、阻塞性肺炎和肺脓肿的疗效优于青霉素类。

（三）万古霉素类

万古霉素（vancomycin）、去甲万古霉素（norvancomycin）、替考拉宁（teicoplanin）等属多肽类化合物，通过阻碍细菌细胞壁合成，对革兰阳性菌产生强大杀菌作用。细菌对本品不易产生耐药性，且与其他抗生素无交叉耐药性。口服不吸收，药物广泛分布于各组织，主要经肾排泄。临床主要用于耐药的革兰阳性菌引起的严重感染，如败血症、肺炎、心内膜炎、结肠炎、脑膜炎及伪膜性肠炎等。

三、氨基糖苷类抗生素

氨基糖苷类抗生素由氨基糖分子和非糖部分的苷键结合而成，包括链霉素、卡那霉素、妥布霉素、庆大霉素、小诺霉素、阿米卡星、奈替米星等。

（一）氨基糖苷类抗生素的共性

【药理作用】

1. 体内过程　氨基糖苷类口服很难吸收，一般多采用肌内注射。血浆蛋白结合率低，可渗入大多数体液，在肾皮质和内耳内、外淋巴液有高浓度积聚，可透过胎盘屏障，不能透过血脑屏障。主要经肾小球滤过，随尿液排泄。

2. 抗菌作用　氨基糖苷类通过抑制蛋白质合成的全过程（起始、延伸、终止），并破坏细胞膜的完整性，使菌体内的生命物质外漏致细菌死亡，为静止期杀菌药。

【临床应用】作为治疗革兰阴性杆菌所致严重感染的重要药物，用于脑膜炎、呼吸道感染、泌尿道感染、皮肤软组织感染、胃肠道感染、烧伤或创伤感染及骨关节感染等，常联合应用广谱半合成青霉素、第三代头孢菌素及氟喹诺酮类等；对铜绿假单胞菌、克雷伯菌属、大肠埃希菌等常见革兰阴性杆菌有长时间抗生素后效应（PAE）；对金黄色葡萄球菌包括耐青霉素菌株甚为敏感。

【不良反应及用药监护】

1. 不良反应

（1）耳毒性：包括前庭损害和耳蜗损害。

（2）肾毒性：表现为蛋白尿、管型尿、血尿等，严重者可产生氮质血症、肾功能减退等。

（3）神经肌肉麻痹：氨基糖苷类可与Ca^{2+}结合，阻滞运动神经肌肉接头，可引起肌肉无力、心肌抑制、周围血管性血压下降和呼吸衰竭等。

（4）过敏反应：表现为皮疹、药热，链霉素也可发生过敏性休克。

2. 护理用药注意事项

（1）密切观察患者有无肾毒性发生，用药超过5 d应注意查尿并记录出入量，以观察肾功能变化。

（2）用药期间应注意常询问患者有无眩晕、耳鸣等症状，及时发现即停药，并向医生报告。

（3）出现前庭功能障碍的患者如眩晕，应注意搀扶，避免摔倒。

（4）注射氨基糖苷类药物时，应备有葡萄糖酸钙和新斯的明等解救药。

（5）儿童和老年患者对氨基糖苷类抗生素毒性反应特别敏感，更应密切观察，注射速度宜慢。

（6）本类药物不宜与其他药物在注射器内混合注射，以免药效降低。

（7）本类药物局部刺激性强，深部肌内注射可减少注射部位疼痛。

（二）常用氨基糖苷类抗生素特点

链霉素

链霉素（streptomycin）是最早用于临床的氨基糖苷类药物，也是第一个用于临床的抗结核病药物。对结核分枝杆菌、革兰阴性杆菌作用强大。临床首选用于治疗鼠疫，与四环素合用已成为目前治疗鼠疫的最有效手段；与青霉素合用治疗草绿色链球菌所致的细菌性心内膜炎；也与其他抗结核药物合用于治疗结核病。

链霉素最常见的毒性反应为耳毒性，其前庭反应较耳蜗反应出现早且发生率高，如有耳鸣、耳塞感应立即停药；其次为神经肌肉阻滞作用；少见肾毒性；链霉素最易引起过敏反应，以皮疹、发热、血管神经性水肿较为多见，也可引起过敏性休克，通常于注射后10 min内出现突然发作。

庆大霉素

庆大霉素（gentamicin）为临床治疗革兰阴性杆菌感染的常用药物。主要用于大肠埃希菌、痢疾杆菌、克雷伯肺炎杆菌、变形杆菌等革兰阴性菌引起的败血症、肺炎、脑膜炎、骨髓炎等；常与羧苄西林合用治疗铜绿假单胞菌感染，与氨苄西林联合治疗肠球菌心内膜炎；口服用于肠道感染及肠道术前准备。

不良反应有耳毒性，以前庭损害为主，可逆性肾损害也多见，偶见过敏反应及神经肌肉接头阻滞作用。应注意避免同一输液瓶内同时出现β-内酰胺类和庆大霉素的情况，混合滴注可使抗菌活性降低。

阿米卡星

阿米卡星（amikacin）又称丁胺卡那霉素，抗菌谱与庆大霉素相似，对多种钝化酶稳定，细菌对其他氨基糖苷类耐药时对阿米卡星依然敏感。主要用于对庆大霉素、卡那霉素或妥布霉素耐药的革兰阴性杆菌所致的尿道、下呼吸道、腹腔、软组织、生殖系统、骨和关节感染以及由铜绿假单胞菌和变形杆菌所致的败血症。

阿米卡星毒性主要表现为耳蜗神经损害，只在少数患者出现前庭功能损伤，肾毒性较庆大霉素和妥布霉素低。

妥布霉素

妥布霉素（tobramycin）对克雷伯菌属、肠杆菌属、变形杆菌属、铜绿假单胞菌的作用较庆大霉素强2~4倍，可与青霉素类或头孢菌素类药物合用治疗上述细菌所致的各种感染。不良反应同庆大霉素，但耳毒性略低。

奈替米星

乙基西索霉素（netilmicin，奈替米星）对革兰阴性菌，包括肠杆菌科及铜绿假单胞菌等均有良好抗菌作用；对革兰阳性球菌的作用强于其他氨基糖苷类。对多种钝化酶稳定，因而对庆大霉素、妥布霉素等耐药的菌株也有较好抗菌活性。与β-内酰胺类合用治疗金黄色葡萄球菌、铜绿假单胞菌、肺炎杆菌和肠球菌属等敏感菌引起的严重感染。不良反应轻，耳毒性、肾毒性发生率较低。

四、多黏菌素类抗生素

多黏菌素包括多黏菌素B（polymyxin B）及多黏菌素E（polymyxin E），两者具有相似的药理作用。主要用于铜绿假单胞菌感染并对其他抗菌药物产生耐药时，如铜绿假单胞菌败血症；鞘内注射可治疗铜绿假单胞菌脑膜炎；局部给药可清除烧伤创面的铜绿假单胞菌；也可用作肠道手术前准备，局部应用于泌尿道感染等。多黏菌素类毒性较大，主要表现为肾毒性，可有蛋白尿、血尿等；神经毒性发生时间与肾毒性相似，轻者表现为头晕、面部麻木和周围神经炎，严重时出现意识混乱、昏迷、共济失调等。也可出现可逆性神经肌肉阻滞表现为呼吸抑制，新斯的明治疗无效，应立即进行人工呼吸抢救。

五、四环素类及氯霉素

四环素类和氯霉素对包括革兰阳性菌、革兰阴性菌、立克次体、衣原体、支原体和螺旋体等病原体皆有效，称为广谱抗生素。

四环素

四环素类抗生素是两性物质，可与碱或酸结合成盐，在碱性水溶液中易降解，在酸性水溶液中则较稳定。天然品有四环素（tetracycline）、金霉素（aureomycin）等，人工半合成品有多西环素（doxycycline，强力霉素）、米诺环素（minocycline，二甲胺四环素）等药物。近年来由于耐药菌株日益增多，疗效不够理想，且副作用较多，临床应用已明显减少。

【药理作用】

1. 体内过程　四环素类组织分布广泛，主要集中在肝、肾、皮肤、牙齿和骨骼等钙化组织中，也能透过胎盘屏障并集中在胎儿骨骼和牙齿中。部分在肝脏代谢，以原形和其代谢产物分泌到胆汁并形成肝肠循环，经肾小球滤过排出。

2. 抗菌作用　四环素类通过作用于细菌核糖体30S亚基，抑制细菌蛋白质的合成，还可改变细菌细胞膜的通透性，使胞内重要成分外漏，从而抑制DNA的复制，产生快速抑菌作用。对多种革兰阳性菌和革兰阴性菌、立克次体、衣原体、支原体、螺旋体及某些原虫均有高度抑制作用，对革兰阳性菌作用不如青霉素和头孢菌素，对革兰阴性菌作用不如氨基糖苷类。

【临床应用】主要用于：①立克次体感染所致的斑疹伤寒、立克次体病和恙虫病等，四环素类可作为首选药物；②肺炎衣原体引起的肺炎，沙眼衣原体引起的非淋菌性尿道炎、子宫颈炎、性病性淋巴肉芽肿、包涵体结膜炎和沙眼等，多西环素为首选药物，但疗程通常在3周以上；③多西环素对肺炎支原体引起的支原体非典型肺炎具有良好的疗效。

【不良反应及用药监护】

1. 不良反应

（1）胃肠道反应：本药口服后引起恶心、呕吐、上腹不适、腹胀、腹泻等症状，尤以土霉素多见，饭后服药或与食物同服可以减轻。

（2）二重感染：长期使用广谱抗生素，使敏感菌受到抑制，而不敏感菌乘机在体内繁殖生长，造成二重感染，又称菌群交替症。合用肾上腺皮质激素、抗肿瘤药物更容易发生。常见的有：①白色念珠菌所致鹅口疮、肠炎，可用抗真菌药治疗；②葡萄球菌引起的假膜性肠炎，此时葡萄球菌产生强烈的外毒素，引起肠壁坏死、剧烈腹泻，导致严重失水或休克，并有生命危险。须停药并口服万古霉素治疗。

（3）对骨骼、牙齿生长的影响：四环素类能与新形成的骨、牙中所沉积的钙结合。禁用于孕妇、哺乳妇及8岁以下儿童。

（4）光敏性皮炎：服用四环素类的患者受到阳光和紫外线照射时易出现红斑，或引起类似晒伤反应。

（5）Ca^{2+}、Mg^{2+}、Fe^{2+}、Al^{3+}等金属离子可与其络合，减少其吸收；不宜与抗酸药、奶制品及铁制剂合用。

2. 护理用药注意事项

（1）由于本类药与含多价金属离子的食物同服易形成络合物妨碍吸收，因此事先应向患者说明，不应与牛奶、豆制品同服，也不能与某些药物，如铁剂、抗酸药等同服，至少应间隔1~2 h服用为宜。

（2）注意观察服药期间患者的不良反应，如有胃肠道反应、过敏反应和二重感染等，及时向医生报告。

（3）本类药物局部刺激性强，静注时应避免使液体流到血管外。注射速度要缓慢，因速度太快，单位时间进入体内药物浓度大，会引起恶心、呕吐、发冷、发烧和高血压等症状。

（4）嘱患者用药期间避免日光或太阳灯照射，以免引起光敏性反应。

氯霉素

【药理作用】氯霉素（chloromycin）对革兰阳性、阴性细菌均有抑制作用，且对后者的作用较强。其中对伤寒杆菌、流感杆菌、副流感杆菌和百日咳杆菌的作用比其他抗生素强；对立克次体感染，如斑疹伤寒也有效，但对革兰阳性球菌的作用不及青霉素和四环素类。

氯霉素可与敏感菌核糖体50S亚基结合，抑制转肽酶，使肽链的延伸受阻，从而抑制蛋白质的合成，属于速效抑菌剂。

【临床应用】因对造血系统有严重不良反应，故对其临床应用现已严格控制，仅用于：①伤寒和副伤寒杆菌所致伤寒和副伤寒，待体温下降至正常后继续用药10 d；②氯霉素可在脑脊液中达到较高浓度而具有杀菌作用，可治疗耐青霉素的脑膜炎奈瑟菌、肺炎链球菌及流感嗜血杆菌等所致的脑膜炎；③氯霉素易透过血眼屏障，是治疗敏感菌引起的眼部感染及沙眼衣原体所致沙眼的有效药物。

【不良反应及用药监护】

1. 不良反应

（1）抑制骨髓造血功能：为氯霉素最严重的不良反应，有两种类型：①可逆性抑制，出现明显贫血。也可有白细胞和血小板减少，与剂量和疗程有关，停药后即可逐渐恢复。②再生障碍性贫血，与服药剂量和疗程长短无关，通常有数周或数月的潜伏期，停药后仍可发生。一旦发生常难逆转，死亡率高。故应严格掌握用药指征，用药期间应定期检查血象，避免长时间用药，一旦出现发热、咽痛、疲劳、淤斑，应立即报告。

（2）灰婴综合征：主要发生在早产儿和新生儿，由于氯霉素的代谢和排泄减慢造成氯霉素蓄积，进而干扰线粒体核糖体的功能，出现少食、呼吸抑制、虚脱、发绀和休克等。

（3）也可发生胃肠反应、二重感染、中毒性精神病等，氯霉素与青霉素合用治疗细菌性脑膜炎时，两者不能同瓶滴注，应先用青霉素，后用氯霉素。

2. 护理用药注意事项

（1）注意观察患者不良反应并主动询问症状。

（2）应定期检查血象，并对因骨髓抑制而出现衰弱、疲乏无力、咽部肿痛等症状密切观察，随时复查血象，及时报告医生。

（3）注意患者有无发生视神经炎，当出现视觉明显下降，必须立即停药，并报告医生。

（4）患者如发生周围神经炎，可表现疼痛、感觉障碍，应立即向医生报告。

（5）血清铁升高常是氯霉素毒性发生的早期征象，故用药期间应定期检查血清铁。

想一想

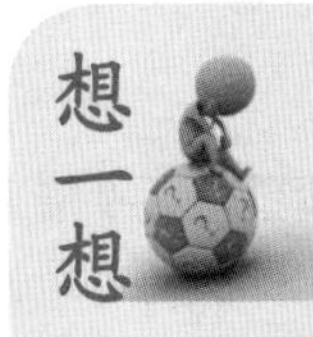

不同溶媒对红霉素的溶解性的影响是怎样的？（如生理盐水、5%葡萄糖溶液、注射用水）

六、人工合成抗菌药

（一）喹诺酮类药物

喹诺酮类（quinolones）抗菌药物是一类具有4-喹诺酮基本结构的人工合成的抗菌药，1962年研制合成了第一代喹诺酮类药萘啶酸。1973年合成了第二代喹诺酮类药吡哌酸。20世纪80年代以来又研制出了第三代喹诺酮类药——氟喹诺酮类。常用氟喹诺酮类药包括诺氟沙星、氧氟沙星、环丙沙星、左氧氟沙星、洛美沙星、氟罗沙星、司氟沙星等。1999年以后上市的新氟喹诺酮类有莫西沙星、吉米沙星、加替沙星等，为第四代喹诺酮类药。

氟喹诺酮类药物具有高效、抗菌谱广、可以口服、不良反应少等优点，目前发展迅速，临床广为使用的是第三代氟喹诺酮类药物，主要包括诺氟沙星、氧氟沙星、左氧氟沙星、依诺沙星、环丙沙星等。目前第四代的新喹诺酮类药也在临床应用。该类药物通过抑制DNA螺旋酶，阻碍DNA合成而导致细菌死亡，对大多数革兰阴性菌，包括铜绿假单胞菌有良好的抗菌活性，对金黄色葡萄球菌的作用明显，某些品种对厌氧菌、分枝杆菌、军团菌及衣原体也有良好作用。它与其他抗生素无交叉耐药性，但同类药物之间有交叉耐药性。

诺氟沙星

诺氟沙星（norfloxacin，氟哌酸）是第一个氟喹诺酮类药，抗菌谱广，抗菌作用强，对革兰阳性和阴性菌，包括铜绿假单胞菌均有良好抗菌活性。口服吸收率只有35%~45%；易受食物影响，空腹比饭后服药的血药浓度高2~3倍，体内分布广，肝脏和前列腺中浓度高。主要用于敏感菌所致的胆道、肠道及尿路感染。

氧氟沙星

氧氟沙星（ofloxacin，氟嗪酸）口服吸收迅速而完全，绝对生物利用度比诺氟沙星高。体内分布广泛，在前列腺、肺、骨、耳、鼻、喉及痰液均能达到有效治疗浓度，在胆汁中药物浓度为血药浓度的7倍，其突出特点是在脑脊液和尿液中浓度高，尿中药物浓度在服药48 h后仍维持在杀菌水平。

对革兰阳性菌作用优于诺氟沙星，对支原体与四环素相似，对肠杆菌属细菌的作用与诺氟沙星相似或稍高。临床主要用于敏感菌所致的泌尿道、呼吸道、胆道、皮肤软组织、耳鼻喉及眼部感染。由于对结核分枝杆菌有较好的抗菌活性，对已耐链霉素、异烟肼、对氨水杨酸的结核分枝杆菌仍有效，也用作治疗结核病的二线药物。不良反应少见且较轻，主要是胃肠道反应，偶见神经系统症状和转氨酶升高。

左氧氟沙星

左氧氟沙星（levofloxacin）为氧氟沙星的左旋光学异构体，其抗菌活性比氧氟沙星强2倍，对葡萄球菌和链球菌的抗菌活性通常是环丙沙星的2~4倍。对厌氧菌的抗菌活性为环丙沙星的4倍，对肠杆菌科的抗菌活性与环丙沙星相当。左氧氟沙星除对临床常见的革兰阳性和革兰阴性致病菌表现极强的抗菌活性外，对支原体、衣原体及军团菌也有较强的杀灭作用。最突出特点是不良反应远低于氧氟沙星，主要为胃肠道反应。

依诺沙星

依诺沙星（enoxacin，氟啶酸）的抗菌谱与诺氟沙星相似，抗菌活性较诺氟沙星强2~9倍，对厌氧菌作用较差。口服吸收好，不受食物影响，血药浓度介于诺氟沙星与氧氟沙星之间，不良反应以消化道反应为主，偶有中枢神经系统毒性反应。

培氟沙星

培氟沙星（pefloxacin，甲氟哌酸），口服吸收好，血药浓度高而持久，$t_{1/2}$可达10 h以上，体内分布广泛，可进入脑脊液。抗菌谱与诺氟沙星相似，抗菌活性略逊于诺氟沙星，对军团菌有效，对铜绿假单胞菌的作用不及环丙沙星。除用于治疗敏感菌所致尿路感染和呼吸道感染外，还可用于某些化脓性脑膜炎的治疗。

环丙沙星

环丙沙星（ciprofloxacin）吸收较快但不完全，静脉滴注可弥补此缺点。广泛分布于多种组织或体液中并达有效治疗浓度，在胆汁中浓度可超过血药浓度。环丙沙星抗菌谱广，对革兰阴性杆菌的体外抗菌活性是目前临床应用的氟喹诺酮类中最高者。临床主要治疗敏感菌引起的泌尿道、胃肠道、呼吸道、骨关节、腹腔及皮肤软组织等感染。常见不良反应为胃肠道反应，也可出现神经系统症状，偶见过敏反应、关节痛或一过性转氨酶升高。静脉滴注时血管局部有刺激反应。

氟罗沙星

氟罗沙星（fleroxacin，多氟沙星）对革兰阴性菌、革兰阳性菌、分枝杆菌、厌氧菌、支原体、衣原体均具有强大抗菌活性。体内的抗菌活性远远超过诺氟沙星、氧氟沙星。口服吸收完全，血和尿中原形药物浓度高而持久，可每日给药1次。主要用于治疗敏感菌所致的呼吸道、泌尿生殖道、胃肠道及皮肤软组织感染。不良反应发生率高，主要是胃肠道反应和神经系统反应，个别患者出现光敏反应。

司帕沙星

司帕沙星（sparfloxacin，司氟沙星）为氟喹诺酮类的长效品种，$t_{1/2}$为17.6 h，可每天给药1次。具有强大的组织穿透力，可迅速进入多种组织和体液，以原形经胆汁排泄。用于敏感菌引起的胃肠道、呼吸道、泌尿生殖道、皮肤软组织等感染，也可治疗对异烟肼、利福平耐药的结核病患者。

【氟喹诺酮类药物的用药监护】

1. 消化系统症状　较为多见，可有恶心、呕吐、上腹不适、腹痛、腹泻、食欲减退等。

2. 神经系统反应　以头昏、头痛、情绪不安、失眠等症状多见，有精神病史和癫痫病史的患者慎用或禁用。

3. 骨关节损害 对幼年动物可引起软骨组织损害，故不宜用于孕妇和哺乳妇。骨骼系统未发育完全的16周岁以下的青少年禁用。

4. 超敏反应 所有的喹诺酮类药物都具有光敏性，服药期间应当避免直接暴露于阳光下。偶可引起溶血性贫血。

5. 其他 依诺沙星、环丙沙星与培氟沙星可抑制茶碱类、咖啡因和口服抗凝血药在肝中代谢，使上述药物浓度升高引起不良反应；与制酸药同时应用，可形成络合物而减少其吸收；肾功能减退时应用主要经肾排的药物如氧氟沙星和依诺沙星等应减量。

（二）磺胺类药及甲氧苄啶

磺胺类药

磺胺类药是最早应用于临床的合成抗菌药。根据药物特点和临床应用，磺胺药可分为3类：①用于全身感染的磺胺药：磺胺甲噁唑（sulfamethoxazole，SMZ）、磺胺嘧啶（sulfadiazine，SD）；②用于肠道感染的磺胺药：柳氮磺吡啶（sulfasalazine）；③外用磺胺药：磺胺米隆（mafenide，SML）、磺胺嘧啶银（sulfadiazine silver，SD-Ag）、磺胺醋酰钠（sulfacetamide sodium，SA-Na）等。

【药理作用】

1. 体内过程 大多数全身应用的磺胺类药物口服易吸收，可广泛分布于全身组织，能透过血-脑屏障进入脑脊液，也能进入乳汁和通过胎盘屏障。主要在肝脏经乙酰化代谢为无活性代谢产物，经肾脏排泄。

2. 抗菌作用 磺胺类药物抗菌谱广，能与对氨苯甲酸（PABA）竞争二氢叶酸合成酶，干扰二氢叶酸的合成，进而影响核酸的生成，抑制细菌的生长繁殖。可选择性抑制化脓性链球菌、肺炎链球菌、流感嗜血杆菌、大肠埃希菌、奇异变形杆菌、沙眼衣原体、性病淋巴肉芽肿、衣原体、放线菌等。

【临床应用】

1. 全身性感染 可选用口服易吸收磺胺类，用于脑膜炎奈瑟菌所致的脑膜炎、流感杆菌所致的中耳炎、葡萄球菌和大肠埃希菌所致的泌尿道感染，也用于结膜炎、沙眼、奴卡菌病、弓形体病等治疗。还与甲氧苄啶合用治疗复杂性泌尿道、呼吸道、肠道感染和伤寒等。磺胺嘧啶对于防治流行性脑脊髓膜炎有良好疗效。

2. 肠道感染 柳氮磺吡啶口服或不吸收，对结缔组织有特殊的亲和力，并在肠壁结缔组织中释放出磺胺吡啶发挥抗菌、抗炎和免疫抑制作用。适用于治疗慢性炎症性肠道疾病，如节段性回肠炎、溃疡性结肠炎。

3. 局部感染 磺胺米隆和磺胺嘧啶银对铜绿假单胞菌、金黄色葡萄球菌等有效，能迅速渗入创面及焦痂中，适用于烧伤和大面积创伤后感染。磺胺醋酰钠可透入眼部晶体及眼内组织，用于沙眼、结膜炎和角膜炎等。

【不良反应及用药监护】

1. 不良反应

（1）肾脏损害：用于全身感染的磺胺药及其乙酰化产物，在中性或酸性尿液中形成磺胺结晶，导致肾脏损害。适当增加饮水量和同服碳酸氢钠碱化尿液能降低药物浓度和促进药物的离子化以预防结晶尿。

（2）超敏反应：常见药热、皮疹、固定型药疹、血管神经性水肿等，严重者可出现剥脱性皮炎。用药前应询问有无过敏史。

（3）血液系统反应：可见粒细胞减少、血小板减少、再生障碍性贫血等，用药期间应定期检查血常规。葡萄糖-6-磷酸脱氢酶缺乏的患者可引起溶血性贫血，故禁用。

（4）中枢反应：少数患者可见头晕、头痛、乏力、精神不振等，服药期间不宜驾驶或高空作业。

（5）其他：餐后服或同服碳酸氢钠可减轻。部分患者可出现黄疸、肝功能减退，严重者可发生急性肝坏死。肝功能损害者应避免使用。新生儿可发生核黄疸和溶血，新生儿、2岁以下的婴儿、孕妇及哺乳妇禁药。

2. 护理用药注意事项

（1）在用磺胺药后应注意观察不良反应,如有皮疹或药热、泌尿系统损害所致少尿、无尿、血尿等,及时报告医生。

（2）最好每天检查患者尿液pH值。服磺胺药期间若出现酸性尿，可服碳酸氢钠使尿液碱化，增加磺胺药溶解度，预防结晶尿发生。

（3）记录出入水量，鼓励患者多饮水，使每天尿量不少于1 500 ml。

甲氧苄啶

甲氧苄啶（trimethoprim, TMP）又称磺胺增效剂，抗菌谱和磺胺药相似，对多种革兰阳性和阴性细菌有效。但抗菌作用较弱，单用易引起细菌耐药性。TMP的抗菌作用机制是抑制细菌二氢叶酸还原酶，使二氢叶酸不能还原成四氢叶酸，阻止细菌核酸的合成。与磺胺药合用后，可双重阻断细菌的叶酸代谢，增强磺胺药的抗菌作用达数倍至数十倍，甚至出现杀菌作用，并可减少耐药菌株的产生，用于对磺胺药已耐药的菌株仍有效。

甲氧苄啶常与SMZ、SD合用，制成复方制剂，用于呼吸道、泌尿生殖道、胃肠道感染。也用于卡氏肺囊虫、奴卡菌感染及伤寒沙门菌和流脑的预防和治疗。

甲氧苄啶毒性较小，可引起恶心、过敏性皮疹，也可引起巨幼红细胞贫血、白细胞减少及粒细胞减少。巨幼红细胞性贫血时可用甲酰四氢叶酸钙治疗。

（三）硝基呋喃类

本类药物抗菌谱广，且不易产生耐药性，包括呋喃妥因和呋喃唑酮。

（1）呋喃妥因（nitrofurantoin 呋喃坦啶）：口服较易吸收,可迅速经肾小球滤过排入尿中,尿中原形药物排出率可达40%。临床主要用于敏感菌引起的急、慢性下尿路感染，但对上尿路感染效果较差。

（2）呋喃唑酮（furazolidone,痢特灵）：主要用于肠炎和细菌性痢疾，也可用于尿路感染、伤寒、副伤寒和消化性溃疡。

（四）硝基咪唑类

甲硝唑

【体内过程】甲硝唑（metronidazole，灭滴灵）口服吸收迅速而完全，$t_{1/2}$约为8 h，12 h给药1次。在体内各组织和体液中分布均匀，在脑脊液、唾液、脓液、胸腔积液、前列腺、精液、牙槽骨中均可达到有效浓度。主要在肝脏代谢，由肾排出，部分可经乳汁排出。

【药理作用及临床应用】

1. 抗厌氧菌作用　用于革兰阳性或革兰阴性厌氧菌引起的腹腔和盆腔感染、牙周感染、鼻窦炎、关节炎、骨髓炎和败血症等，也可与抗菌药合用防治妇科手术、胃肠手术时厌氧菌与需氧菌的混合感染。

2. 抗滴虫作用 为治疗阴道毛滴虫感染首选药，口服剂量即可杀死精液及尿液中阴道毛滴虫，但不影响阴道内正常菌群的生长。

3. 抗阿米巴作用 对肠内、肠外阿米巴滋养体均有强大杀灭作用，可作为阿米痢疾巴与肠外阿米巴感染首选治疗。

【不良反应及用药监护】

（1）以消化道反应常见，如恶心、呕吐、口干、口腔金属味感等，偶有腹痛、腹泻。服药期间饮酒上述症状可加重，故用药期间禁酒。

（2）大剂量应用时可发生头痛、头昏、眩晕、惊厥、共济失调和肢体感觉异常等神经系统症状，急性中枢神经系统疾病者禁用。少数患者还出现荨麻疹、红斑、瘙痒、白细胞减少等。

（3）动物实验证明，长期大剂量使用有致畸作用，故妊娠早期禁用。肝、肾功能不全者应酌情减量。

替硝唑

替硝唑（tinidazole）为新一代高效广谱抗厌氧菌和抗滴虫的硝基咪唑类药，其药理作用、临床应用和不良反应与甲硝唑相似，替硝唑更易透入细菌内，半衰期长，生物利用度高，疗效好。主要用于对甲硝唑不能耐受患者。

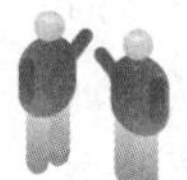

案例讨论

某男性患儿，出生24 d，因反复咳嗽3 d，加重1 d入院。患儿3 d前开始咳嗽，咳嗽呈阵发性，有痰，不能吐出，伴鼻塞、喷嚏，无发热、呕吐、腹泻和皮疹等。在社区医疗服务中心就诊，给予小儿止咳糖浆口服，症状稍有好转。1 d前咳嗽突然加重，并出现呼吸急促，口唇青紫，遂来院就诊，拟诊为新生儿肺炎收治入院。

查体：体温37.6℃，呼吸40次/分，心率140次/分，体重4.5 kg。神志清楚，发育情况中等，呼吸急促，口唇发绀，皮肤黏膜无出血点及皮疹。两肺底及肩胛区可闻及中细啰音，呼吸音粗糙，心率140次/分，律齐，各瓣膜区未闻及病理性杂音，肝肋下2 cm。

初步诊断：新生儿肺炎。进一步查血、尿、粪常规，胸透，给予：①青霉素40万U，静脉滴注，每天2次，皮试；②克咳1 ml，每天3次。

经上述治疗3 d后，患儿咳嗽好转，体温正常，呼吸不急促，无发绀，经胸透心肺正常，准备出院。因两肺门闻及少许干啰音，给予头孢氨苄干糖浆25 mg，每天4次，连用3 d。

请问：1. 请结合病例讨论青霉素的抗菌作用、作用机制、护理应用、不良反应及用药监护。

2. 试述头孢氨苄的抗菌谱及其作用特点。

七、抗结核病药

结核病是由结核分枝杆菌引起的疾病，可累及全身各个器官和组织，如肺、肾、脑等，其中肺结核最常见。抗结核病药可分为两类：一线抗结核药和二线抗结核药。一线药疗效高，不良反应少，患者较易接受。其中包括异烟肼、利福平、乙胺丁醇、吡嗪酰胺、链霉素等，绝大多数的结核病患者用这些药物可以达到治愈的目的。当上述药物产生耐药，或伴有人类免疫缺陷病毒感染时，需要转用二线药，如对氨水杨酸、卡那霉素、氧氟沙星、环丙沙星、阿米卡星等治疗。

拓展视野

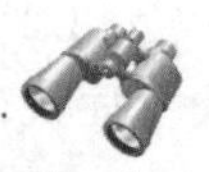

结核分枝杆菌的特性

1882年，德国细菌学家郭霍（Robert Koch，1843~1910）首次发现结核分枝杆菌（M. tuberculosis），为人类治疗结核病带来了希望。结核分枝杆菌用苯胺类染色后，不易为酸性脱色剂脱色。所以又称抗酸杆菌。它生长缓慢，分裂繁殖周期为14~22 h，为需氧菌。结核分枝杆菌可分为4型，即人型、牛型、马型和鼠型。对人有致病力者主要是人型，其次为牛型。结核分枝杆菌的抵抗力较强，在室内阴暗潮湿处能存活半年；在阳光直接照射下2 h死亡；紫外线照射10~20 min即可杀死结核分枝杆菌；湿热对它具有较强的杀伤力，在65℃ 30 min，70℃ 10 min，80℃ 5 min，煮沸1 min即可杀死；干热100℃常20 min以上才能杀死，因此干热灭菌时温度要高、时间要长。结核分枝杆菌对酸、碱和乙醇等有较强的抵抗力。消毒带菌痰用5%石碳酸或20%漂白粉，须经24 h处理才较安全。5%~12%来苏水接触2~12 h，70%乙醇接触2 min均可杀死结核分枝杆菌。结核分枝杆菌的耐药性强，故抗结核药物需长期使用。当不规则用药或药物单用或剂量不足时，易产生耐药菌株。因此，临床用药时，一定要足量、联合用药、疗程要足，以免疾病复发。

（一）常用抗结核病药

异烟肼

异烟肼（isoniazid，INH，雷米封）具有抗结核作用强、疗效高、毒性小、口服方便、价廉等优点。是最常用的一线抗结核病药。

【药理作用】

1. 体内过程　口服吸收快而完全，1~2 h后血药浓度达高峰。吸收后广泛分布于全身体液和组织中，穿透力强，可渗入关节腔、胸腔积液、腹腔积液以及纤维化或干酪化的结核病灶中，也易透入细胞内，作用于已被吞噬的结核分枝杆菌。异烟肼大部分在肝中被代谢，最后与少量原形药一起由肾排出。

2. 抗菌作用　异烟肼对结核分枝杆菌有高度选择性，通过抑制结核分枝杆菌细胞壁的重要成分——分枝菌酸的合成，破坏了细胞壁的完整性，使菌体内重要物质丢失而死亡。高浓度时对繁殖期细菌有杀菌作用，对静止期结核分枝杆菌仅有抑菌作用。单用时易产生耐药性，与其他抗结核病药物联用，则能延缓耐药性的产生并增强疗效。

【临床应用】适用于全身各部位各种类型的结核病，除预防应用和早期轻症肺结核治疗外，均宜与其他一线药联合应用。对急性粟粒性结核和结核性脑膜炎患者应增大剂量，延长疗程，必要时采用静脉滴注。

【不良反应及用药监护】

1. 不良反应

（1）神经系统毒性：①周围神经炎：最常见，表现为手、脚震颤，四肢麻木，腱反射消失，肌肉萎缩等。由于异烟肼与维生素B_6结构相似，能竞争同一酶系或两者结合，导致维生素B_6缺乏。加用维生素B_6可改善症状，但应注意把两药服用时间错开。②中枢神经系统症状：常因用药过量所致，出现昏迷、惊厥、神经错乱，偶有中毒性脑病或中毒性精神病。癫痫、精神病史者慎用。

（2）肝毒性：以35岁以上患者较多见，可有转氨酶升高。用药时应定期检查肝功能，肝病患者慎用或禁用。服药期间劝告患者忌酒。

（3）过敏反应：偶见皮疹、血细胞减少等。

2. 护理用药注意事项

（1）向患者说明应用异烟肼可发生肝损害，应注意观察肝功能不良症状，如厌食、乏力、恶心、呕吐，甚至黄疸等，如发现以上症状及时就诊。安排患者每月检查1次肝功能，以便早期发现肝脏损害。

（2）用药期间应劝告患者禁酒，以减少肝脏损害的危险。

（3）注意观察神经系统反应，如手足麻木、刺痛、烧灼感及中枢神经系统损害的症状，发现异常及时报告医生。向患者解释服用维生素B_6是为了预防异烟肼的神经毒性反应，长期服用此药时，应坚持服用维生素B_6。

（4）抗酸药能抑制该药吸收，如需服用抗酸药时应告知患者勿与异烟肼同服。

利福平

利福平（rifampicin, RFP）又名甲哌利福霉素，口服吸收完全，能透过各种组织和体液中，以肝、胆、肾、肺等浓度较高。

【药理作用】利福平有广谱抗菌作用，对结核分枝杆菌、麻风杆菌和革兰阳性球菌，特别是耐药性金黄色葡萄球菌都有很强的抗菌作用，对革兰阴性菌、某些病毒和沙眼衣原体也有抑制作用。主要通过抑制细菌的DNA依赖的RNA多聚酶，抑制细菌的mRNA合成。

【临床应用】结核分枝杆菌对利福平易产生耐药性，故不宜单用。主要与其他抗结核病药合用治疗各种结核病及重症患者，与异烟肼合用是最理想的初治药物。对耐药性金黄色葡萄球菌及其他革兰阳性球菌所致的感染也有效。还可用于治疗沙眼和麻风病。

【不良反应及用药监护】

1. 不良反应

（1）胃肠道刺激症状：较为常见，可有恶心、呕吐、腹涨、腹痛等。

（2）肝脏损害：少数患者可见转氨酶升高、肝脏肿大和黄疸，有肝病者或与异烟肼合用时较易发生。

（3）过敏反应：有皮疹、药热、血小板和白细胞减少等，严重者可出现急性肾衰竭，多见于间歇疗法。

2. 护理用药注意事项

（1）晨起早餐前1 h吞服，因进食可影响药物吸收速度，也不能与牛奶及米汤等饮食同服，以免影响药物吸收。

（2）观察肝脏损害表现及劝告患者禁酒。

（3）预先告知患者服用利福平可使大小便、泪液和痰液变成桔黄色。

（4）巴比妥类可减少本品在肠道的吸收，必须合用时应间隔6 h给药。

乙胺丁醇

乙胺丁醇（ethambutol）口服吸收良好，体内组织分布广泛，几乎对所有的结核分枝杆菌都有抑菌作用，单用也可产生耐药性，主要与利福平或异烟肼等合用治疗各型肺结核和肺外结核。

不良反应较少，可有胃肠道不适，恶心、呕吐等。视神经炎是最重要的毒性反应，多发生在服药后2~6月内，表现为视力下降、视野缩小，出现中央及周围盲点。反应发生率与剂量、疗程有关，早日发现及时停药，数周至数月可自行消失。服药期间每隔2~4周作1次眼科检查，以观察视力和红绿色分辨力，一旦出现异常，立即停药。

吡嗪酰胺

吡嗪酰胺（pyrazinamide，PZA）口服迅速吸收，分布于各组织与体液中，酸性环境中抗菌作用增强。能在细胞内有效杀灭结核分枝杆菌，结核分枝杆菌对吡嗪酰胺易产生耐药性，但与其他抗结核药无交叉耐药。已列为抗结核病基本药在短程化疗中应用。肝脏损害是最常见、最严重的不良反应，可使尿酸升高，痛风患者禁用。

对氨水杨酸

对氨水杨酸（para aminosalicylic acid,PAS）口服吸收快而完全，分布于全身组织、体液及干酪样病灶中，但不易透入脑脊液及细胞内。对结核分枝杆菌只有抑菌作用，与其他抗结核病药合用，可以延缓耐药性的发生。最常见的不良反应为恶心、呕吐、厌食、腹痛及腹泻。饭后服药或加服抗酸药可以减轻反应。

（二）抗结核病药的应用原则

1. 早期用药　早期病灶内结核菌生长旺盛，对药物敏感，同时病灶部位血液供应丰富，药物易于渗入病灶内，达到高浓度，可获良好疗效。

2. 联合用药　联合用药可提高疗效、降低毒性、延缓耐药性。二联、三联或四联用药则取决于疾病的严重程度、以往用药情况以及结核分枝杆菌对药物的敏感性。

3. 全程规律用药　患者不规则用药或不坚持整个疗程，常是结核病化疗失败的重要原因。

4. 适量用药　合适的剂量，既保证疗效，又可减少不良反应发生率。

八、抗真菌药

真菌所致感染一般分为深部感染和浅部感染两类。深部感染通常由白色念珠菌、新型隐球菌等引起，主要侵犯内脏器官和深部组织，发病率低，危害性大，严重者可危及生命。治疗药物主要为两性霉素B及咪唑类、三唑类抗真菌药等。浅部感染常由各种癣菌引起，主要侵犯皮肤、毛发、指（趾）甲等，引起手足癣、体癣、甲癣、头癣等。浅部真菌感染发病率高，危险性小，治疗药物主要为灰黄霉素、制霉菌素或局部应用的咪唑类抗真菌药。

两性霉素B

两性霉素B（amphotericin B）属于多烯类抗真菌药，因具有亲脂性和亲水性两种特性而得名。口服、肌内注射均难吸收，且刺激性大，故必须静脉滴注给药，有效浓度可维持24 h

以上。不易透过血－脑脊液屏障。大部分药物与组织结合后缓慢释放，由肾排泄。

【药理作用】本品几乎对所有真菌均有抗菌活性，对本药呈现敏感的真菌有新形隐球菌、皮炎芽生菌、组织胞质菌属、球孢子菌属、孢子丝菌属、念珠菌属等，皮肤和毛发癣菌则大多呈现耐药而无效。两性霉素B目前仍是治疗深部真菌病的首选药物。可缓慢静脉滴注或鞘内、腹膜内和胸膜内给药。

【临床应用】

主要用于：①隐球菌病，可采用鞘内注射治疗新形隐球菌脑膜炎；②念珠菌病，治疗该类菌所致肺部、尿路感染和败血症；③静脉滴注治疗球孢子菌病和组织胞质菌病的全身播散型以及危及脑膜者；④口服也用于治疗肠道念珠菌感染。

【不良反应及用药监护】

1. 急性毒性反应　常见寒战、高热，多出现在静脉滴注开始后1~2 h，持续3~4 h，还可出现严重头痛、恶心、呕吐、血压下降、眩晕等。在给本药前给解热镇痛药和抗组胺药，静脉注射时同时给地塞米松，可减少此不良反应。

2. 剂量依赖性肾毒性　尿中可出现红细胞、白细胞、蛋白和管型等，肾功能损害者应减量或延长给药间隔。

3. 其他　可见贫血、血小板减少、粒细胞减少、低血钾、低血镁，静脉滴注过快时可引起心室颤动、心脏骤停、感觉神经障碍和血栓性静脉炎等。

治疗期间定期监测血、尿常规，肝、肾功能，血钾，心电图等。长期用药需补钾。

氟胞嘧啶

氟胞嘧啶（flucytosine）口服吸收迅速而完全。分布广泛，可通过血－脑脊液屏障，也可进入感染的腹腔、关节腔和房水中。血浆$t_{1/2}$为3~6 h。

【抗菌作用】能进入真菌细胞内，在真菌特有的去氨酶作用下转变为具抗代谢作用的氟尿嘧啶，干扰核酸和蛋白质合成，故对真菌呈现选择性毒性作用。

【临床应用】本药单独应用易产生耐药性，主要与两性霉素B合用治疗白色念珠菌、新型隐球菌和芽生菌等敏感菌株所致的深部真菌感染。

【不良反应】可抑制骨髓功能，导致白细胞和血小板减少，其他有皮疹、恶心、呕吐、腹泻及严重的小肠炎。

制霉菌素

制霉菌素（nystatin）的体内过程和抗菌作用与两性霉素B基本相似，但毒性更大，不能注射给药。口服用于防治消化道念珠菌病，局部用药对口腔、皮肤、阴道念珠菌病有效。较大剂量口服可致恶心、呕吐、腹泻。局部用药刺激性小，个别阴道用药可见白带增多。

特比萘芬

特比萘芬（terbinafine）口服吸收良好且迅速，可广泛分布于全身组织，并很快弥散和聚集于皮肤、指（趾）甲和毛发等处缓慢释放和排除。连续服药在皮肤中药物浓度比血药浓度高75%，停药后在毛囊、毛发和甲板等处维持高浓度时间长达3个月。

对各种浅部真菌，如毛癣菌属、小孢子癣菌属、表皮癣菌属均有明显的抗菌活性，用于治疗由皮肤癣菌引起的体癣、股癣、甲癣、手癣、足癣效果较好。

灰黄霉素

灰黄霉素（griseofulvin）为抗浅表真菌抗生素。口服易吸收，油脂食物能促进其吸收，可分布于全身，以脂肪、皮肤、毛发等组织含量较高，能渗入并贮存在皮肤角质层和新生的毛发、指（趾）甲角质部分。$t_{1/2}$约为14 h。对各种皮肤癣菌（表皮癣菌属、小孢子菌属和毛癣菌属）有较强的抑制作用，但对深部真菌和细菌无效。其化学结构类似鸟嘌呤，故能竞争性抑制鸟嘌呤进入DNA分子中，从而干扰真菌核酸合成，抑制其生长。主要用于治疗上述真菌所致的头癣、体癣、股癣、甲癣等。常见有恶心、腹部不适等，也可见头痛、头晕、失眠、皮疹、白细胞减少等，停药后可自行消退。

克霉唑

克霉唑（clotrimazole）对大多数真菌均有效，对深部真菌作用不及两性霉素B。口服吸收差，连续给药由于肝药酶诱导作用可使血药浓度降低。不良反应多见，目前仅局部用于治疗浅表真菌病（体癣、手足癣）或皮肤黏膜的念珠菌感染。

咪康唑

咪康唑（miconazole）抗菌谱和抗菌力与克霉唑基本相同。口服吸收差，不易透过血－脑屏障，$t_{1/2}$约为20~24 h。静脉给药用于两性霉素B不能耐受深部真菌感染患者，对皮肤癣菌或念珠菌所致皮肤黏膜感染可用2%霜剂或洗剂。

酮康唑

酮康唑（ketoconazole）是广谱抗真菌药。对念珠菌和浅表癣菌有强大抗菌力。口服易吸收，在酸性环境中吸收增多，不易透过血－脑屏障。可用于芽生菌病、组织胞质菌病、类球孢子菌病、口腔和皮肤黏膜念珠菌感染；也可用于头癣及皮肤真菌病等。

常见的不良反应有恶心、呕吐和厌食，餐后、睡前或分次服用可减轻，严重者可致肝损害，出现无症状的血清转氨酶升高，偶有严重肝坏死，用药期间应定期查肝功能，原有肝病患者禁用本药。

氟康唑

氟康唑（fluconazole）抗菌谱与酮康唑相似，具有口服吸收好、作用强、毒性小，可通过血－脑屏障、半衰期长、每天给药1次即可的特点。主要用于以下几个方面。

1. 念珠菌病　可治疗口咽部与食道念珠菌感染、阴道念珠菌感染，因氟康唑可以高浓度原形从尿中排出，治疗念珠菌尿路感染有良效。

2. 隐球菌脑膜炎　可显著减少获得性免疫缺陷综合征和其他免疫缺陷者（如骨髓移植）发生深部真菌感染，获得性免疫缺陷综合征患者急性隐球菌脑膜炎时首选氟康唑与氟胞嘧啶联合用药，减少其复发。

3. 其他深部真菌病　治疗白色念珠菌所致的肺部感染、腹腔感染、肝脓肿、肾盂肾炎和败血症等均有良效。

不良反应较其他抗真菌药物少见，患者多可耐受，可有头痛、皮疹、腹痛、腹泻等，偶见脱发、一过性血尿素氮、肌酐及转氨酶升高。

伊曲康唑

伊曲康唑（itraconazole）抗菌谱较酮康唑更广，对浅部、深部真菌感染均有效，口服吸收好，对皮肤有较高的亲和力。

伊曲康唑是治疗暗色孢科真菌、孢子丝菌及不危及生命的芽生菌和组织胞质菌感染（不包括重症感染及病变累及脑膜者）的首选药物；还可用于治疗口腔、食道及阴道等处的念珠菌感染；口服伊曲康唑治疗皮肤癣病及甲癣效果较好。

伊曲康唑的不良反应较酮康唑少，剂量过大可出现胃肠道反应、头痛、皮肤瘙痒等，可发生一过性肝功能异常（血清转氨酶的升高），停药后上述症状可消退。

九、抗病毒药

病毒寄生于宿主细胞内，依赖宿主细胞进行增殖复制。在病毒基因遗传信息调控下合成病毒核酸和蛋白质，并装配为成熟的感染性病毒体，自宿主细胞释出，再次感染其他细胞。

抗病毒药物可通过干扰病毒吸附、阻止病毒穿入细胞、抑制病毒生物合成、抑制病毒释放、直接抑制或杀灭病毒、增强宿主抗病毒能力等方式呈现作用。

金刚烷胺

金刚烷胺（amantadine）能特异性地抑制甲型流感病毒，干扰RNA病毒穿入宿主细胞，它还能抑制病毒脱壳及核酸的释放。用于甲型流感的防治时，对于无并发症的患者，口服本药后使排毒量减少，症状减轻，病程缩短。对乙型流感无效。也可用于治疗帕金森病。

碘苷

碘苷（idoxuridine，疱疹净）可竞争性抑制胸苷酸合成酶，使DNA合成受阻，能抑制DNA病毒，如单纯疱疹病毒和水痘–带状疱疹病毒的生长。可局部给药，用于眼部或皮肤单纯疱疹病毒和水痘–带状疱疹病毒感染，如疱疹性角膜炎等。不良反应有眼部刺痛、眼睑水等。

阿昔洛韦

阿昔洛韦（aciclovir，无环鸟苷）是核苷类抗DNA病毒药。抗疱疹病毒作用比碘苷强10倍，比阿糖腺苷强160倍。对乙型肝炎病毒也有一定作用。为治疗单纯疱疹病毒感染的首选药，局部用药治疗疱疹性角膜炎、单纯疱疹和带状疱疹，静脉注射可降低疱疹性脑炎死亡率；对乙型肝炎患者也有一定疗效。在免疫缺陷和免疫抑制患者（如接受器官移植、化学治疗者），可预防单纯疱疹病毒和水痘–带状疱疹病毒感染的发生。阿昔洛韦的不良反应较少，口服可有恶心、呕吐、腹泻，偶有发热、头痛、低血压、皮疹等；静脉滴注时可引起静脉炎。

更昔洛韦

更昔洛韦（ganciclovir，丙氧鸟苷）对单纯疱疹病毒及水痘–带状疱疹病毒的抑制作用与阿昔洛韦相似，但对巨细胞病毒（CMV）尤具较高活性，静脉滴注用于防治免疫缺陷和免疫抑制患者的CMV视网膜炎，还可用于预防和治疗器官移植者和AIDS患者的CMV感染。主要不良反应为骨髓抑制，也可发生中枢神经系统毒性反应。

阿糖腺苷

阿糖腺苷（vidarabine）为核苷类抗DNA病毒药，能抑制DNA复制，对单纯疱疹病毒与水痘–带状疱疹病毒均有作用。临床用于治疗单纯疱疹病毒性脑炎、角膜炎，新生儿单纯疱疹，AID患者合并带状疱疹等。静脉滴注可出现消化道反应及血栓静脉炎，偶见血清转氨酶升高。

利巴韦林

利巴韦林（ribavirin，病毒唑）抗病毒谱较广，对甲、乙型流感病毒、副流感病毒、呼吸道合胞病毒、副黏液病毒、麻疹病毒、甲型肝炎病毒、乙型脑炎病毒、流行性出血热病毒、腺病毒等多种病毒有抑制作用。临床用于甲、乙型流感，呼吸道合胞病毒肺炎和支气管炎、疱疹、腺病毒肺炎及甲型、丙型肝炎等。口服可引起食欲不振、呕吐、腹泻等，用量过大可致心脏损害。有较强的致畸作用，孕妇禁用。

齐多夫定

齐多夫定（zidovudine,AZT,叠氧胸苷），是第一个获准用于治疗人类免疫缺陷病毒（HIV）感染的药物，可抑制HIV逆转录过程，从而抑制HIV复制。临床用于治疗AIDS及重症AIDS相关症候群。

不良反应主要是骨髓抑制，可出现巨细胞性贫血、中性粒细胞和血小板减少等，治疗初期常出现恶心、呕吐、味觉改变、肌痛、无力、头痛、失眠等，继续用药可自行消退。

干扰素

干扰素（interferon）是机体细胞在病毒感染或其他诱导剂刺激下产生的一类具有广谱抗病毒作用和免疫调节功能的糖蛋白。可分为 α、β、γ 3种类型。现也可通过基因工程方式人工合成。

干扰素通过产生抗病毒蛋白，降解病毒 mRNA，阻断病毒蛋白质合成，从而抑制病毒复制和繁殖，并可提高机体免疫功能。临床用于治疗病毒性肝炎、疱疹病毒感染、腺病毒性角膜炎以及 AIDS等。

聚肌胞

聚肌胞（poly I–C）能诱导机体产生内源性干扰素，阻止病毒复制，具有广谱抗病毒作用。临床上局部应用于治疗带状疱疹和病毒性角膜炎，也用于治疗乙型肝炎及 AIDS。

转移因子

转移因子（transfer factor）是从健康人白细胞中提取的一种多核苷酸肽，可把供者的细胞免疫信息转移给受者，使其获得供者的特异性和非特异性细胞免疫功能。可用于病毒感染性疾病、细胞免疫缺陷病和肿瘤的辅助治疗。不良反应较少，偶见超敏反应。

第二章

消毒防腐药

学习目标

◆ **学习目的：** 通过对常用消毒防腐药的日常应用等知识的学习，为正确使用该类药物奠定基础。

◆ **知识要求：** 了解乙醇、碘、过氧乙酸等常用消毒防腐药的作用、常用浓度及应用。

◆ **能力要求：** 能正确选择和使用该类药物进行器械、食品、环境等的消毒及防腐。

消毒防腐药是指能够迅速杀灭或抑制病原微生物生长、繁殖，起到预防和治疗疾病以及防止物质腐败作用的一类化学物质。其制剂多用于净化医院环境、手术器械和医疗器械的消毒、患者或病原菌携带者的排泄物处理及物质的防腐等。消毒防腐药包括消毒药和防腐药。消毒药能杀灭病原微生物；防腐药能抑制微生物生长繁殖。两类药物之间无严格界限，有时低浓度的消毒药只呈抑菌作用，而高浓度的防腐药亦能杀菌。临床常用的消毒防腐如表5-2-1所示。

表5-2-1 常用消毒防腐药的分类、特点与用途

药物分类	常用药物	特点与用途
醇类	乙醇	20%~75%浓度范围内其抗菌作用强度与浓度成正比；20%~30%溶液用于擦澡，降低体温；50%溶液涂擦皮肤可防压疮；75%溶液用于皮肤、器械消毒。因对芽胞无作用，不宜用于外科手术器械消毒
酚类	苯酚（石碳酸）	易吸收、有毒、异臭、供外用。0.2%溶液抑菌；1%溶液以上浓度可杀灭一般细菌，对芽胞、病毒效果较差；1%~2%甘油液滴耳可治疗中耳炎；3%~5%水溶液用于器械、用具及房屋消毒；5%溶液在24 h内可杀灭结核分枝杆菌。苯酚软膏可治疗神经性皮炎、慢性湿疹。5%以上苯酚液具有刺激和腐蚀性
	甲酚皂溶液（来苏儿）	临用时加水配制。2%水溶液用于皮肤消毒，3%~5%溶液用于器械及用具的消毒，5%~10%溶液用于环境及排泄物消毒。50%甲酚皂溶液杀菌力比苯酚强3倍，毒性腐蚀性较小

续 表

药物分类	常用药物	特点与用途
	鱼石脂	有温和刺激作用，改善局部循环，有抗炎消肿之功效。并具有防腐作用。10%~20% 软膏用于疖肿、丹毒等
	间苯二酚（雷琐辛）	细菌和真菌作用强度仅为苯酚的1/3，刺激性较小，常用2%~10% 油膏及洗剂，治疗癣症、湿疹、牛皮癣（银屑癣）、脂溢性皮炎等。
醛类	甲醛溶液（福马林）	广谱杀菌剂，对细菌、芽胞、病毒皆有效。2% 溶液用于器械消毒（浸泡1~2 h）；10% 溶液用于固定标本；用于房间消毒时，每立方米取2~4 ml加等量水，加热蒸发；牙科用其配制干髓剂，填入髓洞，使牙髓失活
酸类	苯甲酸（安息香酸）	具有挥发性，pH值越低，抗菌作用越强。可用于食物防腐（每100g食物加0.1g本品）。常与水杨酸配成复方制剂用于治疗浅部真菌感染，如手癣、体癣、足癣等症。0. 05%~0.1% 浓度的本品可加入食品或药品作防腐剂
	水杨酸（柳酸）	对细菌、真菌均有杀灭作用，能溶解皮肤角质层，使其软化脱落，杀灭皮肤深部真菌。3%~6% 醇溶液或5% 软膏治癣症；10%~25% 溶液治疗鸡眼、疣等。本药具有刺激性及腐蚀性，成人口服致死量为5~15 g
	硼酸	抗菌力弱，刺激性小，对细菌和真菌有弱的抑制作用。2%~5% 水溶液洗眼、漱口、冲洗伤口；4% 醇溶液治外耳真菌感染；10% 软膏用于皮肤黏膜患处。不宜用于乳头擦洗，以免婴儿中毒
	乳酸	为酸性防腐药，其酸性改变微生物的生长环境，有较强抑菌作用。常用0.5%~2% 溶液作阴道冲洗，治疗滴虫性阴道炎。用于房屋消毒时，每100 m^3 用10% 溶液2 ml加20 ml水，加热蒸发30 min
	醋酸	为弱有机酸。0.5%~2% 溶液用于洗涤铜绿假单胞菌感染的伤口。0.1%~0.5% 溶液用于冲洗阴道，配合治疗滴虫性阴道炎。也用于房间消毒，2 ml/m^3 的食醋加热蒸发消毒房屋
卤素类	碘	对芽胞、真菌、病毒均有强大杀灭作用。2% 溶液用于一般皮肤消毒；3%~5% 溶液用于手术视野皮肤消毒，用后需再用75% 乙醇溶液洗净以减少对皮肤刺激；10% 碘甘油刺激性小，涂搽患处用于牙龈感染、咽炎等。0.5% 碘酊涂于基底细胞癌表面，出现特殊闪光，可作临床辅助诊断。碘酊不宜于黏膜消毒。对碘过敏者禁用，禁与红汞合用
	碘附（碘伏）	为元素碘与表面活性剂聚乙烯吡咯烷酮络合而成的新型消毒剂，可缓慢释放碘而起作用。属广谱杀菌剂。对细菌、乙型肝炎病毒、芽胞均有效。对组织无刺激，性质稳定，作用持久，无过敏性等特点。一般用于：①术前皮肤、黏膜及器械消毒（0.5%）；②皮肤、黏膜、伤口的预防感染（0.2%）；③甲型炎肝病毒或乙肝病毒消毒（4%）。使用时无需脱碘
	含氯石灰（漂白粉）	杀菌作用强大、迅速、短暂，对某些芽胞及病毒也有效，遇有机物及碱性时，其活性大减。对结核分枝杆菌不敏感。1%~3% 溶液用于环境消毒；0.5% 溶液用于食具、饮水消毒；干粉用于排泄物消毒，用量为1 ∶ 5，放置2 h。与硼酸各1.25% 含量组成优琐溶液（eusol's solution），刺激性小，用于冲洗化脓伤口；对气性坏疽更好
	氯胺T（氯亚明）	含有效氯12%，可直接杀灭细菌，在水中逐渐分解释放出次氯酸，产生活性氯而杀菌，作用缓慢、持久。0.5%~1% 溶液用于食具器皿消毒；1%~2% 溶液用于创面消毒；0.1%~0.2% 溶液用于黏膜消毒

续　表

药物分类	常用药物	特点与用途
氧化剂	高锰酸钾（灰锰氧）	为紫色晶体，可溶于水，随用随配。该药为强氧化剂，有较强杀菌作用，高浓度具刺激、腐蚀作用。0.01%~0.02%溶液洗胃用于有机药物中毒；0.012 5%溶液坐浴或阴道冲洗，可治疗白带过多或痔疮；0.1%溶液用于水果等消毒；0.1%~0.5%溶液用于创伤面及膀胱冲洗；1%治疗腋臭及足部浅部真菌感染、冲洗毒蛇咬伤的伤口
	过氧化氢溶液（双氧水）	对革兰阳性菌、厌氧菌杀菌作用强。主要用1%溶液含漱治疗口腔炎、扁桃腺炎等；3%溶液用于冲洗创面、溃疡；5%~6%溶液用于清洁伤口或换药时松动痂皮及敷料。性质不稳定，遇光易变质，遇碱易分解，应密闭避光，凉处存放
	过氧乙酸	须用前配制，为强氧化剂，对细菌、芽胞、真菌、病毒等都有高效的杀灭作用。0.1%~0.2%溶液用于洗手消毒，浸泡1 min；0.3%~0.5%溶液用于器械消毒，浸泡15 min；0.04%溶液用于空气、食具、垃圾物消毒等；1%溶液浸入20 min，3次/日，连续2周，亦可治手足癣等；20%溶液成品熏蒸（1~3 g/m^3）用于实验动物室及无菌室消毒
表面活性剂	苯扎溴铵（新洁而灭）	杀菌作用快而强，毒性低，无刺激性，渗透力强。0.01%~0.05%溶液用于黏膜消毒；0.05%~0.1%溶液用于术前洗手，浸泡5 min；0.1%溶液可用于器械消毒，煮沸15 min或浸泡30 min。忌与阴离子清洁剂如肥皂、洗衣服粉合用。金属器械浸泡应加0.5%亚硝酸钠以防锈
	氯己定（洗必泰）	对革兰阳性菌、革兰阴性菌、铜绿假单胞菌、真菌等均有杀灭作用。对芽胞、病毒无效。0.02%溶液洗手消毒、漱口；0.05%溶液冲洗伤口；0.1%溶液器械消毒；0.5%溶液房间家具消毒；0.5%溶液手术野消毒。0.1%乳膏、气雾剂用于烧伤、烫伤感染
其他	甲紫（龙胆紫）	为紫色染料，具有收敛作用，无刺激性。对革兰阳性菌有较强抗菌作用；对念珠菌、表皮癣菌亦有杀灭作用。1%~2%溶液用于皮肤、黏膜创伤感染、烧伤及癣症
	依沙吖啶（利凡诺）	为黄色结晶粉末，可溶于水。对革兰阳性菌及少数革兰阴性菌有较强抗菌作用。0.1%~0.5%溶液用于创伤感染冲洗及湿敷
	84消毒液	广谱消毒剂。可用于各型肝炎、伤寒、流感、流脑、结核、梅毒、淋病以及医院内污染物品的消毒。1∶300稀释液擦洗衣物5~10 min，可去除衣物上的顽固污垢；1∶25稀释液用于肝炎、病毒性感冒及肺炎患者和污染物品消毒，泡洗60 min，即可杀菌；1∶500稀释液消毒瓜果、餐具、厨房用品。本药具有漂白作用，对带色衣物和丝毛织品易脱色、变黄等；原液对金属易腐蚀，接触皮肤用水冲洗即可。

（袁海洪　吴国忠）

主要参考文献

1. 柏树令. 系统解剖学. 第七版. 北京：人民卫生出版社，2008
2. 柏树令. 人体解剖学彩色图谱. 上海：上海科学技术出版社，2002
3. 杨琳主译. 格氏解剖学. 第38版. 沈阳：辽宁教育出版社，1999
4. 朱大年. 生理学. 第七版. 北京：人民卫生出版社，2008
5. Susan Standing. Gray's anatomy. 39th eds. London: Churchill Livingstone，2004
6. Guyton AC, Hall JE. Textbook of medical physiology. 11th eds. Phiadelphia: Saunders，2006
7. 陈季强. 基础医学教程. 北京：科学出版社，2010
8. 吴国忠. 药物应用护理. 上海：复旦大学出版社，2008
9. 弥曼，吴国忠. 药理学. 北京：人民卫生出版社，2006
10. 陆振虞. 疾病学基础. 北京：人民卫生出版社，2007
11. 陈杰，李甘地. 病理学. 北京：人民卫生出版社，2010
12. 崔进，张雅洁. 病理学案例版. 北京：科学出版社，2008
13. 金惠铭，王建枝. 病理生理学. 北京：人民卫生出版社，2007
14. 王建中，贺平泽. 病理学基础. 北京：科学出版社，2007
15. 石增立. 病理生理学. 北京：科学出版社，2006

图书在版编目(CIP)数据

综合医学基础(各论三)/吴国忠主编.—上海:复旦大学出版社,2013.3
ISBN 978-7-309-09402-2

Ⅰ.综… Ⅱ.吴… Ⅲ.基础医学-高等职业教育-教材 Ⅳ.R3

中国版本图书馆 CIP 数据核字(2012)第 292673 号

综合医学基础(各论三)
吴国忠 主编
责任编辑/魏 岚

复旦大学出版社有限公司出版发行
上海市国权路 579 号 邮编:200433
网址:fupnet@fudanpress.com http://www.fudanpress.com
门市零售:86-21-65642857 团体订购:86-21-65118853
外埠邮购:86-21-65109143
常熟市华顺印刷有限公司

开本 787×1092 1/16 印张 13.75 字数 334 千
2013 年 3 月第 1 版第 1 次印刷

ISBN 978-7-309-09402-2/R·1293
定价:72.00 元

如有印装质量问题,请向复旦大学出版社有限公司发行部调换。